许又新文集

（第 2 版）

许又新　著

北京大学医学出版社

XUYOUXIN WENJI

图书在版编目（CIP）数据

许又新文集/许又新著. —2 版. —北京：北京大学医学出版社，2014.1

ISBN 978-7-5659-0630-5

Ⅰ.①许⋯ Ⅱ.①许⋯ Ⅲ.①精神病学-文集 Ⅳ.R749-53

中国版本图书馆 CIP 数据核字（2013）第 195771 号

许又新文集（第 2 版）

著：许又新

出版发行：北京大学医学出版社（电话：010-82802230）

地　　址：（100191）北京市海淀区学院路 38 号　北京大学医学部院内

网　　址：http://www.pumpress.com.cn

E-mail：booksale@bjmu.edu.cn

印　　刷：北京佳信达欣艺术印刷有限公司

经　　销：新华书店

责任编辑：药　蓉　　学术编辑：胜　利　　责任校对：金彤文　　责任印制：张京生

开　　本：700mm×1000mm　1/16　　印张：25　　字数：441 千字

版　　次：2014 年 1 月第 2 版　2014 年 1 月第 1 次印刷

书　　号：ISBN 978-7-5659-0630-5

定　　价：78.00 元

第 2 版 序

北京大学医学出版社拟再版我的文集，嘱写篇序。我本来没有什么好说的，就随便说几句吧。

看来，这本书的销路还不坏，表明精神卫生书籍颇有读者，这是事情好的一面。我的文章学术含量不高，又够不上通俗，大多是临床医生经验之谈，甚至只是一些感想，居然有不少读者，说明除教科书、杂志和译作以外，精神卫生方面的书籍太少，跟13亿人口的大国不相称。这却是令人遗憾的。出版机构任重道远啊。

这次再版，初版的文章未加改动，只是新增加了17篇，都是初版到2013年这几年写的。

这些年来，我收到了几位读者的来信，他们表示对"第三类病"的提法颇感兴趣。这种共鸣十分可贵。既非"痴"又不"疯"的"第三类病"患者占全部精神障碍患者的大多数，精神障碍患病率的不断攀升主要也来自这类病。我在几篇文章里都曾读到过精神分裂症和抑郁症的诊断，然而这些文章考虑的焦点却是，别把"第三类病"诊断为精神病或笼统地归之于抑郁症。新中国成立前我家乡（湖南）的老百姓并不把肚子里有蛔虫当做一种病（不具有"病例性"，caseness），而粪便普查发现95％以上的人带有蛔虫卵（是"病例"，case）。对于没有"硬"指标的精神障碍，在当代的我国"病例"和"病例性"成了一回事（因很多老百姓并没有精神障碍这个概念），都由精神科医生说了算，诊断的重要性更为突出。其实，"第三类病"患者很痛苦，因很难被人理解，又加重了他们的痛苦，同时也降低了他们的社会功能，尤其是人际交往与沟通。精神卫生教育真是太重要了。我建议精神卫生工作者尽可能多做点文字工作。

我国从2013年5月1日起实施《中华人民共和国精神卫生法》。这部法律对保障精神障碍患者的权益有明确规定，可以说是中国人从未有过的大好事。

这部法律第二十三条和第五十一条对心理咨询作了限定，却引起了争议。《南风窗》最近一期（第 19 期，9 月 11 日至 24 日）有一篇文章《限制心理专家做治疗，谁来埋单》，其中引用了好几位心理咨询师对法律限制的不同意见。个人认为，心理咨询和心理治疗两者之间很难划出一条分界线，不论从理论上还是从实践上说都如此。我的书柜里就有一本英文教科书，书名《治疗性咨询与心理治疗》（L. M. Brammer，et al. Therapeutic Counseling and Psychotherapy. 6th ed. Prentice Hall，1993）。"治疗性咨询"算治疗还是咨询？

我国心理咨询师的资格认定，确实门槛比较低。可以说，只要接受过中等学校教育而又能死记硬背书本儿的人，就能通过资格考试。这也许是十多年前的不得已。因为门槛高了，发展心理咨询服务就根本谈不上。问题的关键在于，政府及有关部门只管考试而不管培训。即使是一流医科大学毕业的学生，如果没有毕业后培训，也很难成为合格的医生。心理咨询也一样，书本知识固然重要，实践中的培训和督导也不可缺少。目前我国心理咨询已经成为心理卫生服务一个重要的组成部分，这是谁也不能否定的。

前已提及，我的文章在雅俗两边都不讨好，属于第三类，特此申明。是为序。

许又新
2013 年中秋节

第1版代序

——学习许教授博学、审问、慎思、明辨、笃行的学风

《许又新文集》的编者曾将该书大样送我看过，并希望我能写序。我和许又新教授虽已相识五十多年，但互相了解并不很深入。"文革"后，我曾参与许教授平反问题的讨论，许教授较早地识别了毛泽东同志的个人崇拜问题，而在"文革"中获罪。这一点给我留下了深刻的印象。其后由于我参加了《中国心理卫生杂志》的编辑工作，从而和许教授有了更多接触，但由于我不是专门从事精神病学专业的人，所以由我来写这个序言，严格意义上来讲我是不称职的，所以我只能写一些个人读后感，供读者参考。

医学作为严密的自然科学来讲，与物理、化学等学科相比还是比较年轻的。医学中的精神病学就更为年轻。众所周知，脑科学将是最复杂的学科之一，精神病学也必然是十分复杂的。医学生如果医学专业本科毕业后从事内科、外科工作，并不感到太陌生，但是从事精神病学的临床工作总会有一种生疏感，在本科阶段所学到的诊断、治疗学等只能作为精神科医生的基础知识与技能的一部分。而对精神疾病诊断和治疗的掌握几乎是另一码事儿，甚至于像问病史这样简单的事精神科医生都得从头学起。随着临床工作的深入，我越发感到精神病学所需的基本功确实另有一套。有关症状的理解、界定十分重要，特别是结合每个病人的实际情况，能准确地给予判定、鉴别，是医生从事精神科临床工作的基本训练。这些基本功有时单纯通过阅读教科书或参考书还不能学到。许教授从事精神科临床工作以来，由于众所周知的原因没有参加更多的实验研究，但是他继承发扬了我国传统的治学精神"博学之，审问之，慎思之，明辨之，笃行之"，结合临床实践写了不少这方面的文章，如精神病理学中有关妄想、幻觉、错觉、意识障碍的定义。这些文章对医生掌握基本概念，进而提高诊断和鉴别诊断能力帮助很大。

许教授的文章有个特点，能比较系统、全面地提出问题，然后用评论辨析

的方式分析各种看法，提供思考选择；他不是只给你知识，而是以自己的分析为示例，示范如何评判前人的知识，如何掌握所需要的知识，从而提高运用知识的能力。这体现了许教授边学习、边思考、边实践、不畏艰辛的精神，以及学识渊博、思考深入、逻辑严密的学风。

有关中医精神病学及《孔子和老子的思想：在心理治疗中应用的可能性》等文章，反映了许教授在中国传统文化方面的造诣。许教授的文章都给人以"深邃"的印象。列宁在哲学笔记中曾提到，同一格言老年人对其广袤与深刻的体会是青年人所不能比拟的。许教授勤于思考的好学风，从其青年时代持续至今，这才有了今天的"广袤与深刻"。

另外，从许教授发表在《国外医学》上的一些译文，也可以看到他师法老一辈学者，如潘光旦先生《性心理学》译著，力求译文做到"信、达、雅"的境界。许教授在文章中将我国相关情况联系起来进行讨论，这些正是目前我国学者在介绍西方国家学术成果时常常忽略的。

文集中，还有一些病例报告，展现了许教授临床描述的基本功，为我们作出了示范。张孝骞教授曾经讲过，读一份好病历，可能诊断就差不多了。我看精神科病历更能体现这一点。问病史、写病历是临床重要的基本功，能反映医生临床工作的水平。

学高为师，自正为范。许教授执着追求的敬业精神是十分感人的。

金无足赤，人无完人。所谓有所长必有所短，可因短而见其长，不可忌长而摘其短。古人曾云，取人之直恕其憨，取人之朴恕其愚，取人之介恕其隘，取人之辩恕其肆，取人之信恕其拘。我愿与许教授共勉。

彭瑞骢
2006 年 2 月

第 1 版自序

这本集子收集了从 1955 年发表的第一篇文章起，到 2006 年年初发表的最后一篇文章，总共 52 篇，30 多万字。其中大部分无须说明什么，但有些却要作一点解释或补充，至少要有所交代。

关于中医，从领导号召学习中医的时候起，我就想了解一下中医文献里有关精神病学的历史。我感兴趣的主要不是理论，也不是治疗，而是精神症状的描述。从秦汉到唐朝的中医文献里面确实有不少可贵的历史资料，这使我写了两篇文章。但宋、金、元时期的中医书籍却使我失望，描述性精神病理学的东西很少，多的是对经典的复述，并且"医者，意也"的观点大行其道，我也就不再往下看，把这项工作放弃了。也许，我研究的目的和方法根本有问题，但这对于我也早已成了历史。

文集中有两篇关于精神分裂症思维障碍的文章，可以看出，当时我是用认知（联想、逻辑，巴甫洛夫两信号系统实际上说的也是认知，只不过一个系统不借助语言，一个系统借助语言）出了问题去说明思维障碍。这还是布鲁勒（E. Bleuler）以联想松弛为基本障碍的路子。1997 年写的《精神分裂症的意志障碍》视意志障碍为原发，而思维障碍为继发，观点已经变了。其实，在《妄想定义述评》和《幻觉定义述评》两文中，我已经重视情感和意志障碍在妄想、幻觉发生机制中的作用了。

《对〈实用内科学〉中精神病学一章的一些意见》是响应当时批判资产阶级学术思想号召的即兴之作，里面充满了很不恰当的"帽子"，现在重读起来真不好意思。本想不收进集子里，继而一想，即使根本错谬，也是我当时的想法，作为历史，应该保留。

从医 50 多年来，我对神经症的看法几经改变。最初深受巴甫洛夫学说的影响，几乎完全用生理学说明神经症。随着临床经验的积累，我逐渐重视病人精神状态与他的人格及生活经历之间可理解的联系，也就是倾向现象学观点，同时也采用了精神分析的若干概念，如心理冲突、防御机制，只是略加改造而已。改革开放之初，得知《国际疾病分类》第 9 版（ICD-9）定义神经症是一种精神障碍，更加坚定了我的下述观点：没有精神症状就不是神经症。这跟 20 世纪 50 年代初的观点已大不相同。随着对意识的心理冲突和病人精神痛苦的逐渐深入理解，也为了给神经症作出描述性定义，我把歇斯底里排除在神经症之外（详见我写的《神经症》一书），这是观点的又一次改变。2005 年深圳精神卫生中心借成立 20 周年庆典举行学术讨论会。会上，沈其杰教授对神经衰弱这个病提出质疑。尽管刘协和教授、杨德森教授和我都阐述了不同意沈教授否认神经衰弱的意见，沈教授仍穷追不已。这就促使我进一步思考，回京后立即动手写成《神经症与路径依赖》一文。过去，我对《精神障碍诊断与统计手册》第 3 版（DSM-Ⅲ，1980）和第 4 版（DSM-Ⅳ，1994）取消神经症和提出所谓躯体形式障碍极为反对，在这篇文章里，基于更广泛（整个临床医学）和更深入（心与身的二元问题）的视角，对 DSM 系统出于无奈的做法表示理解。为了答复沈其杰教授的质疑还得提一点，早在 20 世纪 50 年代劳克林（H. P. Laughlin）在其所著的《临床实践中的神经症（The Neuroses in Clinical Practice）》（Philadelphia：W. B. Saunders，1956）一书中就用"疲劳综合征"（fatigue syndrome）作为一章的标题代替神经衰弱。然而，在 DSM-Ⅲ取消神经衰弱后不久，"慢性疲劳综合征"在美国却成了一种新发现！这只能叫做历史的健忘症。

《清除率——精神分裂症流行病学的一个构想》一文蕴含着我的一个自认很重要的概念。20 世纪 50 年代，北京有过一所工农速成中学，校址在东城沙滩北大旧址，学员大多是从部队抽调的连排级干部，他们由于贫穷和战争最多不过小学毕业，有的只读过一两年书。工农速成中学要求 3 到 4 年内学完初、高中全部课程。当时我每天（上午或下午）在北大医院看精神科门诊，该中学学员中患神经衰弱来就诊的相当多，症状很相似，主要为头痛、头晕、失眠、注意力不集中、学习困难、为学习着急、紧张等。由于学员中患神经衰弱而学习困难的越来越多，速成中学不得不逐渐延长学制，终于不再"速成"且加强辅导。不久，这类病人就很少见了。当我读了维纳的《控制论》中译本后，马上想到这里存在负反馈，即短期强化训练导致神经衰弱患病率增高，速成中学遂延长学制和改进教学，从而使神经衰弱的患病率下降，这就是负反馈在起作用。正是由于维持内稳态不可缺少的负反馈，精神障碍患病率增长到一定程度便不会再增长。绝大多数成员患精神障碍的社会实际上是不可能出现的。一个物种如果毁灭，那是外在原因所致的，而人们的精神障碍患病率是社会内稳态机制决定的。可以说，社会必须也只能以少数人患精神障碍为代价以保证社会的内稳态、持续存在和最佳发展。社会好比一个筛子，精神障碍是被文化筛掉的人。基于智商的正态分布，人口中必有 2.5％的人智商在 70 以下，这些人中又必有一部分由于社会功能或自理生活能力显著低下而被诊断为精神发育迟滞。文化决定着精神障碍患病率在一定区间内变动，不可能太高，也不会等于零。精神发育迟滞是最容易理解的例子。

只有 5 篇文章是"文革"前发表的，其余的都是"文革"以后发表的。但此中有些文章，如上述的《清除率——精神分裂症流行病学的一个构想》以及《幻觉定义述评》《错觉》《心理治疗与学习》《一种人格学说》等，它们的草稿或腹稿却是"文革"前就有了的。《心理治疗与学习》里的某些观点并非我的创见，而是受了几本英文书的启发才写出来的，由于"文革"中被抄家，英文书都已丢失，连英文书名和作者都已忘记，无法注明出处，这是应该声明的。此外，还收集了几篇译文。

总的说来，这本集子里的文章只是一个临床精神科医生基于临床实践和个人生活经历以及阅读文献所写的笔记，谈不上什么科学研究和学术价值。北京大学医学出版社认为值得出版，实感荣幸。胜利医师为收集、整理和编辑这个集子花费了很多宝贵的时间和精力，其热情尤其可感，特一并在此致以诚挚的谢意。

许又新

2006 年 4 月 15 日

第1版编者前言

——关于中医

编辑这本文集，最初源于我对许老师学术思想的兴趣，有了方便的电子检索系统，我开始查找许老师的早期文献。在我的印象中，许老师对中医一向是不怎么推崇的。他经常说："跳不出阴阳五行，言必称《黄帝内经》，中医就不会有什么发展。"令我吃惊的是，他最早的文献竟然是对中医典籍中有关精神病学内容的发掘。而文中表现出的殷殷之情，完全不亚于我们一班年轻人。

和许老师当面交流之后，这个疑惑才得以解开。当年他以极大的热忱在中医典籍中搜寻的结果实在令他失望，"秦汉'登高而歌'，到了晋唐还是'登高而歌'"，描述性的记录太少，思路上也完全没有发展。然而，失望乃至绝望有时候也是最能够催人进步的。摆脱了"我们祖上先前阔"的羁绊以后，他对中医看得反而更透彻了："阴阳五行根本不是自然科学原理，而是一种哲学观点，或者说世界观。"

中医一方面立足于临床观察，特别重视病人的感受，另一方面攀住了中国传统的哲学观点，与其说是朴素的唯物主义，不如说是一个复杂的比拟系统。虽然著名医家中不乏实证精神者，但就中医体系而言，中医的理论，比如脏腑理论，并不是立足于实证的。它没有解决"是什么"的问题，却给出了"像什么"的观察加比喻。有了现代医学为佐证，很多说法现在把它看做一种比拟似乎更合适。

今天再读许老师当年的这两篇文章，以许老师教我的批判精神，完全不难发现这样那样的问题。比如《我国古代的精神病学》引言后的第一个子目"心理学的知识"，改为"对心理现象的认识"更确切，因为只是反映了当时的认识水平而已，用今天的语言才把它命名为"心理现象"。至于"心理学"，当时不仅中国没有，世界上也还没有。这里举这个例子，是希望大家带着疑问去读，用批评的眼光来看，不仅对这两篇文章，对整个文集的文章都应该如此。

如果只是停留在记问之学水平，我们就没有必要花那么大的精力使这些"死文献"复活，因为中医对精神病学的真正贡献，并不在于这些有限的记载。

今天，如果我问一位没有接触过精神科或心理健康宣传的就诊者："你抑郁吗？"得到的很可能是茫然——"什么是抑郁？"但如果我问："你是不是肝淤气滞？"得到有效回答的可能要大得多。中医的术语已经深入到我们的日常用语之中，有时候，与患者对自身感受的描述简直达到密不可分的程度。重患者感受、心身一体的观点、变化与相互制衡的思想……这些倒可能是中医对未来医学（如功能医学）的最大贡献。

由于没有对这方面问题进行过起码的文献复习，我不敢断言许老师的总结是否精到全面，但翻开两篇文章的参考文献，我不禁汗颜。认真查阅这么多中医原始文献的精神科医生，除了许老师，不知道还能有谁。

他这种一丝不苟的态度，至今依然没变。

胜　利

2006 年 3 月

目　　录

学 术 讨 论

心 理 治 疗

精 神 病 理 学

其　　他

关 于 中 医

我国古代的精神病学

一、引言

本文所谓的古代，主要系指秦汉时代（约在公元前 3 世纪至公元 3 世纪）。其所以切取这一段时间来讨论，一方面因为这样的分期与一般历史的分期大致相当，另一方面则由于作者认为秦汉时期是我国自有史以来，第一次医学知识的总结和系统化的时代，而一般所谓古典医学著作都是秦汉时期的人所编纂的。

本文写作的主要根据是下列几本著作：《素问》、《灵枢》、《难经》、《伤寒论》、《金匮要略》。

应该加以说明的是，古代虽尚无精神病学这一专门学科，也没有专治精神病学的医生，但是在古代的医学著作中，有关精神病学方面的论述却是极丰富的。这些材料虽然应该与当时整个医学甚至其他学术方面的成就联系起来研究，但是为了便于今日精神病学家继承和发扬古代的医学遗产和进行教学，却有必要把它分开来加以讨论。

本文除涉及精神病学本身的材料以外，还不得不兼及与精神病学有密切关系的知识，如心理学和心理卫生。但是古代心理学的知识散见于诸子百家的各种著作中，详细讨论它们却不属于本文的范围，因此本文只就医学著作中有关这方面的记载来讨论。

本文写作的准备过程中，并不包含任何考据工作，因为作者认为上述那些著作的真伪和写作时代，大致说来，已经没有什么可以怀疑的地方（请参看：陈邦贤，《中国医学史》，46—61 页，商务印书馆，1954 年修订重版）。至于留传下来的各种不同版本虽然有不少出入，但是这些个别字句的考据，对于本文来说，则似乎是无关宏旨的事情。

本文按照现代精神病学的系统将材料加以编排，并且试用辩证唯物主义的观点来加以评价。由于作者理论水平很低，对于古籍和历史科学又很生疏，相信不恰当甚至错误的地方是难免的。因此，诚恳地希望大家提出批评，给予指正。再者，作者对古代医学了解不够，关于其中有待发掘的部分，尚留待大家继续研究。

本文原载于《中华神经精神科杂志》1955 年第 3 号 167—174 页

二、心理学的知识

古代医学家认为心理活动是物质实体的产物，他们对于心理现象已经有了简单的分类，同时他们把一定的心理活动归之于人体一定的器官，并且认识到这些器官之间存在着联系，特别是某种从属的关系；而对于各种心理活动，古代医学家也能认识到其间存在着相互影响的关系。

"人有五藏（即脏，作者注），化五气，以生喜怒悲忧恐。"（《素问·阴阳应象大论篇》）

"肝，……在志为怒。""心，……在志为喜。""脾，……在志为思。""肺，……在志为忧。""肾，……在志为恐。"（《素问·阴阳应象大论篇》）

"心者，君主之官也，神明出焉。""主明则下安，主不安则十二官危。"（《素问·灵蓝秘典论篇》）

"心者，五脏六府（即腑，作者注）之主也。……故悲哀忧愁则心动，心动则五脏六腑皆摇。"（《灵枢·口问篇》）

古代医学家认识到机体及其心理活动是与外界自然有密切关系的，因此他们总是把两者紧密联系起来，并且像对整个自然的朴素唯物主义理解一样来理解机体及其心理活动。

"阴阳者，天地之道也，万物之纲纪，变化之父母，生杀之本始，神明之府也。"（《素问·阴阳应象大论篇》）

"余闻人之合于天道也，内有五脏，以应五音五色五时五位五味也，外有六腑，以应六律。"（《灵枢·经别篇》）

很显然，机体及其心理活动是被认为遵从自然界的普遍规律的。

三、精神疾病的病原学

古代医学家认为不论什么疾病都是有原因的，并且这些原因都是客观的和物质的：

"黄帝曰，今夫子之所言者，皆病人之所自知也，其毋所遇邪气，又毋怵惕之所志，卒然而病者，其何故也，唯有因鬼神之事乎？歧伯曰，此亦有故，邪留而未发，因而志有所恶，及有所慕，血气内乱，两气相搏，其所从来者微，视之不见，听而不闻，故似鬼神。"（《灵枢·贼风篇》）

上文所谓"邪"，便是自然界对于机体不利因素的总称。特别值得注意的是，上文中直截了当地否认了鬼神，并且解释说因为"其所从来者微"，以致感官不易觉察，"故似鬼神"，而其实并不是鬼神。这是非常可贵的唯物主义的理论。

古代医学家对于精神疾病的病原，像其他疾病一样，也是抱同样的观点。现在分为下列几个方面来讨论：

1. 自然界的各种因素可以致病：

"夫百病之始生也，皆生于风雨寒暑阴阳喜怒饮食居处。"（《灵枢·口问篇》）

"夫百病之始生也，皆生于风雨寒暑清湿喜怒。"（《灵枢·百病始生篇》）

"邪入于阳则狂。"（《素问·宣明五气篇》）

2. 各种心理刺激可以致病。关于这一点，古代医学家是非常重视的：

"喜怒伤气。"（《素问·阴阳应象大论篇》）

"怒伤肝。""喜伤心。""思伤脾。""忧伤肺。""恐伤肾。"（《素问·阴阳应象大论篇》）

"余知百病生于气也，怒则气上，喜则气缓，悲则气消，恐则气下，……惊则气乱，……思则气结。"（《素问·举痛论篇》）

"惊则心无所依，神无所归，虑无所定，故气乱矣。"（《素问·举痛论篇》）

"愁忧恐惧则伤心。"（《灵枢·邪气脏腑病形篇》）

"忧恐忿怒伤气，气伤脏乃病。"（《灵枢·寿夭刚柔篇》）

"怵惕思虑者则伤神，神伤则恐惧流淫而不止。因悲哀动中者，竭绝而失生。喜乐者，神惮散而不藏。愁忧者，气闭塞而不行。盛怒者，迷惑而不治。恐惧者，神荡惮而不收。"（《灵枢·本神篇》）

"喜怒不节则伤脏。"（《灵枢·百病始生篇》）

在估计心理刺激对疾病发生的意义时，古代医学家非常重视患者的个人历史，认为如果忽略了这一点，便会造成诊断和治疗上的重大错误。

"帝曰，凡未诊病者，必问尝贵后贱，虽不中邪，病从内生，名曰脱营。尝富后贫，名曰失精。五气留连，病有所并，医工诊之，不在脏腑，不变躯形，诊之而疑，不知病名，身体日减，气虚无精，病深无气，洒洒然时惊，病深者以其外耗于卫，内夺于荣，良工所失，不知病情，此亦治之一过也。凡欲诊病者，必问饮食居处，暴乐暴苦，始乐后苦，皆伤精

气。"(《素问·疏五遇论篇》)

"诊有三常,必问贵贱,封君败伤,及欲侯王。"(《素问·疏五遇论篇》)

"不适贫富贵贱之居,坐之薄厚,形之寒温,不适饮食之宜,不别人之勇怯,不知比类,足以自乱,不足以自明,此治之三失也。"(《素问·微四矢论篇》)

"诊病不问其始,忧患饮食之失节,起居之过度,或伤于毒,不先言此,卒持寸口,何病能中,妄言作名,为粗所穷,此治之四失也。"(《素问·微四矢论篇》)

3. 个体的差异及其与发病之关系:

古代医学家能够认识到个体之间是存在着差异的,这些差异包括形态的、生理的以及心理的各方面。由于有这些差异,个体对于不利因素的抵抗能力和疾病反应也因而各异。

基于个体的各种差异以及相似之点,古代医学家遂将人分成各种类型:

"余闻人之生也,有刚有柔,有弱有强,有短有长,有阴有阳。"(《灵枢·寿夭刚柔篇》)

这是根据各种特性,将人们分成相互对立的两种类型。再进一步,便有更细的分法:

"盖有太阴之人,少阴之人,太阳之人,少阳之人,阴阳平和之人,凡五人者,其态不同,其筋骨气血各不等。"(《灵枢·通天篇》)

"太阴之人,贪而不仁,下齐湛湛,好内而恶出,心和而不发,不务于时,动而后之,此太阴之人也。少阴之人,贪而贼心,见人有亡,常若有得,好伤好害,见人有荣,乃反愠怒,心疾而无恩,此少阴之人也。太阳之人,居处于于,好言大事,无能而虚说,志发于四野,举措不顾是非,为事如常,自用事虽败而常无悔,此太阳之人也。少阳之人,諟谛好自贵,有小小官则自高,自宣好为外交,而不内附,此少阳之人也。阴阳和平之人,居处安静,无为惧惧,无为欣欣,婉然从物,或与不争,与时变化,尊则谦谦,谈而不治,是谓至治。"(《灵枢·通天篇》)

此外,对于人的分类,更有金、木、水、火、土 5 种类型的分法,以及此 5 种基本型的 25 种变异型,《灵枢·阴阳二十五人篇》中对于这些型的体形、心理特征以及对于疾病的意义都有相当详细的描述。这里仅引该篇中关于各型与疾病关系的论述如下：

> "木形之人，……能春夏而不能秋冬，感而病生足厥阴。""火形之人，……能春夏不能秋冬，秋冬感而病生手少阴。""土形之人，……能秋冬不能春夏，春夏感而病生足太阴。""金形之人，……能秋冬不能春夏，春夏感而病生手太阴。""水形之人，……能秋冬不能春夏，春夏感而病生足少阴。"

由此可知，古代医学家已经初步认识到不同类型的人对环境的适应能力是不相同的，对刺激所产生的疾病反应也互有差别。

《灵枢·本脏篇》中更突出地指出机体的差异对于抵抗致病因素能力的意义：

> "帝曰，……愿闻人之有不可病者，至尽天寿，虽有深忧大恐，怵惕之志，犹不能减也，甚寒大热，不能伤也。其有不离屏蔽室内，又无怵惕之恐，然不免于病者，何也？歧伯曰，五脏六腑，邪之舍也，请言其故，五脏皆小者，少病苦焦，心大忧愁，五脏皆大者，缓于事，难使以忧，五脏皆高者，好高举措，五脏皆下者，好出人下，五脏皆坚者，无病，五脏皆脆者，不离于病，五脏皆端正者，和利得人心，五脏皆偏倾者，邪心而善盗，不可以为平人反复言语也。"

应该特别指出的是，古代医学家认为个体的差异特别是对疾病抵抗力的大小是与后天环境的影响有关的：

> "西方者，金玉之域，沙石之处，天地之所收引也。其民陵居而多风，水土刚强，其民不衣而褐荐，其民华食而脂肥，故邪不能伤其体。"（《素问·异法方宜论篇》）

四、精神疾病的临床学

古代医学家对于很多不同的精神疾病及症候群的临床已经有了认识，并且对于某些疾病有相当细致而深刻的理解，这是精神病学在古代伟大的成就之一。这里仅选择一部分叙述于下：

1. 谵　妄

谵妄是感染与中毒所致精神紊乱的特征性临床表现。对于这一点，古代医学家已有初步的认识，表现在下述几个方面：

（1）谵妄被理解为躯体疾病表现的一部分，因此谵妄总是被医生们和其他各种躯体症状联系在一起。

（2）谵妄被认为是由"外因"所引起，而不是主要由"内因"，即喜、怒、悲、思、忧、恐、惊等所引起。

（3）谵妄常常与发热同时存在这一事实也是古代医学家已经认识到的。

谵妄一词首先见于《黄帝内经》，谵的意思是胡言乱语，妄的意思是妄闻妄见，所以古人采用这一名词确实是非常恰当的。因为谵妄一词指明了这种复杂的精神症候群中最重要的东西，作者认为，它较之拉丁语"*delirium*"一词含义要确切得多，这当然不单纯只是一个命名的问题。

下面摘引某些有关谵妄的记载：

"岁水大过，寒气流行，邪害心火，民病身热，烦心躁悸，阴厥上下，中寒谵妄，心痛，寒气早至。"（《素问·气交变大论篇》）

"少阴所至为惊惑，恶寒战栗，谵妄。"（《素问·六元政纪大论篇》）

"少阳之胜，热客于胃，烦心心痛，目赤欲呕，呕酸善饥，耳痛溺赤，善惊谵妄。"（《素问·至真要大论篇》）

"病若谵言妄语，身当有热，脉当洪大，而手足厥逆，脉沉细而微者，死也。"（《难经·第十七难》）

一般地说，谵妄反映机体特别是大脑的功能发生了严重的障碍，因此它是带有危险性的。对于这一点，古代医学家的认识是相当深刻的。《灵枢》中甚至将谵妄的存在与否及其是否进一步发展作为某些"热病"预后诊断的指征：

"言不变，志不乱，……乃可复也。"（《灵枢·热病篇》）

"智乱不甚，其言微知，可治。甚则不能言，不可治也。"（《灵枢·热病篇》）

由谵妄而进入"不能言"，很可能病人已经进入昏迷状态，这是谵妄进一步严重发展的最常见的形式，同时也是很危险的。

《伤寒论》是张仲景的主要著作之一，也是古典医学著作之一。他所谓伤寒并不是指一种疾病，而是主要地泛指一般的传染病或热病。他在该书自序中说，他的宗族有二百余口人，死去了三分之二，而伤寒占十分之七，这就表明了伤寒的传染性。同时他又引素问说，"夫热病者，皆伤寒之类。"因此，人们有理由希望在他的著作中找到更多有关谵妄的论述，而事实也确实如此。张仲景对热病或传染病所致之精神紊乱的描述并不限于"谵妄"，而有更细致而深入的论述：

"太阳病，……多睡眠，……语言难出，……剧则如惊痫。"（《伤寒论·太阳篇》）

"伤寒，……心烦，……烦躁，……谵语……"（《伤寒论·太阳篇》）

"太阳病，……久则谵语，甚者至哕，手足烦扰，捻衣摸床，……"（《伤寒论·太阳篇》）

"妇人伤寒发热，……昼日明了，暮则谵语，如见鬼状者……"（《伤寒论·太阳篇》）

"夫实则谵语，虚则郑声，郑声，重语也。"（《伤寒论·阴阳篇》）

"伤寒，……独语，如见鬼状，若剧者，发则不识人，循衣摸床，惕而不安，微喘，直视……"（《伤寒论·阴阳篇》）

张氏更指出，如果治疗能够消除谵妄，则对于整个疾病来说同时也就产生了良好的效果：

"……止其谵妄，故病可愈。"（《伤寒论·太阳篇》）

又指出，如果躯体症状进步，谵妄也随着整个疾病的进步而消失：

"二阳并病，……大便难而谵语者，下之则愈。"（《伤寒论·阴阳篇》）

2. 躁狂抑郁性精神病

躁狂抑郁性精神病是一种常见的精神病，古代医学家对于它已经有了很惊人的认识。但是可能由于它的抑郁期不像躁狂期那样惹人注目，所以古代医学著作中对躁狂论述多，而对抑郁的记载则很少。

"狂始生，先自悲也。"（《灵枢·癫狂篇》）

上述的简短记载虽不能说明古代医学家对躁狂抑郁性精神病的环性特征有所认识，但至少说明，他们已能认识躁狂患者可以在一个时期内有抑郁的表现，这种观察是非常珍贵的。

关于抑郁的记载有下述这些：

"隔塞闭绝，上下不通，则暴忧之病也。"（《素问·通评虚实论篇》）

"人之卒然忧恚而言无音者。"（《灵枢·忧恚无言篇》）

"郁之甚者。"（《素问·六元政纪大论篇》）

这里应该附带说明一下，古代医学家在他们的著作中对于"狂"的含义至少有下述两种：①泛指一般的精神紊乱，②指相当于现代所谓躁狂而言。

下面是一些关于躁狂的记载：

　　"狂始发，少卧不饥，自高贤也，自辩智也，自尊贵也，善骂詈，日夜不休……"（《灵枢·癫狂篇》）

　　"狂言惊，善笑好歌乐，妄行不休者，得之大恐。"（《灵枢·癫狂篇》）

　　"狂者多食，善见鬼神，善笑而不发于外者，得之有所大喜。"（《灵枢·癫狂篇》）

　　"帝曰，……病甚则弃衣而走，登高而歌，或至不食数日，踰垣上屋，所上之处皆非其素所能也。病反能者，何也？歧伯曰，四肢者，诸阳之本也，阳盛则四肢实，实则能登高也，帝曰，其弃衣而走者何也，歧伯曰，热盛于身故弃衣欲走也。帝曰，其妄言骂詈，不避亲疏而歌者，何也？歧伯曰，阳盛则使人妄言骂詈，不避亲疏，而不欲食，不欲食，故妄走也。"（《素问·阳明脉解篇》）

　　从上面的记载可以看出，古代医学家已经掌握了躁狂的主要临床特征，如精神兴奋、情绪高扬、言语和动作增多以及思想内容有明显的夸大等。

　　值得注意的是，古代医学家很重视精神因素在本症病原学上的意义，如"得之大恐"与"得之有所大喜"等。

　　还有一点特别值得重视，那就是古代医学家对本症病理生理机制的理解，他们用"阳"这一概念来表示它（见上引文），如"邪入于阳则狂"与"重阳者狂"（《难经·第二十难》）等。这里"阳"的意思应该相当于兴奋，我们试比较一下巴甫洛夫在这方面的见解，实在不能不惊叹古代医学家成就的伟大。

3. 癫　痫

　　《黄帝内经》有癫、痫、痫瘈、痫眩等名词，这些名词所指示的临床现象主要都是指现代所谓癫痫而言。

　　中华书局拟明顾氏影宋本校刊本上有"头痛巅疾"（《素问·方盛衰论篇》）与"头痛癫疾"（《素问·五脏生成篇》）的记载。所指实为同一现象。因此，作者怀疑巅与癫两个字在古代的原著中本来是一个字。拟理解，巅是上巅的意思，意即头脑，这种语源与语义上的推敲使作者推断，古代医学家已能初步认识到癫痫是与头脑部位的病理有关系的。此外，《灵枢》有癫狂篇，癫与狂并列，这也绝不是一件偶然的事，这说明他们已经能够认识癫痫与其他精神疾病有密切的关系。

　　关于癫痫的临床描述，可以从下述引文看出：

　　"暴挛痫眩，足不任身。"（《灵枢·寒热病篇》）

　　"癫疾始生先不乐，头重痛，视举目赤，甚作极已而烦心，候之于颜

……癫疾始作而引口啼呼……"（《灵枢•癫狂篇》）

"癫疾始作，先反僵，故脊痛。"（《灵枢•癫狂篇》）

"脉癫疾者，暴仆。"（《灵枢•癫狂篇》）

"筋癫疾者，身倦挛急。"（《灵枢•癫狂篇》）

"心脉满大，痫瘛筋挛。"（《素问•大奇论篇》）

"肝脉小急，痫瘛筋挛。"（《素问•大奇论篇》）

"帝曰，癫疾何如，歧伯曰，脉搏大滑，久自已。"（《素问•通评虚实论篇》）

上述的记载表明，古代对癫痫的特殊临床症状已经有了很清楚的认识。

关于癫痫的病原学，除与其他疾病相似的若干因素外，古代医学家还认识到本症可以由先天的因素产生，这是十分值得重视的：

"帝曰，人有生而病癫疾者，病名曰何，安所得之？歧伯曰，病名为胎病，此得之母腹中时……"（《素问•奇病论篇》）

关于癫痫的疾病发展过程，古代医学家认识到某些病例如果不予治疗，可能逐渐严重起来：

"病初发，岁一发，不治，月一发，不治，月四五发，名曰癫病。"（《素问•长刺节论篇》）

关于治疗，古代医学家主张先仔细观察病人，然后再决定施治的办法，这对于今日的医务工作者依然是极有意义的指示：

"治癫疾者，常与之居，察其所当取之处，病至视之……"（《灵枢•癫狂篇》）

4. 歇斯底里

关于歇斯底里的记载，首先见之于《金匮要略》：

"奔豚病，从少腹起，上冲咽喉，发作欲死，复还止，皆从惊恐得之。"［注：奔豚主要是不是指歇斯底里，单根据这一点儿记载，可能还有疑问。但是，如果再参看巢元方著《巢氏诸病源候总论》中比较详细的论述（卷十三，贲豚气候），从所描写的症状来看，可能就是歇斯底里。］

"妇人脏躁（一作燥），悲伤欲哭，象如神灵所作，数欠（一作缺）伸。"

这种描写的确是很杰出的，简短的几十个字把歇斯底里的特殊症状和动的形象以及病原等都作了概括而生动的描述。因此，我们有理由认为奔豚（一作贲豚）及脏躁便是现代所谓的歇斯底里。日本人将歇斯底里译为脏躁症，据作者推测，可能是由于我国古代医学影响的结果。

5. 神经官能症

神经官能症在古代医学著作中已有论述，这种病的发生与日常生活与精神上的因素有密切关系，古代医学家也能够认识到，如内经中所记载的"脱营"和"失精"便是（原文见前）。

此外，《金匮要略》中所记载的百合病，酷似神经衰弱。注者（唐宗海，《金匮要略浅注》，上海建文书局刊）称此病"多见于伤寒大病前后"，又称"平素多思不断，情志不遂，或偶触惊疑，猝临异遇"等亦可以致病，这种注释，作者认为是有理由的。因为用现代的医学观点来考察，张仲景对疾病的分类，主要是根据临床症候群及其发展过程的。所以我们有理由认为：百合病一方面包括躯体疾病过程所导致的神经活动障碍，另一方面也包括神经活动的原发性障碍，即各种精神因素所致的功能性障碍。《金匮要略》中对百合病临床相的记载如下：

"意欲食，复不能食，常默然，欲卧不能卧，欲行不能行，饮食或有美时，或有不欲闻食臭时，如寒无寒，如热无热，口苦，小便赤，诸药不能治，得药则剧吐利，如有神灵者，身形如和……"

至于治疗，则主张"随证治之"。

6. 其　他

古代医学著作中有关精神病学临床方面的记载还很多，这里不能一一尽述。现在再简单地介绍以下几点：

（1）《黄帝内经》中有不少地方在论述很多不同的疾病时，描写了一个基本上相同的精神障碍的临床相。这种临床相的病理生理基础，如果根据巴甫洛夫学说来理解，应该是皮质神经过程削弱，特别是抑制过程削弱，同时还伴有位相状态。古代医学家从繁复杂乱的各种临床现象中，通过他们的观察和思维，能够找出这个共相来，实在是令人钦佩的。

"肝病者，……令人善恐，虚则目𥆧𥆧无所见，耳无所闻，善恐，如人将捕之。"（《素问·脏气法时论篇》）

"足阳明之脉，病恶人与火，闻木声则惕然而惊，钟鼓不为动。"（《素问·阳明脉解篇》）（作者注：一般地说，木声可视为较小的刺激，钟鼓可视为强大的刺激。可见，古代医学家从现象上已能认识反常相这一病理。）

"足少阳之疟，……恶见人，见人心惕惕然。"（《素问·刺疟篇》）

"足少阴之疟，……欲闭户牖而居，其病难已。"（《素问·刺疟篇》）

"肺疟者，……善惊如有所见……"（《素问·刺疟篇》）

"……坐而欲起，目怳怳无所见，心如悬，若饥状，气不足而善恐，心惕惕，如人将捕之，是为骨厥。"（《灵枢·经脉篇》）

（2）古代医学家认识到精神障碍特别是情绪失调在各种不同的疾病都是可以见到的：

"病之生时，有喜怒不测。"（《灵枢·玉版篇》）

（3）古代医学家对于老年人的心理状态及精神障碍也有初步的认识，这也许可以视为有关老年性精神病的最早记载：

"六十岁，心气始衰，苦忧悲，血气懈惰，故好卧。"（《灵枢·天年篇》）

"八十岁，肺气衰，魄离，故言善误。"（《灵枢·天年篇》）

（4）这里附带介绍一些古代医学家对于梦的认识。《素问·脉要精微论篇》和《灵枢·淫邪发梦篇》均有类似的记载。首先，他们认识到各种疾病都可能影响睡眠而使患者多梦，如"使人卧不得安而喜梦"。特别值得重视的是，古代已经能够从现象上认识，梦的产生可能是机体内部刺激的结果，如"其饥则梦取，其饱则梦予"。关于为什么病人会多梦，并且内容各不相同，古代的理解也像对一般生命现象的理解一样，具有朴素的唯物主义的性质："阴气盛则梦涉大水而恐惧，阳气盛则梦大火而燔炳，阴阳俱盛则梦相杀。""肝气盛则梦怒，肺气盛则梦恐惧哭泣飞扬，心气盛则梦善笑恐畏，脾气盛则梦歌乐……"

五、治疗——心理治疗

古代对于精神疾病的治疗，像其他疾病一样，有饮食、药物及针灸等各种不同的方法。但是，这里作者不打算多谈，而只将古代的心理治疗简单介绍一下。

首先应该指出，古代医学家在进行任何治疗时，都必须考虑患者的精神状态，同时认为其他治疗应该与心理治疗相结合，这里以针灸为例说明这一点。

《素问·禁刺论篇》中说，"无刺大怒"；又说，"无刺大惊人"。《灵枢·始终篇》中指出，"新怒勿刺，已刺勿怒"；又说，"大惊大恐，必定其气乃刺之"。这些都说明古代医学家在针刺时，非常注意患者的精神状态。《灵枢·始终篇》说，"深居静处，占神往来，闭户塞牖，魂魄不散，专意一神，精气之分，毋闻人声，以收其精，必一其神，令志在针。"这说明在进行针灸治疗时古代医学家很重视将心理治疗与它结合起来。无疑地，在目前全国范围内正在推行针灸治疗的时候，上述这些见解仍然是值得我们学习的。

在介绍古代心理治疗以前，这里先谈一谈它的历史起源问题。

资产阶级的医史学者对医学科学的起源抱着唯心主义的观点，他们认为医学系起源于巫术及迷信宗教。据作者所知，国内学者持此种观点的仍不乏其人。雷宗海称，"由历史发展上看，无论中外，所有的医学都出于巫术。"（雷宗海，《我对祖国医学遗产的认识》，原载于光明日报 1954 年 11 月 20 日）陈邦贤称，"中国医学的演进，始而巫，继而巫和医混合，再进而巫和医分立。"（陈邦贤，《中国医学史》第 7 页，商务印书馆，1954 年修订重版）近来，已经有人对这种观点进行了批判（马堪温，《关于医学起源的问题》，原载于光明日报 1955 年 3 月 22 日）。无疑地，在宗教尚缺乏其社会物质基础因而不存在的时候，医学最原始的形式已经在人类社会中出现了。

关于心理治疗的历史发展，也存在着上述相似的问题。《素问·移情变气论篇》中说："余闻古之治病，惟其移情变气，可祝由而已。"根据王冰的说法，祝由的意思是"祝说病由"，所以祝由是一种由祈祷来治病的方式。正因为如此，所以可能有人认为心理治疗系源于祝由。但是，这种看法是错误的。首先，我们有理由推测心理治疗的最原始形式是家属对患者的照顾和慰藉。正如马堪温所言，"在医学发展中，会有一个时期掺杂了宗教和巫术的观念。"这就说明了祝由在医学或心理治疗的发展中的地位。《素问·移情变气论篇》中又说，"当今之世不然"，因而"祝由不能已也"。这更进一步说明，古代医学家已经认识到祝由是不足以解决治疗问题的了，而科学的心理治疗就在它与巫术斗争的过程中逐渐地发展和丰富起来。应该强调，科学是在人类与自然作斗争中产生的，是在人类劳动或生产活动过程中产生的，而它的发展又与不断地跟迷信宗教等作斗争的过程相联系。

古代心理治疗的理论基础是朴素的唯物主义，即对自然和生命现象的朴素的理解，其中特别是心理活动与疾病的关系的观点（请参看前面的引文）。

《素问·宝命全形论篇》中记载：黄帝问歧伯有关治疗的问题，歧伯在答语中指出所谓"五法"，而首先便是"治神"，又说"必先治神"。这里所谓治神，可以视为相当于现代的心理治疗。

古代医学家通过他们的实践，认识到进行任何一种治疗的时候，争取病人的信任与合作都是非常必要的：

> "恶于针石者，不可与言至巧。病不许治者，病必不治，治之无功
> 矣。"（《素问·五脏别论篇》）

这种见解，对于今日的广大医务工作者，仍然是值得深省的。

尤其值得注意的是，古代医学家主张用解释和说理的办法去争取病人的合作和信任，使病人乐意接受治疗。下面的引文可以说明这一点：

> "黄帝曰，……且夫王公大人血食之君，骄恣纵欲，轻人而无能禁之，
> 禁之则逆其志，顺之则加其病，便之奈何，治之何先？岐伯曰，人之情莫
> 不恶死而乐生，告之以其败，语之以其善，导之以其所便，开之以其所
> 苦，虽有无道之人，恶有不听者乎？"（《灵枢·师传篇》）

六、心理卫生

首先应该指出的是，古代医学家是重视预防的，这种优良的医学传统是我们应该继承和发扬的：

> "圣人不治已病，治未病，不治已乱，治未乱，此之谓也，夫病已成
> 而后药之，乱已成而后治之，譬犹渴而穿井，斗而铸锥，不亦晚乎。"
> （《素问·四气调神大论篇》）

> "故曰，上工治未病，不治已病，此之谓也。"（《灵枢·逆顺篇》）

对于疾病的预防，古代医学家并不流于空洞的口号，他们是有具体办法的。心理卫生的实践便是这种预防医学的具体表现之一，对于我们来说，这无疑是一份很重要的文化遗产。但是，必须指出，古代医学家主张心理卫生是与所谓躯体卫生（更正确些说，即一般卫生）密切联系在一起的，而绝不应理解为"以清洁灵台为主，不兢兢于外界物质之变化"（谢观，《中国医学源流论》，上海澄斋医社，1935）。下面便是证明：

《素问·上古天真论篇》中主张，"食饮有节，起居有常，不妄劳作"，又说，"以酒为浆"是影响健康的，同时还主张，"虚邪贼风，避之有时"，也只有这样，才能做到"心安而不惧"。

《素问·四气调神大论篇》中，一方面主张根据四时气候的变化，而安排不同的生活制度，另一方面也同时教人"使志无怒"等。

《素问·生气通天论篇》中说，"起居如惊，神气乃浮。"这就更明确地指出所谓躯体卫生与心理卫生的密切关系。

当然，古代对于疾病的预防，如果拿今天的水平来衡量，在很大程度上，具有消极和被动适应的性质，但是正如对待一切历史上的问题一样，我们应该用历史唯物主义的观点来评价。譬如，《素问·四气调神大论篇》中说，在冬天应该"早卧晚起，必待日光"，这是与当时只可能有的简陋的御寒设备相关联的。在今天，我们不但有美好的衣服和建筑，冬天还生炉子或暖气，"早卧晚起"当然就不是必要的了。但是，我们能否说古代主张在冬天"早卧晚起"就没有积极意义呢？当然不能。

在狭义的心理卫生方面，古代医学家很重视保持情绪稳定和避免过度情绪激惹，这是基于对情绪过分紧张有损健康的正确观点的。时间虽然已经过去了约两千年，这种认识仍然保留着它的重大意义。

此外，古代医学家提出所谓"五劳"可以伤人，因此主张避免它。其实，避免"五劳"就意味着建立正常的生活和作息制度。

> "久视伤血，久卧伤气，久坐伤肉，久立伤骨，久行伤筋，是谓五劳所伤。"（《素问·宣明五气篇》）

从上面的引文可以看出，所谓"劳"并不能简单地理解为劳累或疲劳，因为至少一天到晚卧床也被视为"五劳"之一，同样有损于健康。所以"清洁灵台"而"不兢兢于外界物质之变化"并不能代表古代医学家"养生法"的主要观点，这就更明显了。

七、总　结

1. 本文以 5 种古代医学著作为主要依据，尝试描绘出一幅我国古代精神病学的伟大成就的图略。

2. 古代医学家受当时唯物主义思想的影响，同时他们自己的工作使他们自发地导向唯物主义。

3. 古代医学家对心理的理解是朴素的唯物主义。

4. 古代医学家认识到疾病的产生（包括精神疾病）具有客观的和物质的原因，同时很重视心理因素对疾病发生的意义，而对于个体的差异及其对疾病的关系也有一定的认识。

5. 古代医学家在临床精神病学上有很伟大的成就，他们对于很多精神疾病都有深刻的认识。

6. 古代医学家对于心理治疗有很惊人的认识，同时也创造了某些具体的治疗方法。

7. 古代医学家很重视疾病的预防。对于心理卫生也有很正确的认识，并且创建了某些具体的措施。

参考文献

[1] 素问王冰注、灵枢经、难经集注（合订本）. 中华书局印行（素问系据明顾氏影宋本校刊，难经系据守山阁本校刊，均属四部备要子部，出版年月不详）.

[2] 陈伯坛. 读过伤寒论. 人民卫生出版社影印，1954 年 10 月第 1 次印刷.

[3] 唐宗海. 伤寒论浅注补正. 上海建文书局印行，1953 年 3 月再版.

[4] 汉张仲景述，晋王叔和集. 新编金匮要略方论. 商务印书馆版，1955 年 2 月根据"丛书集成"旧版重印.

[5] 唐宗海. 金匮要略浅注. 上海建文书局印行，1953 年 3 月再版.

两晋南北朝及隋唐时代我国精神病学简介

一、引 言

由晋迄唐这一段时期（公元265—公元907年），开始是300多年的连年战祸，接着是比较巩固的全国性封建统治和封建经济的蓬勃发展。虽然300多年战祸不止，医学却并不曾停止发展。到了隋唐，社会长时期比较安定，经济迅速上升，文化因之而大放光彩，医学也有惊人的进步与发展。

医学的昌盛首先表现在优秀的医学著作大量涌现及杰出的医学人才辈出。这就是现在我们学习和研究这一时期医学的主要依据。

在临床医学方面，成就特别巨大。对疾病的认识比过去更广泛、深刻，疾病的分类日趋细致完善，医学的各科也趋于分立，如内科、外科、小儿科、妇产科等。在治疗方面，基于已有的成就，药物治疗大大地发展了起来。同时，本草著作激增，药学也有了极大的成就。预防医学首先表现在医学家与一般人士都非常讲求养生之术，以预防疾病、增进健康及延年益寿。在医学思想方面，这一时期也起了一些变化。由于佛教和道教的流传，医学思想中混入了不少的宗教思想。而印度的医学思想（如四大学说）也随着印度医学的传入而参加到我国的医学当中。

很显然，上述各端都是与当时的政治经济及一般文化有密切关联的。而精神病学——医学的一个组成部分——当然也会反映出上述的各个方面。现就作者所知，粗略地介绍于下，其中着重介绍当时对各种精神疾病的临床认识。由于作者所知甚少，介绍一定是极不全面的，错误的地方也一定难免，希同志们指正。

二、精神疾病的临床

1. 躁狂症

这一时期的学者对于躁狂的病原和病理，基本上继承了《黄帝内经》中"邪入于阳则狂"的理论，亦即相当于现代认为躁狂是脑神经兴奋的理论。对于躁狂精神症状的描述，与《黄帝内经》也很相似，而有些地方则更加细致、

本文原载于《中华神经精神科杂志》1956年第1号14—19页

更加完善些。

值得注意的是，"狂"并不是一个独立的疾病，这种见解在本时期学者的著作中表现得更明确而具体了（注：其实，在《黄帝内经》里"狂"也是作为一个症候群的名词而使用的）。他们很清楚地认识到，很多不同的疾病都可能具有躁狂这一症候群。在巢元方等所著《诸病源候总论》（以下简称《巢氏病源》）一书中，这一点表现得也十分明显。卷九"时气狂言候"："夫病甚则弃衣而走，登高而歌，或至不食数日，踰垣上屋，所上非其素所能也，病反能者，皆阴阳争而外显于阳，四肢者，诸阳之本也，邪盛则四肢实，实则能登高而歌，热盛于身，故弃衣而走，阳盛则妄言詈骂，不避亲戚，大热遍身，狂言而妄见妄闻之。"这里所论述的无疑是躁狂，但是它被著者视为"时气病"的"诸候"之一。此外，卷二有"风狂病候"，是"风病诸候"之一；卷四十三有"产后风虚癫狂候"，其精神症状也相当于躁狂。时气病与温病均相当于现在的传染病，而风病则是指神经系统疾病而言。这就说明，学者们已经清楚地认识到，许多不同的病原均可能导致此相同的精神症状群——躁狂。

2. 抑　郁

关于抑郁症，《黄帝内经》中论述很少，精神症状描述也不详细。很多不同疾病的病人可能情绪抑郁，但抑郁却不是这些疾病的主要症状。关于这一事实，本时期的学者虽然在很多地方提到了，但是以抑郁为主的疾病，则仅在《巢氏病源》中有相当详细的记载。该书卷二十四有"哭注候"，它首先说明"注"的含义："注者住也，言其病连滞停住。"这表示学者认为"注"是一种病程颇长的疾病。其次，它对"哭注候"的病原、病理及临床作了如下的论述："人有因哭泣悲伤，情性感动府藏，致虚，凶邪之气，因入腹内，使人四肢沉重，其后若自哭，及闻哭声，怅然不能自矜持，悲感不已，故谓之哭注。"作者认为根据这一段论述，可以肯定如下两点：①巢氏等强调指出了精神因素在本症发生上的意义；②巢氏等对本症的临床相有很卓越的见解。的确，四肢沉重感是本症很重要的一个症状，因为它反映了本症病理生理方面的重要特征，即神经系统高级部位占优势的抑制现象。再者，病人经常处于情绪低落的状态，也是本症的主要特征之一，而巢氏等也对此很突出地提出来了。

3. 精神分裂症

精神分裂症的临床相是相当复杂的，疾病发展过程的变异也很大。因此，在世界精神病学史中，精神分裂症是一个很晚才被认识的疾病。大致说来，一直到19世纪的后半叶，外国学者们才掌握了本症的临床特征和全部临床相，并且把它看做一个独立的疾病（参看：G. Zilboorg 的《A History of Medical Psychology》，1941 年，特别是其中的第十章）。在我国汉朝及汉朝以前的医学文献中，还找不到可以肯定为精神分裂症的记载。而由晋迄唐这一时期的医学著作中，却有很多记载使人想到其中包含着精神分裂症，或主要指的是精神分裂症。

晋葛洪著《肘后备急方》中云："女人与邪物交通，独言独笑，悲思恍惚"，很像精神分裂症。

《巢氏病源》中类似的记载很多，兹介绍一些于下：

> 卷二"鬼邪候"："凡邪气鬼物所为病也，其状不同，或言语错谬，或号哭惊走，或癫狂昏乱，或喜怒悲笑，或大怖惧如人来逐，或歌谣咏啸，或不肯语……"

> 卷二"鬼魅候"："凡人为鬼物所魅，则好悲而心自动，或心乱如醉，狂言惊怖，向壁悲号，梦寤喜魇，或与鬼神交通……"

> 卷四十"与鬼交通候"："……其状不欲见人，如有对忤，独言笑，或时悲泣……"

唐孙思邈所著《备急千金要方》卷十四"疯癫"第五中有如下一段记载，也很可能是精神分裂症："论曰，凡百邪之病，源起多途，其有种种形相，示表癫邪之端，而见其病，或有默默而不声，或复多言而谩说，或歌，或哭，或吟，或笑，或眠坐沟渠，啖食粪秽，或裸形露体，或昼夜游走，或嗔骂无度，或是蛊蛊精灵，手乱目急，如斯种类癫狂之人，今针灸与方药并主之。"

以上，所引的几段原文有几点值得重视：首先，它们主要是对精神症状的忠实描述，而所列举的精神症状是多种多样的，远非其他疾病那样单纯。其次，著者们并没有提到这些疾病有其他明显的躯体方面的症状，因此我们有理由认为这方面的症状很可能是不存在的。再次，总的说来，所有这些症状（不是指某一个别症状）无疑是最常见于精神分裂症。因此，作者倾向于这样的结论，即此时的学者们已经能从临床观察认识到现代所谓精神分裂症这一疾病。虽然还不能说他们已能将精神分裂症明确地区别于其他精神疾病，但这丝毫也不能贬低我国精神病学在当时的伟大成就。

4. 癫 痫

癫痫在《黄帝内经》中已有论述，这一时期的学者更大大地丰富了当时对癫痫的认识。

由于癫痫（包括症候性癫痫）的原因很多，所伴随的其他症状彼此各异。

同时，癫痫发作的本身，其表现也不是没有差异的。因此，本时期的学者采用了很多不同的名词，当然主要还是采用"癫"和"痫"两个字。

晋王叔和在所撰《脉经》中（卷二）有"大人癫病，小人风痫"的论点，为以后巢元方、孙思邈等所采用，这正表明儿科疾病受到了重视。

到了隋唐，我国医学中的小儿科趋于分立，巢元方、孙思邈等对此很有贡献，特别是孙氏的《备急千金要方》，其中卷五所记载的病，已经差不多完全是小儿所特有的及最多见而特殊的病，那些与成年人所同患而表现无甚特殊的疾病已经排除在小儿病一卷之外。所以，有人说小儿科到了唐朝才有了独立的内容，应该是正确的。

癫痫是儿童常患的病，《巢氏病源》与《备急千金要方》等书对此论述颇详，并且一致认为它是小儿严重而常见的疾病之一。孙氏认为初生不久患癫痫的原因是先天及发育不良，此后则是由于"乳养失理"及为"风邪所中"，而后者在发作前照例"病先身热"，这就表明是热病或传染病所致之癫痫发作。以上的病原学上的见解，无疑是非常正确而可贵的；同时，对于区别原发性和症候性癫痫，已经初步打下了基础。

儿童的癫痫发作常常很不典型（特别是年纪很小的），大发作与小发作也常无明显的分界线。因此，善于识别癫痫便具有临床上的重大意义。孙氏在《备急千金要方》"候痫法"中列举了二十条，教导人们如何辨认癫痫；这种经验即使对于现代的医学生和医师们来说，也是很宝贵的。从下面摘录的几条中便可以明了此点：

"鼻口青，时小惊，是痫候。"

"身热，目时直视，是痫候。"

"卧惕惕而惊，手足振摇，是痫候。"

"咽乳不利，是痫候。"

"目瞳子卒大于常，是痫候。"

"弄舌摇头，是痫候。"

上述这些情况，可能与成人的全身痉挛发作有相同的意义，也可能是小儿全身痉挛发作的先驱症状。孙氏的观察如此敏锐深刻，实在惊人，足为后学的榜样。

《巢氏病源》中再三强调："凡诸痫正发，手足掣缩，慎勿捉持之，捉则令曲突不随也。"我们都知道，当癫痫大发作时，如果使用强力限制其肢体的活动，容易引起脱臼或骨折，因此这种护理方面的指示是十分可贵的。

《巢氏病源》中还指出，患癫痫的小儿可能六七岁还不能说话，这种观察也是很可贵的；因为频繁的癫痫发作可以导致智力发育障碍。该书对此的解释："心之声为言，开窍于口，其痫虽止，风冷之气犹滞心之络脉，使心气不和，其声不发，故不能言也。"这里所谓的"心"应该相当于大脑或高级神经活动。

5. 歇斯底里

有关歇斯底里的论述，《金匮要略》中已有之，如脏躁与贲豚便是，但不够详细。这一时期的学者在前人成就的基础上又向前发展了一步。

《巢氏病源》卷十三"贲豚气候"论述相当详细，同时还作出了临床上的分类，如"惊恐贲豚"与"忧思贲豚"。更重要的是，著者强调指出了精神因素对本症发生的意义，而在描述症状时，也特别重视精神症状。原文如次："夫贲豚气者，肾之积气，起于惊恐忧思所生。若惊恐则伤神，心藏神也。忧思则伤志，肾藏志也。神志伤，动气积于肾，而气上下游走，如豚之奔，故曰奔豚。其气乘心，若心中踊踊，如事所惊，如人所恐，五脏不定，食饮辄呕，气满胸中，狂痴不定，妄言妄见，此惊恐奔豚之状。若气满支心，心下闷乱，不欲闻人声，乍瘥乍极，吸吸气短，手足厥逆，内烦结痛，温温欲呕，此忧思奔豚之状。诊其脉来触祉，触祉者，病奔豚也。肾脉微急，沉厥奔豚，其足不收，不得前后。"

王焘所著《外台秘要》卷十二中有"贲豚气方"，引小品、肘后及广济等以立论，对本症的论述也很精当。

6. 神经衰弱

对于神经衰弱，这一时期的主要贡献之一是收集了大量的临床事实材料，因而对各种症状辨认非常细致。重视精神因素对本症的致病作用，很鲜明地表现在不少医学著作中。当然，当时并未能将真正的神经衰弱区别于其他疾病伴随的神经衰弱症候群。但在此应该指出，外国学者真正做到这一步，最多不过是近一两个世纪的事。在总结性的《巢氏病源》一书中，有关神经衰弱的论述散见于各卷，如风病中的风惊悸、风惊恐、风经五脏恍惚诸候，虚劳病中的很多症候，卷三十一的多忘候，以及其他，等等。

7. 酒精中毒性精神病

饮酒有害于健康，《黄帝内经》中已经有所论述。但酒精中毒所致的疾病，特别是神经精神方面的障碍，几乎是从《巢氏病源》开始才有比较详细的记载的。

《巢氏病源》中载有"饮酒大醉连日不解候"，特别指出了"累日不醒"、"烦毒闷乱"等临床现象。又该书"恶酒候"中记载有饮酒而致之"狂悖变怒，失于常理"。《备急千金要方》中也记载有饮酒后的各种症状，如头痛、腹满不消、错谬失常、酒醉不醒、健嗔以及发狂等。这些都是我国有关酒精中毒性精神病最早的医学文献。

8. 痴呆（智力缺损）

《巢氏病源》卷四十八"昏塞候"云："人有禀性阴阳不和而心神昏塞者，亦有因病而精采暗钝，皆由阴阳之气不足，致神识不分明。"

上述的"昏塞候"应该相当于现代所谓痴呆或智力缺损。最可贵的是，巢氏等已能将痴呆分为两大类：一类系源于"禀性阴阳不和"，也就是先天性的；另一类系"因病"所造成的后遗症，也就是后天性的。现代精神病学对智力缺损的临床分类，基本上是与此相同的。

前面所提到的"发痫瘥后六七岁不能语候"，可以视为一种继发性痴呆。

又同书卷五十载有"四五岁不能语候"，谓原因是"由在胎之时，其母卒有惊怖，内动于儿脏，邪气乘其心，令心气不和，至四五岁不能言语也"。虽然母卒有惊怖不会是造成小儿语言发育障碍的原因，但这一段论述，无疑表明当时确已认识到先天性痴呆这一类型的存在。

9. 诈　病

晋王叔和所著《脉经》，载有"诈病"一节，是我国医学文献中关于诈病的最早记录。其原文如次："师持脉，病人欠者无病也，脉之因呻者无病也（一作呻者病也）。假令向壁卧，闻师到，不惊起，而目盼视，若三言三止，脉之咽唾，此为诈病。"

这种肯定诈病的根据虽然很不充分，但至少说明下述两点：①王氏已经认识到诈病的存在；②他指示后学者应该根据"病人"的各种表现，特别是谈吐和表情态度等，以决定诈病的诊断。因此这是很有价值的文献。

10. 口　吃

《巢氏病源》卷三十载有"謇吃候"，是我国医学文献中关于口吃的最早记载。巢氏等分"謇吃"为两类：一是由于"禀性有缺"，即先天性的，并认为此"非针药所疗治也"；另一系"府藏虚损，经络受邪"，即后天疾病所致，同时认为"此则可治"。此外，该书又说："愤满伤神，神通于舌，损心则謇吃。"这就正确地指出了精神刺激与发生口吃的关系，诚然是非常卓越的见解。

11. 儿童神经功能障碍

由于小儿科趋于分立及蓬勃发展，儿童神经精神方面的障碍在隋唐已有不少论述，前面所提到的癫痫与痴呆便是其中的一部分。《巢氏病源》小儿病诸卷中"为鬼所持候"、"惊啼候"、"夜啼候"等记载。孙氏在《备急千金要方》中谈到小儿病时，首先便详细论述了小儿的生长发育过程，其中也涉及了心理的发育，如一百二十八日能笑，二百五十六日能学语等。在"择乳母法"中则强调乳母应该是"慎于喜怒"，表明著者已知避免小儿精神上的不良刺激的重要性。而在小儿疾病各章中则载有"夜啼"、"惊啼"、"遗尿"等神经功能方面的障碍。巢氏、孙氏等均说："六岁以下，经所不载。"所以作者认为，上述这些记载可以说是我国儿童精神病学的萌芽。

三、精神疾病的治疗——药物治疗

秦汉以前，我国医学中似乎用针重于用药，这从《黄帝内经》便可以看得出来。虽然《黄帝内经》中云："毒药治其内，针石治其外"，但《黄帝内经》里并没有谈到药物治疗，而汉以前的本草方书亦未见其流传于世。到了汉末，张仲景撰《伤寒论》与《金匮要略》，不论内病、外病，都主要地用药物治疗，自此以后，针治才逐渐退居次要地位。晋皇甫谧撰《针灸甲乙经》，对总结和发展针灸治疗起了很大作用，所以唐朝虽然是药物治疗极兴盛的时代，但方书如《备急千金要方》、《外台秘要》等，其中论述针灸仍占有很多的篇幅。不过，总的说来，由晋迄唐这一时期，药物治疗毕竟逐渐占据了主要地位，而这一方面的成就也就特别巨大。

在药物治疗方面，特别值得介绍的是《备急千金要方》、《千金翼方》及《外台秘要》三部著作。《千金翼方》一书中对药物的分类说明当时对药物的药理作用已有很丰富的知识。《备急千金要方》及《外台秘要》是总结唐以前医学成就的巨著。这些书中有关精神病学的论述甚多，且每种疾病都附有药方。作者认为，如欲继承并发扬祖国医学中对精神疾病的治疗理论和经验，必须学习和研究这几部著作（与目前的临床工作相结合），由于作者对中药所知甚少，因此对此时期的成就不能有所分析。当然，这也是有待于我们大家努力的。

四、总结和述评

由晋迄唐这一时期，我国医学有很大的进展，精神病学也是一样。《黄帝内经》、《伤寒论》等著作，是总结我国秦汉及秦汉以前的医学成就的巨著。由晋迄唐这一时期的医学著作（除《本草纲目》以外）流传至今的估计不过二十种左右，数目虽然不大，但是它们却继承并发扬了前人的优良传统，丰富了我国的医学宝库。因此，这一时期的医学在我国的历史发展过程中，起着承前启后的作用，对后世的影响是非常巨大的。

在精神病学方面，就作者知识所及，愿将其成就尝试归纳为下述三个方面：

1. 继承了前人在精神病学方面的成就，使前人的经验和理论得以长久而广泛地流传。

2. 以当时丰富的临床事实材料（首先是对很多精神疾病的认识）向前发展了我国的精神病学，使精神病学的知识趋于系统化。同时，这些临床事实材料更为理论提供了可靠的基础，使理论知识也获得了发展。

3. 将药物治疗广泛地介绍到了精神病学的临床实践当中，为后世打下了精神疾病药物治疗的基础。

此外，还应该特别强调，在对于精神疾病的认识方面，这一时期的学者可以说是继承并且发扬了过去的优良传统，即客观、细致、深入地对精神疾病进行临床观察。这一点从前面摘引的有关记载便可以看得出来。这种以实践为基础的医学思想，毫无疑义，是这一时期医学思想的主流。当然，人们也可以看到，在这一时期的医学著作中，掺杂有不少迷信鬼神观点，而这种观点更是比较突出地反映在精神病学方面。如《巢氏病源》中将许多精神疾病都归诸鬼物，如"鬼邪候"、"鬼魅候"及"与鬼交通候"等便是明显的例子。至于主张用符咒驱鬼等方法企图来治精神病的，也非少见，如孙思邈的《备急千金要方》中便有之。

虽然，迷信鬼神观点并不是这一时期医学中主要的东西，但是它毕竟是存在着的，因此我们应该视之为"糟粕"而加以否定。

至于迷信鬼神观点之所由来，毫无疑问，我们应该求之于当时的社会政治经济情况。由西晋迄南北朝，战祸延绵达三百年之久，这一事实便足以说明当时社会阶级矛盾的尖锐。至于统治剥削者极端残暴荒淫，各种压迫和欺骗老百姓，再加上当时生产水平还相当低，这就使宗教迷信得以流传。隋唐时社会虽比较安定，但统治剥削者绝不会放弃对人民的压迫与欺骗，再加上与印度交通日益频繁，佛教遂流传于我国。此外，还有一种比较特殊的情况，就是由晋迄唐这一时期中的宗教徒（不论佛教徒或道教徒），为了欺骗和拉拢群众，大都兼操医术，这就使医学思想中更容易混入迷信鬼神等观点。但是，为什么这种观点比较突出地表现在精神病学方面呢？关于这一点，我愿意引 C. C. Kopcakob 的话来作为解释："在所有医学科学中，精神病学使我们接近于哲学问题。"

最后，作者愿意在此附带提出一个名词的问题。名词的混乱和不统一在医学科学的发展过程中，在一定的阶段几乎是个必然的现象。考诸我国医学文献，情况也不例外，如《黄帝内经》等书便已有之（注：如《黄帝内经》中"癫"虽然主要指癫痫，"狂"指躁狂或精神兴奋，但是有时却"癫"与"狂"不分，有时则称"癫狂"或"狂癫"而与"狂"同义。见《素问》卷十二厥论篇、卷十三脉解篇、卷二十四阴阳类论篇等。）到了这一时期，由于积累的临床材料日益增多，所以情况就比较更严重一些。在《巢氏病源》中，指躁狂或精神兴奋的名词计有：风狂、狂、风邪、时气狂言、温病狂言、癫风、狂风、阳厥等，而对癫痫的称呼同样也很多，《黄帝内经》已有癫、痫、痫瘈以及骨癫疾、筋癫疾、脉癫疾等名词。《巢氏病源》中更加上风癫、绝风、惊痫、风痫、食痫以及五癫等。特别是五癫的含义在该书中并不一致，卷二指的是阳、阴、风、湿、马等五癫，而卷三十七指的是阳、阴、风、湿、劳等五癫，同时又说包括牛、马、猪、鸡、狗等五癫。

虽然上述情况很难说是当时医学的一个缺点，但是对于后学者来说，这却是一个必须解决的问题。作者认为，要解决这个问题，唯有以历史的眼光对待各种名词，才有可能。例如，读较晚期的医学著作，对于每一个名词，都必须考察它的含义究竟系遵从哪一部古书或古时候哪一种说法，同时还必须注意它此时的含义是否有了变化（变得更广义还是更狭义，或是已有什么新的含义）；不然，就难免误解书中的本来意义了。

参考文献

[1] 王叔和. 脉经. 商务据清钱氏校刊本，1954.

[2] 皇甫谧. 针灸甲乙经. 商务据明刻本古今医统正脉全书，1955.

[3] 葛洪. 抱朴子内篇. 上海涵芬楼影印明鲁藩刊本.

[4] 葛洪. 肘后备急方. 上海涵芬楼影印正统道藏第 1013 册至 1015 册，1926.

[5] 龚庆宣. 刘涓子鬼遗方. 商务丛书集成第 1432 册.

[6] 陶弘景. 肘后百一方. 清道光十年阳湖徐氏重刻本.

[7] 陶弘景. 养性延命录. 上海涵芬楼影印正统道藏第 572 册，1924.

[8] 杨上善. 黄帝内经太素附黄帝内经明堂. 商务丛书集成第 1371 册至第 1376 册.

[9] 巢元方，等. 诸病源候总论. 人民卫生出版社据清池阳周氏校刊本，1955.

[10] 孙思邈. 备急千金要方. 人民卫生出版社据江户医学影北宋本，1955.

[11] 孙思邈. 千金翼方. 人民卫生出版社据清光绪刻本，1955.

[12] 王涛. 外台秘要. 清同治广东翰墨园刊.

[13] 王冰. 素问六气玄珠密语. 上海涵芬楼影印正统道藏第 665 册至第 667 册，1925.

［14］司马承祯. 天隐子养生书. 说郛卷75.

［15］褚澄. 褚氏遗书. 说郛第113册.

［16］殷仲春. 医藏书目. 群联出版社据崇祯刻本，1955.

［17］北京图书馆. 北京图书馆中国医药书目. 1954.

［18］李涛. 北京五大图书馆现存中医书简目. 中华医学会北京分会，1955.

［19］尚钺. 中国历史纲要. 北京：人民出版社，1954.

［20］陈邦贤. 中国医学史. 北京：商务印书馆，1954.

［21］李廷安. 中外医学史概论. 北京：商务印书馆，1946.

［22］李涛. 隋唐时代我国医学的成就. 中华医史杂志，1953，第1号，第14页.

［23］程之范. 印度古代医学简介. 中华医史杂志，1953，第1号，第31页.

［24］纪明. 中国医籍中关于重性精神病的记载. 中华神经精神科杂志，1955，第1号，第1页.

［25］许又新. 我国古代的精神病学. 中华神经精神科杂志，1955，第3号，第167页.

精神分裂症专题

精神分裂症的思维障碍

　　精神分裂症的思维障碍是一个非常有意义而又饶有趣味的问题。这一问题的重大意义在于：精神分裂症是目前精神病学的中心问题（O. B. 杰尔比柯夫语），而思维障碍则是精神病最本质的和最特征性的表现（B. П. 普罗托波波夫语）。在本文中，作者并不企图全面地阐述这一问题，而只是从临床的角度对精神分裂症思维障碍的某些形式加以讨论，同时向读者介绍一些思维障碍的检查方法。

一、精神分裂症思维障碍的某些形式

　　破裂性思维是精神分裂症的典型症状之一。这一症状的临床特征是：在意识清晰的状态下，病人说的话，若孤立地就每一句来看，语法是正确的，意义一般也是可以理解的，但句与句之间却缺乏任何联系。这样，病人思维的总的进程变得不可捉摸。下面是一个鲜明的例子：

　　大夫问："今天是几月几号？"病人答："5 月 5 日。小孩健康问题是一个很重要的问题。我的头很大。你的看法怎么样？哈哈！这里是一个很好的地方……"

　　思维不连贯也见之于精神分裂症，但是更常见之于症状性精神病。思维不连贯与破裂性思维颇相似，它们的区别在于：前者通常出现于意识障碍的情况下，并且多片断而不成句。

　　破裂性思维对于精神分裂症来说，较之思维不连贯更具有特征性。

　　常见的一个情况是，破裂性思维并不表现为上面那样鲜明的形式，我们不能说病人的语句之间完全没有联系，但是联系却是奇怪而不易理解的。例如：

　　问："你吃饭了吗？"答："吃了。小孩子应该喝牛奶，不能吃饭。大夫，你说对吗？当然喽，不吃饭可以增产节约。"

　　在上面的例子中，病人答话的本身以及他与大夫的问题之间是有联系的。但是这种联系完全异乎寻常，不合乎一般人的联想的规律。

　　在思维活动中，我们随时都在运用着概念。概念与表现它的语词（第二信号系统）是紧密地相联系着的。对于健康人，每一个概念（语词）都具有确切的、固定的内涵。精神分裂症病人则不然，他们使用的概念是不确切的，时常改变的。这就使得病人的思维常常成为不可理解的东西。例如：

问："你的心情感到很沉重吗?"答："是。铁是很沉重的。"

在答话中，"沉重"这一概念忽然被病人在完全不同的意义下使用着。这种思维障碍——概念的混乱——乃是信号系统，特别是第二信号系统活动发生障碍的表现。我们也可以说，病人在使用概念时，破坏了正确思维的一个基本规律——同一律。

在某些情况下，概念的混乱达到了惊人的程度，这样一来，病人作出的判断也就变得十分荒谬。例如，某病人说："某大夫，你是一条鱼。"又例如，某病人正在与大夫谈话时突然指着旁边一位护士说："她是爱因斯坦的太太。"

这种思维障碍同样标志着两个信号系统的活动及其相互联系的破坏。也就是说，与一定的具体事物（第一信号系统）相联系的词（第二信号系统）由于正常联系的破坏，使词失去了它固有的含义，而代之以某种偶然的联系。

这里，我们接触到一种有普遍意义的情况。举个例子来说吧。某精神分裂症病人指着同病室一位歇斯底里性截瘫的病人说："他是英国人。"我们问他何故，病人回答说："他走路腿是笔直的。"（膝关节不怎么弯曲。）

这一推理可列为下式：

英国人走路腿笔直。

他走路腿笔直。

所以他是英国人。

精神分裂症病人作出的错误推理常常可以归纳为这样的公式：

A 具有 C 这一性质。

B 具有 C 这一性质。

所以 A 是 B。

很显然，这是一种荒谬的逻辑推理。即使 C 是 A 和 B 所共有的很重要的属性，也不能由此而得出结论说 A 就是 B。更何况，病人所看到的对象或现象之间的相似性常常只限于一些很不重要的甚至是一般人通常所忽略的东西。

这种思维障碍制约于催眠状态。对于病人来说，不重要的性质与本质的属性具有相同的意义（均等相）；通常为人们所忽略的那些方面（抑制性刺激）获得了特殊重要的意义（超反常相）。而以部分代替整体，这同样标志着思维的本质要素——分析与综合发生了严重的障碍。

最近，作者遇见好几位精神分裂症病人，当询问他们"苏联的领袖是谁"

时，他们都回答说："列宁和斯大林。"他们患病都不到两年，记忆一般没有明显的障碍。进一步询问查明：他们都知道列宁和斯大林均早已逝世。类似的思维障碍对于精神分裂症也具有特征性意义。病人在运用概念和作判断时完全不顾及时间、地点、条件等因素，这表明大脑皮质中已经建立的暂时性联系系统（特别是第二信号系统）中发生了紊乱。

思维障碍的另一种表现形式是病人对事实与幻想、可能性与现实性不能加以区别。在谈话中，病人经常将幻想与事实穿插在一起。作者设计了一种试验：用16张卡片，每张卡片上写着一句话，其中8张写的都是事实，如"中国人民热爱和平"、"馒头可以吃"、"狗有4条腿"、"原子能可以发电"等；另外8张写的则都不是事实，如"石头变成黄金"、"公鸡生鸡蛋"、"天上掉馅饼"、"猫和老鼠交朋友"等。试验时请病人将卡片按"事实"与"不是事实"分成两组。有一位精神分裂症病人将"石头变成黄金"归之于"事实"一组。经过启发，病人仍然说："将来原子核都可以击破，石头是可以变成黄金的。"这位病人显然未能看出"可能性"与"现实性"之间的区别。更严重一些的情况则对事实与非事实完全不能分辨。这种情况的病理生理基础是大脑皮质的催眠状态，在这种状态下，大脑皮质的分析综合能力降低，抽象概括能力被破坏。

"理由与推断"的思维活动是客观事物和现象间"原因和结果"的关系的反映。因果性思维需要大脑皮质一系列复杂的分析与综合活动才能完成。因此不难理解，处于催眠状态下的精神分裂症病人，因果性思维总是发生不同程度的障碍。

作者设计了两种试验来检查病人的因果性思维。一种是每次以4～6张卡片给病人看，其中每一张卡片上写着一个事件或现象，请病人从中挑出两张，并请他按原因和结果的顺序排列。例如，有一组4张卡片是："天气太热"、"衣服太厚"、"没有电扇"、"满身出汗"。有一位病人挑选"衣服太厚"和"满身出汗"两张，说前者是后者的原因。另一位病人不能分辨原因和条件、主要和次要，把它们等量齐观。这种病态的病理生理基础是催眠状态（在上述两例中，反常相和均等相具有特殊意义）。

另一个试验是填充法。在一张较大的卡片上写着包含"因为"和"所以"的两句话，请病人从另外几张小卡片中挑选一张他认为最合适的填入"因为"后面的空白中去。例如，大卡片是："因为……，所以是个反革命分子。"一位病人首先挑选"有意破坏革命"，接着又挑选"面貌凶恶"，并且说，后者"更合适"。另外一位病人挑选"消极怠工"，说："这一张最合适。"这种情况的病理生理机制与上述的相类似。

当然，凯麦隆（N. Cameron）所设计的方法也可以应用。其法为口述一些未完成的句子给病人听，请病人口头将它续完。每一未完成的句子末尾都是"因为"。例如："当我奔跑时便觉得温暖，因为……"

精神分裂症病人说话常自相矛盾，他们的思维违反矛盾律——正确思维的基本规律之一。作者采用下列的方法来检查：给病人若干卡片，每一张卡片上有判断，这些判断之间有些是互相矛盾的，有些是不互相矛盾的。试验者请求病人将相互矛盾或者不互相矛盾的卡片分别分组。

认识判断之间的矛盾，排除思维在判断和推理中的矛盾，这需要大脑皮质高度的分析综合能力才能做得到，特别是精细的鉴别抑制在这里具有重大的意义。在精神分裂症时，恰巧是第二信号系统的精细鉴别抑制首先发生障碍，这就是病人说话常自相矛盾的缘故。

思维的障碍也表现在毫无根据或缺乏充足的理由而作出推论。这在精神分裂症也是很常见的。

例如：有一位妄想型精神分裂症病人断言医院里有暗藏的反革命分子。理由是，他吃了医院的饭以后肚子痛。他认为，按理医院的饮食总是非常卫生的，因此肚子痛唯一可能的原因，据病人看来，是暗藏的反革命分子在饭里面放了毒药。

当然，我们都知道，除饭内有毒药以外，还有其他很多可能的原因可以引起肚子痛。所以我们可以说，病人的思维在逻辑上违反了充足理由律，同时也不符合客观现实。类似这样的逻辑错误在精神分裂症是很多见的。

最后，我们必须说明，精神病病人的逻辑错误，并不是由于缺乏必要的知识或文化教养不够所致。精神病病人的逻辑错误（作为一种症状）是一种思维障碍，它在本质上制约于大脑的病理功能状态。正如妄想区别于迷信宗教一样。

二、检查思维的方法

上面谈了精神分裂症思维障碍的某些形式。当然，这远未能涉及问题的全部。

下面介绍一些检查思维的方法。

思维障碍的某些形式并不需要特殊的检查方法，仅仅与病人谈话也就够了。应该补充说明的是，用一问一答的方式与病人交谈，有时并不能发现精神分裂症病人有明显的思维障碍。但是，如果让病人自由地发表意见，如请他详述个人经历，或用解释成语、寓言、复述一个故事等方法，病人的思维障碍就比较明显地暴露出来。

然而，仅仅采用观察法和谈话法是不够的。B. A. 吉良罗夫斯基说过：心理学的检查乃是临床观察方法的深刻化。因此，采用这些方法是完全必要的。

由心理学家 N. 阿克所创制，而由苏联心理学家魏高特斯基首先应用于临床的"分类试验"对于检查思维障碍，特别是精神分裂症，有很大的意义。

这个方法很简单，试验者将大小、形状和颜色不同的若干木块交给病人，请病人分为 4 类。

魏高特斯基的结论是：精神分裂症病人通常具有"概念思维"的障碍，他们常不能将某些木块根据一个共同属性而分为一类。换句话说，病人既不能从木块的若干属性中"抽象"出其中的一个，也不能"概括"所有具有这一共同属性的木块而归于一类。

分类试验的方式很多。临床上常用的有实物、图片以及词的卡片等分类试验。很明显，词的卡片的分类对第二信号系统活动提出了更多的要求。

抽象概括能力有障碍的病人不能根据对象的本质属性来分类。智力减退的病人（精神发育不全、大脑器质性疾病等）常常根据事物的外观（如大小、形状、颜色等）分类，不少病人有一定的抽象概括能力；但是根据本质属性进行分类却标志着抽象概括能力的高度发展。

精神分裂症病人在分类试验中有时表现得很特殊。例如：

如果按照本质属性分类，应该将生物分为一类，非生物分为一类。但是某精神分裂症病人将"燕子""麻雀"和"枪"分为一类，他说："枪可以打鸟，所以应该分为一类。"

又例如：有几位精神分裂症病人完全不按照任何客观标准分类，当询问他们为什么这样分类时，他们回答说："这些都是我喜爱的。"有的说："这些对我个人印象最深刻。"还有人说："我觉得这些东西很有意思。"很明显，这些病人的抽象思维都有严重的障碍。

特别有趣的是，不少精神分裂症病人根据事物之间的某种偶然的联系而将它们归于一类。特别是在病人个人的生活经历中，这些事物曾经与病人的某种体验联系在一起。例如，某精神分裂症病人将"玻璃杯"、"玻璃瓶"、"恐惧"等分为一类。他解释道：有一次他打破了一只玻璃杯，割破了手指，使他非常害怕。这里反映出抽象概括能力的障碍。

B. Π. 普罗托波波夫采用图片试验检查病人的思维活动。方法是给病人看一张一张的名画复制品，并请求病人说明画的意义。

两个信号系统的活动及其相互联系的失调可以用这个方法进行检查。严重的病人甚至连画中的个别对象也认识错误（第一信号系统有严重的障碍）。有些病人能指出个别的对象，但不能说明对象与对象之间的联系以及整个画面的意义（两个信号系统及其协同活动失调）。作者采用上海画片出版社出版的"小画片"，获得了相类似的结果。

B. П. 普罗托波波夫认为，两个前提可以视为两个条件刺激的复合体，而在健康人，由于在两者之间形成新的暂时性联系，应答性反应便以推理的形式表现出来。

由于基本神经过程（兴奋和抑制）力量的削弱，和由此而产生的分析综合功能的降低以及新的暂时性联系不易形成，这就使精神分裂症病人常常作出错误的推论或者作不出任何推论。

B. П. 普罗托波波夫还设计了一些条件反射的试验方法来检查病人的思维活动。下面简单地介绍几种。

对两个对象的相对特性形成条件反射的试验。试验者每次在桌上放一对形状、颜色相同但大小不同的几何形木板，请病人从中挑选一个。如果病人挑选了较大的一个，给予阳性强化，即试验者对病人说："对。"如果病人挑选了较小的一个，则给予阴性强化："不对。"受试者必须对"较大"这一相对特性形成阳性条件联系，而对"较小"以及形状、位置等特性形成一系列的阴性联系。条件反射形成表现在病人每一次都挑选较大的一个。健康人通常只需 2～4 次便能形成，而某些精神分裂症病人则难以或根本不能形成。有趣的是，有些病人能形成这种反射。但在试验后询问他"为什么挑选一个而不挑选另一个"时，病人却不能作出正确的回答。这种情况的可能原因有两个：一是两个信号系统相互联系破坏，一是大脑皮质的分析功能不完善。第一种情况可以说是"不能说明"，第二种情况是"能记住但不能理解"。

对事物的本质属性（即反映在概念中的属性）的条件反射试验有各种不同的形式。例如，每次给病人看两张图片，其中一张是一个生物，另一张是一个非生物。请病人从中挑选一张。如果病人挑选生物，给予阳性强化，反之，则给予阴性强化。对事物的本质属性（生物之具有生命）的条件反射形成表现在：病人每一次都挑选生物而不挑选非生物。

完成上述的试验必须具备如下的两个前提：①受试者保存了形成新的暂时性联系的可能性。②保存了过去已经形成的对事物的本质属性的阳性条件联系和对次要的、非本质属性的阴性暂时性联系。因此，病人如果不能形成条件反射，我们可以参考上述原理来进行分析，以揭露其病理生理基础。

　　此外，还有关于几何体的两个特性形成条件反射的试验以及其他等。这些方法的基本原则相同，这里就不再一一赘述。

　　B. Π. 普罗托波波夫利用他的这一系列的方法证明精神分裂症一般存在着抽象思维的障碍。同时，他还揭露了这种障碍的病理生理基础：神经细胞的兴奋阈值升高，负荷力弱，易于衰竭；兴奋和抑郁过程的力量削弱，倾向于扩散和停滞，形成和巩固阳性和阴性暂时性联系的能力降低；呈现催眠位相状态。

精神分裂症患者言语和思维的关系

关于精神分裂症患者言语和思维的障碍，从两者的关系的角度考察时，可以分为以下 3 种情况：

1. 思维是正确的和正常的，但言语和思维不一致，甚至言语是完全病态的

首先，让我们举一个精神分裂症青春型患者的实例，患者凌某，男，21岁，初中毕业文化程度，病程 1 年。住院时，我们用 В. П. Протопопов 的方法[1]对患者进行了实验检查。方法是每次交给病人一对绘有图形的卡片，请病人从两张中挑选一张。如果病人挑选的是"生物"，给予阳性言语强化（检查者说："对"），如果病人挑选的是"非生物"，则给予阴性言语强化（检查者说"不对"）。试验的记录如下：

检查次数	圆形卡片	病人的挑选	言语强化
1	梅花，工厂	梅花	"对"
2	香烟，苍蝇	香烟	"不对"
3	牡丹，衣服	牡丹	"对"
4	羊，牙刷	牙刷	"不对"
5	笔，蚂蚁	蚂蚁	"对"
6	皮球，鹰	鹰	"对"
7	菊花，火柴	菊花	"对"
8	草，手枪	草	"对"
9	帽子，蜘蛛	蜘蛛	"对"
10	猫，沙发	猫	"对"
11	花瓶，燕子	燕子	"对"
12	马，柜子	马	"对"
13	茶壶，老虎	老虎	"对"
14	树，饼干	树	"对"
15	茶杯，鸽子	鸽子	"对"
16	汽车，狗	狗	"对"
17	蝴蝶，椅子	蝴蝶	"对"
18	鱼，床	鱼	"对"
19	麻雀，学校	麻雀	"对"
20	书，熊猫	熊猫	"对"

本文原载于《中华神经精神科杂志》1960 年第 3 号 175—177 页

试验完后，检查者问患者："你是根据什么挑选的呢?"患者回答说："我自己感觉哪一个好就挑选哪一个。"问："你感觉什么算是好呢?"患者说："好看的，有营养的。"问："蜘蛛并不好看，你为什么选它呢? 饼干有营养，你为什么不选它呢?"病人微笑，停了一会儿说："饼干我不喜欢，椅子我喜欢它，可以坐，我现在有椅子坐，所以不要它。"

从试验记录中可以看出：患者能够对一定的概念——"生物"形成条件反应。反应的形成是迅速的（第 5 次形成），并且是巩固的。患者能够很好地完成上述试验任务，这说明此时患者的思维是正确的、正常的、完善的，更确切些说，在试验进行中指导患者挑选的思维是完善的，它把握了"生物"和"非生物"这两个概念的本质属性。但是试验后患者的言语却完全不能，甚至歪曲地表达了他的思维（指导进行挑选的思维）。В. П. Протопопов 也发现过类似的现象，他以"第一和第二信号系统之间的脱节"[1]来解释这一现象。可是，这样的解释是不能令人满意的。"第一和第二信号系统之间的脱节"为什么只表现在患者的言语中而不表现在试验时的思维活动中呢? В. П. Протопопов 显然没有解释这一点。

有人可能用所谓"内部言语"和"外部言语"这样的概念来解释上述现象，且不论这两个概念是否恰当。如果说，上述现象的机制是：作为思维基础的"内部言语"是正常的，而"外部言语"却是不正常的。那么，这样的解释实际上并没有把问题的解决真正地向前进一步。因为"内部言语"和"外部言语"为什么会不一致呢? 为什么会一个正常而另一个却不正常呢? 我们认为：解决这一关键的问题在于，不应该把思维和言语等量齐观，不应该把它们看做是一个东西。

斯大林指出："既然聋哑的人不能讲话，他们的思想便是不能在语言材料的基础上产生的。"又说："聋哑的人的思想之所以产生和能够生存，只能是根据他们日常生活中有知觉、味觉、嗅觉而形成的对于外在世界对象及其相互关系的形象、知觉和观念[2]。"用巴甫洛夫的术语来说，聋哑的人没有第二信号系统，但是他们有思维，他们的思维是在第一信号系统的基础上产生的，由此可见，在没有第二信号系统活动参与的情况下，思维的产生和进行是完全可能的。

临床事实表明：有时精神分裂症患者的言语是病态的，但与此同时，思维实际上却是正确的。例如：问某精神分裂症患者有几个兄弟时，患者回答说："三五。"医生不懂他的意思。后来才从病人那儿得知是"三和五之间"。在这里，我们看不出两个信号系统相互关系紊乱或脱节的征象，而只能视之为第二信号系统本身活动的不正常。并且，患者的思维实际上是正确的，因为患者确实有四个兄弟（"三和五之间"）。

与前述试验结果相类同的情况，在用其他方法检查精神分裂症患者的时候，也可以见到，例如 Cameron[3] 采用所谓 Hanfman Kasanin 的木块分类测验（其实就是 Быготский 的方法[4]）得出了这样的结果：有时患者对木块所作的分类是正确的，操作也很机智，但嘴里说的却是另外一套。

值得注意的是，这种思维和言语不一致的情况在精神分裂症并不少见，尤其是青春型。而在其他疾病，我们却没有发现过。因此这种现象于精神分裂症是具有特征性的，它有着重大的诊断价值。

基于前述斯大林的论点，我们对上述现象解释如次：有时精神分裂症患者的思维是正确的，它能够正确地抽象和概括，能够正确地反映客观现实。这种正确的思维是在第一信号系统活动的基础上产生和进行的。与此同时，第二信号系统活动（言语）是不正常的和病态的，这是由于与第二信号系统活动有关的皮质细胞处于位相状态的缘故。

有一种形式的语词新作出也属于与此同类的现象。例如，某患者称母亲为"安拉拉"，称父亲为"莫拉拉"，以及其他等。患者在理解和运用"母亲"、"父亲"等概念时并没有与常人不同的地方，他称之为"安拉拉"的那个人正是生他的那个女人，等等。但是患者却赋予这些概念以奇特的只有他自己才能理解的名称。可见，患者思维中的概念和他言语中的词（概念的语法形态）是不一致的。换言之，患者的言语不符合"约定俗成"这一原则。大家都知道，人们的言语所以能够符合"约定俗成"的原则，乃是由于在长期社会生活中形成了一个复杂的条件联系系统，即第二信号系统。第二信号系统是在第一信号系统的基础上形成的，两者有密切的关系，它们协同地进行活动。在病理状态下，两个信号系统照例同时受害，但这只是问题的一面。问题的另一面是，在例外的情况下，第二信号系统发生了严重障碍，而第一信号系统却相对完整地保存着。在这种情况下，在相对完整的第一信号系统的基础上产生和进行正确的思维活动遂成为可能的和现实的事实，上面所举的实例和临床观察例便是如此。

2. 思维是病态的（例如妄想），但是以"约定俗成"这一规范来衡量患者的言语，则不论他们所用的词和用词造句遵循的语法规则，都是无可非议的。同时，言语和思维的内容也是完全一致的。换言之，不论从言语作为交际工具的职能或者表达思想的职能来衡量，患者的言语都是正常的。这一现象的病理机制是：两个信号系统的相互关系发生了紊乱，而第二信号系统活动本身

则没有明显异常

下面举一个实际的例子：

患者谢某，男，32 岁，大学毕业文化程度，病程两年半，诊断为精神分裂症妄想型。住院时不止一次发生过这样的情况：当医生诉诸逻辑，指出患者妄想内容不合理、不正确的时候，患者接受了医生的意见，承认医生说得很有道理，并且能够批判自己的想法不对（当然，这种批判不能认为是彻底的，它只是纯粹逻辑的批判）。但是，谈完话回到病房去时，患者随即又认为周围的患者在谈论他、监视他，仍然认为周围的患者都是反革命分子。在一次精神检查时，患者应医生的请求对反革命分子这一概念下了一个正确的定义："危害中华人民共和国和破坏社会主义建设的人。"患者在完成不少试验检查时显示出他的抽象思维是良好的。但是也有例外：患者面对着检查卡片上写的"面貌凶恶的人不一定是坏人"这句话思考良久，最后仍然错误地说："这句话不对。"

应该怎样理解上述的精神病理现象呢？看来，患者的第二信号系统在相对独立地进行活动的时候，也就是说，当诉诸逻辑或在运用抽象概念的时候，他的思维是正确的和正常的。但是，只要接受现实生活或者面临着形象性内容的判断，患者的思维就明显表现出病理的特征。也就是说，两信号系统活动之间的相互关系发生了紊乱。因此必须强调，在精神病理状态下，两个信号系统中的任何一个相对独立地进行活动和保持相对的正常是可能的。这里，可以提出另一种形式的语词新作。某精神分裂症患者体验到，他的思想并不属于他自己，行动是不由他自己控制的，患者杜撰了一个术语，把自己的思维称之为"X 性物质的思维"。另一位患者具有内心被揭露的体验和思维被控制体验，他认为人们在使用着一种他称之为"思维雷达控制器"的东西与他为难。诸如此类杜撰的名词都很确切地表现了患者的体验和思想。同时，这些名词的组成部分都是大家所能通用的，患者在运用它们时完全沿用了人们公认的含义和用法，并且，新名词的结构也符合于人们创造复杂的新词的规则。因此，这种语词新作与前述的一种恰巧相反，它所反映的病理不在于言语，而在于患者的知觉、思维等方面。

3. 思维是病理的，言语也是病理的

例如，具有破裂性思维的患者，不仅他们的思维是破裂的，言语同样也是破裂的。我们曾遇见一位中年精神分裂症患者，他长时期使用着一种除了他以外任何人也不懂的"言语"（这是本文所提到的第三种方式的语词新作）。这位患者有着极为丰富的、高度幻想性的但也是极为荒谬的妄想。患者自认是宇宙的主宰，自认把手一挥便可以到达这个世界以外的另一个世界里去，他所描述的另一世界较之《封神榜》和《西游记》上的荒奇怪诞有过之而无不及，他的"言语"据说就是那个世界里的"言语"。这一类精神病理现象的性质颇为复杂。看来，第一和第二信号系统都发生了严重的障碍，同时，两者之间的关系也有着严重的不协调。

参考文献

[1] Протопопов ВП. 许又新译. 精神病病人抽象思维障碍的研究及其生理特征. 北京：人民卫生出版社，1957：41.

[2] 斯大林. 给同志们的信（答别尔金和富列尔两同志）. 载"马克思主义与语言学问题". 北京：人民出版社，1953.

[3] Cameron N. Experimental Analysis of Schizophrenic Thinking, Language and Thought in Schizophrenia. Kasanin, 1946：50 – 63.

[4] Kasanin JS. The Disturbance of Conceptual Thinking in Schizophrenia. Kasanin, 1946：41.

精神分裂症的意志障碍

精神现象中的意志是意识以外的机制所决定的，但这类机制迄今所知几近于零，所以这里不予讨论。根据 K. Jaspers（《General Psychopathology》，University of Chicago Press，1963 年，117 页），意志可视为体验到的各种进行性的序列，它们在进行中可以增添不同的意识内容，也可以被某些活动所打断。意志的效应可以是内在的，如某个表象变得仔细而清晰。意志的效应也可以是外在的，那便是某种行为。在最开始，意志表现有 3 个方面：①冲动（urge），这是原发的、没有内容和没有一定指向的那么一种想要做点什么的模糊的内心体验。值得注意的是，冲动可以是微弱的，也可以是十分强烈的。②本能性驱力（instinctual drive），这是无意识地指向某类靶物（target）的意志形式，如指向食物或异性。③意志作用本身（volitional act itself），这是具有意识的目标且对实现目的的手段及其后果有所觉察的意志形式，亦即狭义的意志作用本身，它总是包含着选择和决定。

弗洛伊德极力强调心理的决定论。然而，作为心理治疗者，他却采取了一种与自己的哲学完全不同的观点。在《自我与本我》（见 Hogarth 标准版第 19 卷，1923 年，1—66 页）中，他写道："分析的目的不在于消除病态反应，而是为了给病人的自我提供一种选择的自由（着重号是弗洛伊德本人加的）。"这是自相矛盾么？是的，但似乎谁也无法避免。我的观点是，对于我从哪里来，最后的归宿是什么，我相信决定论；而对于此时此地的我，我坚持意志自由，因为我必须对自己负责任，我必须使自己的生活具有某种意义。

一、从 K. Schneider 的一级症状谈起

K. Schneider 的一级症状如下：①思维鸣响，即幻听逐字地重复病人正在思考的内容，幻听与思考同时进行。有时，人们把幻听的出现稍落后于思维的情况叫做思维回声。②争辩性幻听，即病人听到两个或多个说话的声音在用第三人称争论和辩论关于病人的心理和行为。③述评性幻听，即幻听描述或评论病人正在进行的思考和行为，有如现场广播一般；幻听也可以用第二人称向病

人发布命令或指示，有人称此为命令性幻听。④躯体活动的被动体验。⑤思想被撤走或被抽走。⑥思想扩散或思想广播。⑦思想被插入，即病人体验到有一种异己的意志把某种思想强行插入病人正在进行的思想之中；思维中断或思维被阻断性质与此相同，但病人并未感到有什么异己的思想强加于他，而只是感到思维进行中突然被一种异己的意志所中断，无以为继，一片空白，但病人并无意识障碍（与癫痫小发作不同），也没有一般人因想不起而发生的焦虑和急于想回忆起的体验。⑧情感的被动体验。⑨冲动的被动体验。⑩意志或随意行为时的被动体验。⑪妄想知觉。

从④到⑩实际上都是病人本人的心理活动，却被病人体验为某种异己的意志力量在起作用，病人本人的意志被体验为别人的意志。这些显然都是意志障碍。

思考、想象或回忆所引起的表象是病人心理活动的结果，但由于意志的异己化（心理分析称之为投射），表象被误认为是知觉。精神分裂症特征性幻听发生时无意识障碍，即除幻听外，病人的知觉一般是清晰、正常的，幻听的内容与心境不协调（mood-incongruent），幻听的真实感强烈，就像知觉一样。心理分析把幻觉的机制视为投射（主观的东西变成了客观世界所固有的），这也表明有突出的意志之异己化，即本人的意志活动被体验为别人意志的活动结果。

妄想知觉和 K. Jaspers（1963）所说的真性妄想一样，都是对别人和（或）本人意志（动机和目的）的歪曲。这一点，我已在另一篇文章（《国外医学·精神病学分册》，1985 年第 3 期）中讨论过，此处不赘述。

一言以蔽之，Schneider 的一级症状都包含着意志障碍，并且意志障碍是所有这些症状最重要的特征。反之，如果没有意志障碍，类似上述的症状就不是 Schneider 的一级症状了。

K. Schneider 认为，如果能够排除器质性脑疾病的存在，一级症状可以成为精神分裂症的诊断根据。这一观点得到了精神病学界的公认，由此可见意志障碍作为精神分裂症特征性障碍的重要性了。值得注意的是，罗列若干症状并以其中一个或数个症状的存在作为精神分裂症的诊断根据，从 20 世纪七八十年代以来一直特别盛行，追起根源来，一级症状的提出可以说是首开其端，《国际疾病分类》第 10 版（ICD - 10，1992）和美国《精神障碍诊断和统计手册》第 4 版（DSM - Ⅳ，1994）都是按照这种思路设计的。

二、再看精神分裂症的行为障碍

据上海市精神卫生中心等 6 个单位的报告（"精神分裂症行为障碍表现和临床意义分析——3000 例报告"，《上海精神医学》，1996 年，新 8 卷第 4 期：231—233 页），有行为障碍者 2942 例，占 98.1%，可见其发生频率之高。

一般地说，明显地继发于幻觉、妄想的行为，其行为本身并没有多大的精神分裂症的诊断意义。但例外也不少，例如对显然荒唐无理甚至危害病人生命的命令性幻听，病人却立即执行，此中除思维障碍外，意志障碍也起了重要作用。在别人看来毫无道理的自杀行为，显然是生命意志的严重障碍。

精神分裂症特征性的行为障碍必包含着意志障碍，例如：①非目标导向或没有目标导向的行为；②与其他症状和任何心理活动都没有什么联系的冲动行为；③与一级症状直接相联系的行为；④紧张症性（catatonic）行为；⑤所谓"打破了社会生活惯例的行为"（Gelder 等的《Oxford Textbook of Psychiatry》，1989 年，270—273 页）：以上几乎都包含着意志障碍。⑥一切离奇古怪而完全不可理解的（按 Jaspers 的说法）行为也都是意志障碍的结果。⑦一种可以称之为心血来潮的、异想天开的行为（Whimsical behavior）也是明显意志障碍的结果。这种行为本身有一定的目标导向，但与此前的行为缺乏任何连贯性和连续性，与此前的思想也没有联系，突如其来而又忽然消失（通常是达不到什么目标的），但并不具有通常冲动行为那种暴发性和猛烈性，如某病人在商店化妆品柜台观看香皂时突然问售货员："您这儿卖涮羊肉吗?"令人莫名其妙，而病人问过之后便悄然走开。

当然，以上 7 种行为并非严格的分类，彼此之间有各种形式的过渡和重叠，但总的说来，它们之所以被人们视为精神分裂症特征性的行为障碍，其共同的、最重要的特征却是意志障碍。

三、精神分裂症意志障碍的表现

大体说来，精神分裂症意志障碍表现有以下 6 个方面：

1. 病人本人意志的异己化。

2. 对别人和（或）本人意志的歪曲。

3. 意志的导向作用削弱。一个健康人不论他多么偏好抽象理论或沉溺于审美体验，总不会完全不顾个人生活所不可或缺的功利和实用。精神分裂症病人的意志行为却很少或几乎不指向功利和实用，可以称此为非实用性（apragmatism）。病人的注意经常游移或固定于一些毫无实用价值的事物，所谓伪哲学思考、毫无意义的诡辩、所谓神秘体验，等等，都是意志非实用性的表现。思维形式障碍在很大程度上是意志障碍的一种表现。思维进程失去了目的性，既不指向人际沟通，也不指向个人的功利和实用，毫无实效。没有目的就是不可理解的，因此人们说，朋友和敌人都是可以理解的。病人也没有理解别人或被别人理解的愿望和需要。E. Minkowski（1927）称此为实用性缺损（affaiblissement pragmatique）。

4. 意志的动员作用削弱。俗语云，穷极智生。这生动地说明了在生死存亡的关键时刻意志对智慧的动员作用。我们可以不同意叔本华的哲学，但不能不承认，求生的意志是十分强烈和极为普遍的。一般地说，病人的记忆和智力用普通诊断晤谈法和测验方法不能发现有显著的损害（不同于痴呆），但这些功能的易接近性（accessibility）和可利用性（availability）都显著下降，病人在人际交往中表现出来的比他们实际保存的记忆和智力（这可以测验出来）要差得多。一句话，心理功能的资源保存着，意志却不加以利用。也许，信息的储存只是或主要地取决于神经系统的生理状态，而信息的回收尤其是有实效的利用却取决于意志的主动和选择，这是精神分裂症颇具特征性的心理缺损（psychological deficit，Hunter and Cofer，1944；Bellak，1948）。

5. 意志的统一和整合作用削弱。表现为大家熟知的 E. Bleuler "精神分裂症"的命名和 4A 之一的两价性（ambivalence），心理内在的共济失调（intrapsychic ataxia，E. Stransky，1904），精神不和谐（la folie discordante，P. Chaslin，1912）。而 E. Kraepelin（1913）用一个形象的比喻概括了这个特征："没有指挥的管弦乐队"。杜甫诗云："擒贼先擒王"，部队里没有"王"，士气就瓦解，不战而溃。人也一样，没有一个统一的意志，那就只能是没有实效的、彼此无联系的、不配合的、支离破碎的行为。

6. 意志在单纯个体或生物学水平上作用的削弱。这在病的早期或急性期可以不显，而随着病程迁延便日益显著。病人表现为无欲、无快感、无焦虑，一句话，几乎对一切都无动于衷。慢性或衰退的精神分裂症病人照例性欲减退，对食物不加选择，对疼痛不敏感，甚至对饥饿、寒冷、疾病、外伤等也都反应迟钝，本能也罢，驱力也罢，一概削弱。这就是我们称之为衰退的情况。20 世纪五六十年代北京大学第三医院急诊室出现过两例这样的男病人。一位慢吞吞地走进急诊室，不慌不忙地对护士说："我的肠子出来了。"护士以为病人胡说。病人把裤子解开，果然一堆肠子已露出腹腔之外，而病人似乎没有痛苦的表情。护士询问得知，是病人本人用刀子把肚皮划破的；至于为什么要这样干，病人说不清楚。另一位病人说："我把阴茎剪断了，请你们抹点药。"问阴茎哪去了，病人微笑着说，"我把它吃了。"在场的人无不惊讶、惶惑不解。值得一提的是，这两位病人病程都不长，当时诊断为青春型。

必须强调的是，精神分裂症的意志障碍是原发的而不是继发的，不是继发于认识障碍或智力障碍（如急性脑综合征的意识障碍或慢性脑综合征的痴呆），也不是继发于情感或心境障碍。原发性的试金石是，意志障碍首先以阳性症状的形式（如 Schneider 的一级症状）出现于急性期，同时也以逐渐恶化的形式显现于慢性期。

G. Langfeltd（1939）视精神分裂症为一种疾病过程，并将它区别于精神分裂样（schizophreniform）精神障碍，他认为后者只是短暂的病理状态。法国精神病学界强调，确诊精神分裂症必须存在情感意志的缺损。他们都认为美国同行诊断精神分裂症的标准太宽。这分歧就在于，精神分裂症的确诊是否必须存在显著的意志障碍。本文作者倾向于前者。

四、重视意志的研究

意志对精神卫生的重要性，是怎么强调也不为过的。看看那些身残志不残的可敬可佩的残疾人，以及身患癌症仍然不倦地参加人际交往和各种健身活动的令人感动的场面，意志的重要性真是再鲜明不过了。孔子说，三军可以夺帅，匹夫不可以夺志。信哉。

然而，遗憾的是，精神病学和心理学的近现代史和现状却是令人遗憾的——意志被忽略了。在 19 世纪，意志受到哲学家的重视，例如叔本华和尼采等。但在心理学中几乎是一片空白。当然，意志比起认知和情绪来，研究起来要困难得多。这也许是主要的缘故。至于对精神分裂症意志障碍的忽视，E. Bleuler 的巨大影响恐怕是一个重要根源。他视联想障碍为基本症状，其余一切症状都是附属的（accessory）。在他的教科书里（英文译本，1924 年），精神分裂症的症状描述共占篇幅 40 页（373—413 页），而"意志"仅占 15 行。教科书的第二章为"精神病理学总论"，占篇幅 100 多页，但直接谈到意志的不过数行！

J. Cutting（1985）的《精神分裂症的心理学》一书是一部相当全面的综述。该书分注意、意识、情绪、语言、记忆、运动、知觉和思维共 8 个方面进行讨论，却没有意志的一席之地。Cutting 写道："意志这个术语实际上已经从心理学和精神病学词汇中消失了（233 页）。"他视"意志"为情绪的一个方面（233 页），也就这样把意志处理掉了。

与上述观点正好相反，W. MacDougall（1923）认为，单纯的情绪与有目的的行为无关，它只是每种冲动的部分表现；复杂的情感是本能激起的各种努力的成功或失败所引起的，它们又影响着此后同样的冲动。情绪和情感是有影响的，但它们归根到底是"意志的一个方面"。

在理论上，我们可以用 MacDougall 的说法去反对 Cutting 的上述见解，但是你无法否认在精神病学文献里意志被忽视的事实。

从临床上说，如果认为把躁狂抑郁症视为情感障碍是恰当而有道理的，那么，把精神分裂症说成是意志障碍也是同样恰当而有道理的。这并非无意义的术语之辩，它把精神分裂症的意志障碍从被忽视的地位提到了必须重视的地位，我认为这是必要的和重要的。

20 世纪六七十年代对精神分裂症注意障碍的研究（见 Cutting 的专著）从热点逐渐变成冷门，完全不是由于问题解决了，恰好是由于碰到了意志这块烫手的、发红的铁而将手缩了回去。巴甫洛夫、桑戴克、斯金纳等人对行为的研究卓有成效，但都在意志面前止步不前了，倒是动物习性学（ethology）和心理分析的研究在这方面提供了许多素材，也启发了我们的思考。

作为一个精神科临床医生，力图把握病人有无意志障碍以及它的表现形式和严重程度，对于精神分裂症的诊断和鉴别来说，无论如何是不容忽视的。

20 世纪即将过去，我希望，21 世纪将是心理学和精神病理学在意志方面取得辉煌成就的时代。

附注：文中所有其他各家之说均间接引自 Cutting 的专著，唯 MacDougall 之说系间接引自《情绪心理学》（Strongman 著，张燕云译，辽宁人民出版社，1986）。

参考文献

［1］Bleuler E. Textbook of Psychiatry（transl. by Brill AA）. New York：MacMillan，1924.

［2］Cutting J. The Psychology of Schizophrenia. Edinburgh：Livingstone，1985.

［3］Kraepelin E. Dementia Praecox and Paraphrenia. transl. from Psychiatrie. 8th edition. Vol 3. Edinburgh：Livingstone，1913.

［4］Pull C B，Chaillet G. The nosological views of French-speaking psychiatry // Mezzich J E，et al. Psychiatric Diagnosis：A World Perspective. New York：Springer-Verlag，1994.

［5］Stromgren E. Scandinavian Contributions to Psychiatric Nosology. Ibiden. 1994.

［6］Schneider K. Clinical Psychopathology（transl. by Hamilton MW）. New York：Grune and Stratton，1959.

《精神病性连续统》书评*

　　1985 年，在杜塞尔多夫市举行了一次欧美研讨会，重点讨论分裂情感性精神病（SAP）。结论之一是，SAP 是介于精神分裂症和情感障碍之间的非同质的一组障碍。1988 年举行第二次研讨会，讨论 SAP 与情感障碍究竟有什么相同和不同之处。结论是，相同之处多于不同之处，不同之处主要可归结为单相与双相之分。接着而来的问题是，单相 SAP 和双相 SAP 与精神分裂症之间有什么关系？一个可能的答案是连续统（psychotic continuum），这是 1991 年第三次研讨会的主题，也就是本书的内容。

　　目前有两种最一般性的模型：①精神分裂症是一种综合征，由许多种疾病实体所致或构成；②精神分裂症由彼此分离而无联系的若干症状群（symptom complexes）组成，而每一组症状群是一种独立的病理生理过程的表现。

　　精神病理学三成分包括：①阳性症状；②阴性症状；③在人际关系中观察到的障碍。精神病理学的五方面（five domains）包括：①阳性症状，如幻觉妄想；②阴性症状，定义为持久的和原发性的情感受限、言语贫乏、好奇心以及目的感和社会驱力感减退；③认知-注意紊乱；④情感与行为不协调；⑤临床神经病学体征。此中②与⑤相关联，③与④相关联，故在很大程度上可简化为类似的三成分说。

　　从单个症状的水平看，精神分裂症和情感障碍两者之间无清楚的分界线，两者形成一个连续统。从综合征的水平分析，可以区分出精神分裂症性发作、躁狂发作和抑郁发作 3 种典型的综合征，但这三者中的任何两者都可以混合存在，且三者同时发生也是有的。

一、纵向（即长期追踪）研究

　　着眼于上述 3 个综合征，纵向研究几乎都支持连续统假说，例外较少，如被害妄想、被控制妄想、与心境不协调的牢固的妄想以及幻听 4 个症状同时存在，6～12 年追踪仍表现为稳定的综合征。一般地说，有些综合征可长期稳定

本文原载于《中国心理卫生杂志》1996 年第 10 卷第 1 期 43 - 44 页

＊　所评原书为：Marneros A，Andreasen NC，Tsuang MT（eds）．Psychotic Continuum．Springer-Verlag，1995

不变，但这些综合征之间存在着各种过渡形式，故总的看来便构成连续统。

二、精神药理学研究

多巴胺能系统的药理研究既不能否定连续统假说，也不能肯定精神分裂症有根本不同的亚型。

5-羟色胺功能紊乱的研究较倾向于不同亚型说，而与连续统假说不一致。

治疗-反应研究较支持连续统，因为典型的、非典型的抗精神病药对精神分裂症的不同组均有抗精神病效应。

难治的精神分裂症（定义：多种典型的抗精神病药的每一种都用了恰当的剂量和疗程，但始终无效）构成一种亚型，这方面的数据在日益积累。起病年龄的数据提示，这一难治亚型对于女病人尤其具有真实性。

三、家族研究

精神分裂症、情感障碍和对照组三者的家属患精神分裂症的风险率如下表：

精神分裂症	3.2%
情感障碍	0.9%
对照组	0.6%

上述 3 组的家属患情感障碍的风险率如下表：

精神分裂症	7.0%
情感障碍	13.0%
对照组	7.6%

单相 SAP 病人家属患精神分裂症的风险率约为 4.8%。双相 SAP 病人家属患下述精神障碍的风险率如下表：

精神分裂症	约 10%
SAP	约 10%
躁狂症	约 18%
抑郁症	约 18%

结论：家族研究既不能肯定连续统假说，也不能肯定不同疾病实体的假说。

四、童年精神病研究

童年分裂症可以发生于童年，但罕见。在人生的第 12 年至第 15 年这段时期，精神分裂症显著增多。

总之，童年研究没有支持连续统假说的证据，但在精神分裂症内部，就其不同亚型而言，童年却存在连续统。

五、神经影像研究

研究主要集中于分裂谱的两个极端，不论用CT、MRI或PET，对于核心型精神分裂症和严重的情感综合征，结果惊人地相似。

研究中间类型，结果也支持连续统假说。

总的来说，研究结果还有不少难以解释之处。也许，只有将神经影像和神经行为研究结合起来，才能把情况弄得更清楚。

六、生化研究

单胺能方法未能发现有意义的病因学亚组，这使研究者集中注意于精神分裂症作横断面研究的理论假设本身所固有的局限性上。未说明的假设是，在某种体液中生化变量升高或降低乃是被扰乱了的系统的关键性表现，而临床生化相同的表现提示类似的病因，然而有原发的病因，也有继发的病因。除非能够弄清楚，我们所采用的生化测量与这两种病因究竟有怎样的关系，那么，我们的方法学就不可能对病因学作出解答。

精神分裂症的生化异质性使研究者提出状态决定模型（state dependency model）。这个模型的意思是说，精神分裂症病人在不同时期或阶段可处于不同状态，而生化变量的测量是由不同状态所决定的。简言之，生化变量的测量只是标示某种一过性状态，而与原发性病因之间尚有一段距离。

七、显微镜发现

广泛的和局部的显微镜下特殊改变可以见于精神分裂症不同的亚型。显微镜研究不支持精神分裂症有无叠加的情感障碍是两种不同疾病实体之说。

展望未来，显微镜研究需与遗传学研究相结合才能进一步阐明病因，因为已有证据提示，病理改变的特殊性是由基因决定的。

早在一个世纪以前，涉及精神病的起源就有两个假设：

1. 环境因素不起作用（用现在的术语说，环境因素只起病理塑形作用）；

2. 不存在什么疾病实体而只有不同的精神病，它们是人口中连续变异的"边界（boundary）"状态。

显然，这两个假说意味着精神病的根本原因要从遗传学里去寻找。

连续统假说使精神病学家们似乎回到了 Kraepelin 以前的所谓单一精神病（einheit psychose）的理论，这是很有趣的。

本书内容涉及精神分裂症、情感障碍和 SAP 三者关系的几乎所有重要的和最新的研究成果，所引文献也很丰富。一书在手，就可以对这个复杂的问题获得一个全面的轮廓，还可以通过此书查找文献以作进一步钻研。

清除率——
精神分裂症流行病学的一个构想

一、精神分裂症的患病率相当稳定

早在 1949 年，H. Goldhamer 等[1]对美国马萨诸塞州初次入院病人数据进行了统计分析研究。结论之一是，从 19 世纪中叶到 20 世纪中叶这一百年里，50 岁以下的非器质性精神病的患病率没有增长，并且总的说来相当稳定，尽管在某些时段有小的波动。应该指出的是，在上述一百年里，美国经济处于快速发展之中。

上述所说的精神病当然不止精神分裂症，但无疑主要的是精神分裂症。

20 世纪，尤其是近半个世纪的流行病学研究证实了这一点。

W. Mayer-Gross 等（1955）[2]认为，精神分裂症患病率的变异在 0.4％与 0.8％之间。在不同国家和地区精神分裂症患病率的变异大概主要是由于观察者采用了不同的诊断标准。

诚如 M. Gelder 等[3]所说，在 20 世纪 60 年代及以前，英国和欧洲大陆国家的诊断标准比较狭窄，即根据特征性症状诊断精神分裂症；而美国精神科医生则多受精神动力学影响，基于心理机制而使精神分裂症包含了较大的一组病例。这个问题后来由于 J. Cooper 等（1972）[4]所组成的英美联合研究小组得到了明确的解答，即诊断方法和标准的差异造成了精神分裂症患病率数据不同，而采用标准化精神状况检查和录像，使诊断一致性大为提高，消除了显著差异。1973 年进行的国际精神分裂症指导研究（IPSS）（1978）[5]进一步证实了诊断标准不同是造成患病率显著差异的主要原因。

在已有的流行病学报告中，绝大多数国家和地区的精神分裂症患病率的变异范围在 0.3％与 1.0％之间。举例如下：丹麦：0.9％，K. H. Fremming（1951）[6]；冰岛：0.7％，T. Helgason（1964）[7]；德国：0.5％，R. Tolle（1994）[8]；伊朗：0.4％，R. Geil（1975）[9]；埃塞俄比亚：0.3％，R. Geil

(1975)[9]。印度：0.4‰（笔者根据 20 世纪 70 年代初 7 个调查所得的平均值），见 N. N. Wig[10]。

我国 1982 年对 12 个地区调查所得精神分裂症患病率为 4.75‰[11]，1993 年对 7 个地区调查结果为 5.31‰[12]。在后一报告的"讨论"中提到，（与 1982 年相比）"1993 年精神分裂症患病率虽有变化，但尚不明显。"这是正确的。看一看 1982 年各地区的差异，湖南最高，为 8.9‰，吉林最低，为 2.3‰，而 1993 年仍然如此，便不难理解了。

总之，在同一国家（或地区）、种族、文化的人口中，精神分裂症患病率长期一直保持相当稳定，并无增长趋势。这不仅有理论意义，在精神卫生服务中也很重要。据我所知，许多老百姓受了错误宣传的影响，误以为精神病愈来愈多，深受惊扰。

二、精神分裂症长期追踪的结局

最早也最有名的研究是 M. Bleuler 在 20 世纪 50 年代初的报告（转引自 W. H. Trethowan，1979)[13]，对 500 名精神分裂症病人进行 20 年的追踪，结局是下述 4 种情况各占大约 25％：严重衰退、严重残余性缺损、轻微缺损、完全恢复。

事隔 30 年后，C. Muller (1981)[8]对精神分裂症"最终结局"研究结果几乎与 M. Bleuler 的相同："痊愈"或轻度者和中度或重度者大约各占 50％。值得注意的是，最初开始追踪的病人数是 289 人，但确知其"最终结局"者只有 228 人，另外 61 人，病程及"最终结局"不能肯定，占 289 人中的 21％，很可能这些病人已经无法联系或死亡。

H. Helia (1999)[14]对精神分裂症病人的自杀作了广泛的综述（参考文献 100 种）。在追踪死亡率研究中，精神分裂症病人每年每 10 万人中死于自杀者为 147～175 人。在一般人口自杀者中，精神分裂症病人占 2％～12％。精神分裂症病人自杀率比一般人口高 5～9 倍。一般估计，精神分裂症病人有 10％～13％死于自杀。有过自杀意图（suicide intent）者占精神分裂症病人的 52％。

A. Roy (1982)[15]认为，所有长期追踪报告都得出了近似的结果，约 10％的精神分裂症病人最后死于自杀。D. W. Black (1988)[16]和 S. Brown (1997)[17]对精神分裂症病人过高的死亡率进行了统计分析研究。

L. Ciompi (1980)[18]从 20 世纪初一直追踪到 1962 年，共 1642 名精神分裂症病人，平均追踪 37 年（在瑞士洛桑），认为与 M. Bleuler 的结果无明显差异，约 1/3 的病人社会功能结局是好的或很好的，一般到了晚年症状都变得比较轻微。美国的长期追踪结局研究情况也近似，可以举 J. Cutting（1986）[19]的综述作为例子，数据就不细说了。

对上述文献资料加以综合，对数据的差异作折中处理，笔者拟就精神分裂症群体追踪 30 年的结局作如下近似的概括：25％痊愈；20％死亡（其中大部分死于自杀）；30％严格地说不能算痊愈，但已长期没有任何明显精神病性症状，社会功能只有轻度缺损（一般接触看不出来），但已无须特殊精神科处理和照料，且大多已结婚生子或能做一些职业性工作；25％结局不良：一部分持续存在阳性症状，一部分隔长短不等的时间便有一次精神病性发作，还有一部分虽无阳性症状但社会功能严重缺损，甚至衰退。总之，这 25％的病人终生需给予特殊精神科处理和照料。

从总体上说，在患精神分裂症的群体中，追踪 30 年后，75％可以从精神分裂症病人名单中删除掉。

三、清除率这一构想的提出

清除率（clearance）的定义：平均每年脱离精神分裂症病人群体的百分率（包括治愈和死亡）。

基于前两部分的讨论，精神分裂症在同一国家（或地区）、种族、文化人口中，患病率（指时点患病率）长期保持相对稳定。如此，则必须有清除率与发病率（平均每年发生的新病人数与人口之比）互相抵消。

我国精神分裂症的患病率，根据近 20 年来的调查研究，可以估计为 0.5％。如果经过 30 年，精神分裂症病人群体中有 75％被清除掉，则清除率为 2.5％。这样，我们可以计算出发病率为：0.5％* × 2.5％/年 ＝ 13/100 000/年。

根据世界卫生组织（WHO）的资料，R. Warner 和 G. de Girolamo（1995）[20]报告，世界各地精神分裂症的发病率是相当稳定的。

据 DSM-Ⅳ（1994）[21]，年发病率大约为万分之一。可见，本文基于清除率计算出来的发病率是可信的。

看来，迄今为止的治疗和康复工作有双重作用：一方面使阳性症状得到较好控制，社会功能得到较好恢复；另一方面使病人寿命延长和死亡率降低。这两方面加起来的总效应是，患病率和清除率都保持不变。但愿 21 世纪随着治疗和康复工作的进步，清除率将不断提高（主要通过提高痊愈率和社会康复），

---

* 0.5％为时点患病率（point prevalence），所以它没有时间量词

精神分裂症患病率逐渐下降。

我以为，对于非传染性的、患病率长期相当稳定的各种慢性疾病（并不限于精神科病），清除率这一概念也是适用的和有价值的。

参考文献

[1] Goldhamer H, Marshell AW. Psychosis and Civilization. New York: Arno Press, 1949, reprinted 1980: 92.

[2] Mayer-Gross W, Slater E, Roth M. Clinical Psychiatry. London: Cassell, 1955: 219.

[3] Gelder M, Gath D, Mayou R. Oxford Textbook of Psychiatry, 1983: 238.

[4] Cooper J E, Kendell R E, Gurland B J, et al. Psychiatric Diagnosis in New York and London. Maudsley Monograph. No. 20. London: Oxford University Press, 1972.

[5] World Health Organization. Report of the International Pilot Study of Schizophrenia. Vol 1. Geneva: WHO, 1978.

[6] Fremming K H. The expectation of mental infirmity in a sample of the Danish population. Occasional Papers on Eugenics. No. 1. London: Cassell, 1951.

[7] Helgason T. Epidemiology of mental disorders in Iceland. A psychiatric and demographic investigation of 5395 Icelanders. Acta Psychiatrica Scandinavia, 1964, Suppl. 173.

[8] Tolle R（德）著. 王希林译. 实用精神病学. 北京：人民卫生出版社，1997：180，196.

[9] Giel R. An epidemiological approach to the improvement of mental health services in developing countries//Bassher TA, et al. Epidemiology and Mental Health Services, Principles and Application in Developing Countries. Copenhagen: Munksgaard, 1982: 58.

[10] Wig N N. Methodology of data collection in field surveys. Ibiden, 80－81.

[11] 12地区精神疾病流行学调查协作组. 各类精神病、药物依赖、酒依赖及人格障碍的调查资料分析. 中华神经精神科杂志，1986，19：70－72.

[12] 陈昌惠，沈渔邨，张维熙，等. 中国七个地区精神分裂症流行病学调查. 中华精神科杂志，1998，31：72－74.

[13] Trethowan W H. Psychiatry. London: Bailiere Tindall, 1979: 218.

[14] Heila H. Suicide in schizophrenia—a review. Psychiatrica Fennica, 1999, 30: 59－79.

[15] Roy A. Suicide in chronic schizophrenia. British Journal of Psychiatry, 1982, 141: 171－177.

[16] Black D W. Mortality in schizophrenia—the Iowa Record-Linkage Study. Psychosomatics, 1988, 29: 55－60.

[17] Brown S. Excess mortality of schizophrenia. A meta-analysis. British Journal of Psychiatry, 1997, 171: 502－508.

［18］Ciompi L. The natural history of schizophrenia in the long term. British J Psychiatry，1980，136：413－420.

［19］Cutting J. Outcome of schizophrenia：over view in contemporary issues in schizophrenia. Edited by Kerr T A，Smith R P. Washington DC：American Psychiatric Press，1986：433－440.

［20］Warner R，de Girolamo G. Schizophrenia. Geneva：WHO，1995：76－80，42－43.

［21］American Psychiatric Association. DSM-Ⅳ. Washington DC：American Psychiatric Press，1994：282.

对《精神分裂症防治指南》的意见

《精神分裂症防治指南》[1]的主编单位是中华医学会，十余位编者更是聚集了当代我国精神病学界的精英，可见此书（以下简称《指南》）是我国正式的和权威性的著作，一定会对全国精神分裂症防治工作起指导作用。然《指南》似乎尚有些许不足之处，特提出来供编者和同行们讨论。

《指南》中有3章，即"精神分裂症的治疗"、"精神分裂症药物治疗程序"、"特殊人群"（从第35页到第123页），专门讨论治疗，占全书篇幅的大约一半，可谓详细。但这所有讨论都有一个预设，即医生所面对的是符合第26页至第31页所引用的3种诊断标准至少其中之一的典型的精神分裂症患者。读者不禁要问：可疑病例怎么办？全书却语焉不详。《指南》的编者一定知道：①精神分裂症的可疑（或不典型的）病例在临床上相当常见；②精神分裂症诊断过宽甚至过滥（指不符合前述3种诊断标准中任何一种的病例被诊为精神分裂症）在临床上相当常见；③抗精神病药处方用药过滥（即没有适应证时处方）的情况相当常见，这与精神分裂症诊断过滥有关。

先举一种应该鉴别的精神障碍为例。据美国《精神障碍诊断和统计手册》第4版（DSM-IV）[2]，考虑到各种情况，精神分裂症的终生患病率估计为0.5%～1%（第282页）；分裂型人格障碍在一般人口中的患病率约为3%（第643页）。两者加起来为3.5%～4%。《指南》所描述的"前驱期症状"（第20页）与分裂型人格障碍在横断面即现状检查上，是无法区别的。换言之，具有"前驱期症状"的患者中只有1/7到1/4后来出现典型的精神分裂症临床相，甚至出现进行性病程，而3/4到6/7的患者一直病程平稳，很少或从不出现精神病症状。"早发现，早治疗"（《指南》第36页）的原则毫无疑问是完全正确的，但这并不等于说，凡可疑病例一律马上按典型精神分裂症进行药物治疗。

2004年笔者体检发现一侧肺部有大片阴影，且边缘不清楚。笔者的学生拿了X线胸片和CT片等去请教呼吸科的老教授们，他们异口同声地说，你老师这么大年纪了，很难排除恶性病变的可能。然而，他们并不主张立即施行手术、放疗或化疗，而是追踪观察。半年多以后复查，阴影消失了，笔者这才从"嫌疑犯"得以"无罪释放"。其实，可疑的精神分裂症病例原则上也应如此。如果争取到了患者和家属的合作（这是必须努力去做的），请他们每个月到精神科门诊复诊一次，详细了解1个月来的情况。如果半年到1年后情况并无明显恶化，甚至有所好转，则可以初步解除精神分裂症的嫌疑，此后家属如发现有什么新情况请随时来门诊。医生不要忙着一见可疑患者便马上用抗精神病药，并且说什么要逐渐加量，持续服药至少1年，甚至终生服药，把家属吓得简直如五雷轰顶一般！

近几年听人们说，"抑郁是心灵的感冒"。这个隐喻不错，可以解除许多人不必要的精神负担。精神分裂症可就不一样了。首先，一旦扣上了这顶帽子，便几乎脱不掉，患者升学、就业、婚恋等都会遇到难以克服的困难。其次，给分裂型人格障碍病人长期服用抗精神病药，利少弊多，更何况药物并不能改变人格。

以上只是一种情况。除精神分裂症与双相情感障碍两者构成的所谓精神病性连续统已有比较公认的治疗对策外，还有以下两种情况也值得《指南》加以讨论。

一种情况是，所有非进行性精神病性障碍，如妄想障碍、偏执障碍以及短暂的精神分裂样（schizophreniform）障碍等，它们的药物治疗应与精神分裂症有原则性的区别，但《指南》未加讨论。

另一种情况是，实为神经症和人格障碍却容易使医生怀疑或干脆诊断为精神分裂症者，《指南》并未对此提出鉴别诊断要点，并且其治疗原则也未区别于已确诊的精神分裂症。

其实，《指南》全书约15万字，只要再加上1/15的篇幅，即1万字左右，就可以把上述情况的要点说明白。长沙俗谚云：已经下了跪，又何必在乎这一拜呢。

同行老前辈于清汉教授曾说过，我国精神病院大门口都可写一副对联，上联是"诊断精神分裂症"，下联是"治疗盐酸氯丙嗪"，门楣上的横批是"全都一样"。于老爱开玩笑，但这话却正中了我国精神科的要害。在20世纪70年代及以前，我们的主要任务是精神病治疗的普及，改革开放以来，我们一方面仍需继续普及，同时也要下大力气提高。窃以为，这大概就是于老"开玩笑"深意之所在：正确诊断是恰当治疗的基础。

对《指南》一书的意见总起来说不外两点：①对诊断和鉴别诊断讨论太少，提高精神分裂症的正确诊断率是我国提高精神病学界服务水平的一项重要内容，也是《指南》义不容辞的任务之一。②精神分裂症的药物治疗原则不能原封不动地用之于其他精神障碍，否则，危害不小。对此，《指南》也应着重说明一下。

参考文献

［1］舒良. 精神分裂症防治指南. 北京：北京大学医学出版社，2007.

［2］American Psychiatric Association. Diagnostic and Statistical Manual of Mental Disorders (DSM-Ⅳ) . 4th ed. Washington DC：American Psychiatric Press，1994：371 - 391.

诊断和分类问题

斯堪的那维亚关于精神病诊断的某些概念*

　　斯堪的那维亚精神病学倾向于将功能性精神病明确地分为反应性精神病、分裂样精神病和精神分裂症。这个发展趋势是对大量精神病病人逐个进行随访的结果。在逐个随访调查的领域里，斯堪的那维亚国家一直处于领先地位。因为这些国家人口少、居住范围集中而且比较稳定，使对几乎百分之百要调查的人口的追踪成为可能。

　　这一概念的经典研究是 1937 年和 1933 年 Langfeldt 的研究，他把核心型精神分裂症和分裂样精神病分开，后者的预后远较前者为好。

　　反应性精神病这个概念是按斯堪的那维亚传统下的定义。国际上把这一组精神病叫做心因性精神病（斯堪的那维亚在 20 世纪 50 年代以前也是这样叫的），又叫做不典型精神病。

　　反应性精神病是在某种生活处境下，对该特定的人，在其一生的特定时间诱发了精神障碍，这种精神病的产生就受累者的素质背景和人格发展而言似乎是可以理解的。实际上，人们往往寻找更多的 Jaspers（1913）所谓的"真性反应"的标准。这种精神病与精神创伤有关，精神症状的内容反映创伤体验。病程往往是良性的。除心理因素外，躯体因素也可以作为诱因。在丹麦和挪威，反应性精神病的终生预期率为 1%，与精神分裂症和躁郁症相同，丹麦第一次入院的精神病病人中，有 15%～20% 诊断为反应性精神病，挪威的百分率还要高。

　　我曾经把斯堪的那维亚的概念和 ICD 的概念作过扼要比较，也与 DSM-Ⅲ 的相应概念作过比较。在 DSM-Ⅲ 中，反应性精神病是别处未归类的精神障碍的一个亚组。只包括为时不到两周的精神病综合征。由于分裂样精神病、分裂情感性精神病和不典型精神病都列在别处未划分的精神障碍项下，这就包括了斯堪的那维亚称之为反应性精神病的一大部分。如果把 DSM-Ⅲ 中的偏执障碍这一组（297）也包括在内的话，那么斯堪的那维亚称之为反应性精神病的大

本文原载于《国外医学·精神病学分册》1982 年第 2 期 110—112 页

*　本文由 Retterstol N. 著，王祖訢译，许又新校

多数都可以查到。

分裂样精神病这个术语是由 Langfeldt（1937，1939）提出的。他证实了核心型精神分裂症和预后较好的另一组之间大致可画一条线。1965 年他谈到分裂样精神病是由一些诊断不确定的，症状是混合的病例所组成的。其中一些后来变成核心型精神分裂症，而另一些则属于其他分类单元，最常见的是反应性精神病。斯堪的那维亚随访研究证明，这种精神病有很多在长期观察中预后也较好。从反应性精神病，经分裂样精神病到真正的核心型精神分裂症之间似乎存在一种连续谱。DSM-Ⅲ把分裂样障碍从精神分裂症中分出来，列在别处未归类的精神障碍项下。这是因为研究表明它有较大的可能与情绪混乱和精神错乱有关；而且起病急，结束快，预后好，并且有较大的可能恢复到病前功能水平。美国精神病学的新动向，似乎支持以斯堪的那维亚精神病学为首的观点，即时间可以把某些功能性精神病排斥在精神分裂症这个概念之外。

斯堪的那维亚关于精神分裂症的概念是一个狭窄的概念。与分裂样精神病相反，精神分裂症往往指的是核心型精神分裂症、过程性精神分裂症或无缓解的精神分裂症。

偏执性精神病不是一个疾病单元。偏执状态可见于功能性和其他精神病。DSM-Ⅲ将偏执性障碍单独列为一组。日本对这种精神病的研究也做过重要贡献。Fukuda 和 Matsuda 根据其临床研究指出，这一组非典型精神病可以完全恢复，而且很多方面与反应性精神病相似。Fukuda（1979）在他根据 Leonhard 的妄想痴呆概念所进行的系统研究中，证实了他和他的同事（1974，1979）所研究的情感活跃的一组在各方面与情感平淡的一组颇不相同。Fukuda（1979）"在精神分裂症性精神病的世界性问题"一文中强调指出精神分裂症中"偏执型/非偏执型区别的重要"。他指出："与此有关的重要之点，不是人们把妄想痴呆分得如何细或分出多少种类型，而在于偏执/非偏执两者的区别，新近越来越多的文献已经提到这种区别。"

下面谈谈作者一生从事偏执性精神病研究的主要发现。观察期为 5～18 年。

本材料包括两个规定时间中第一次住奥斯陆大学精神科的全部偏执性精神病病人。这两个规定时间为 1946—1948 年和 1958—1961 年。凡伴有妄想的任何病人都算做"偏执性精神病"，不包括情感性精神病（心因性、躁郁症、更年期抑郁症），也不包括有偏执症状的错乱状态。在这两个时期中连续入院的偏执性精神病百分比大致相等（12.5%～11.8%）。约 30% 的病人在这两个时期诊断为精神病。该医院住院时间短，最多为 3～4 个月，没有长期住院病人，在评价病程时应考虑这一事实。本资料主要由第一次入院、病情急的病人组成，而不是长期住院的病人。病人来自挪威高山深峡、人口分散的穷乡僻壤，这给我们登门走访遍及全国的病人带来很大困难。

334 例病人中，5 例拒绝与医院保持联系，28 例死亡，其余病人都进行了随访。因此，挨个访问数占存活病人的 98%。301 例随访病人中，男 168 例，女 133 例。男病人：年龄 0～29 岁者 30 例，30～49 岁者 56 例，50 岁以上者 10 例。女病人：年龄 0～29 岁者 23 例，30～49 岁者 67 例，50 岁以上者 10 例。

从出院诊断来看，反应性精神病 163 例，精神分裂症 52 例，类别未确定的精神病 76 例，其他精神病 10 例。

当诊断有问题或 Langfeldt 对该观察病例属于精神分裂症或反应性精神病表示怀疑时，则诊断为类别未确定的精神病。实际上属于 Langfeldt 的分裂样精神病概念。

主要诱因为环境变迁、社会隔离、性和婚姻问题以及躯体疾病。

随访由作者亲自进行，多系登门拜访，行程达 16 000 公里。整个材料与挪威精神病中央登记处进行了核对，来自再入院的那些医院和诊所的所有病历也都仔细查阅过。

根据病程及随访核实的全部材料做出最后诊断。

反应性精神病分为：治疗无复发、治疗后复发（又恢复）和慢性反应性精神病。

精神分裂症按结局分为"治愈"和"未治愈"组。"治愈"组指无肯定衰退迹象，病后生活未受到疾病的明显影响者。

本材料又分为临床病程良好的精神病，包括治愈后有或无复发的反应性精神病，治愈的精神分裂症和治愈的其他精神病，以及临床病程不佳的精神病，包括慢性反应性精神病、"未治愈"的精神分裂症和"未治愈"的其他精神病。

关于最后诊断和病程：反应性精神病中，治愈无复发者 118 例，治愈后复发者 64 例，慢性 24 例；精神分裂症中，治愈 7 例，未治愈 77 例；其他精神病中，治愈 6 例，未治愈 5 例。

关于出院诊断和最后诊断之间的关系：出院诊断为反应性精神病的 163 例中，最后诊断仍为反应性精神病者 147 例（81 例无复发，50 例复发，16 例慢性），最后诊断为精神分裂症者 16 例（治愈 1 例，15 例未治愈）；出院诊断为精神分裂症的 52 例中，最后诊断仍为精神分裂症者 45 例（5 例治愈，40 例未治愈），最后诊断为反应性精神病者 7 例（6 例无复发，1 例复发）；出院诊断为类别未确定的 74 例中，最后诊断为反应性精神病者 48 例（27 例无复发，13 例复发，8 例慢性），最后诊断为精神分裂症者 23 例（治愈 1 例，22 例未治愈），属于其他诊断者 3 例。

关于出院诊断与病程良好（定义见前）的关系：反应性精神病中，病程良好者占 81%；精神分裂症中，病程良好者占 23%；类别未确定的精神病中，病程良好者占 61%。在全部 301 例随访病例中，病程良好者占 65%。

由此可见，作者的材料中偏执病人的病程较好，病程良好占总数的 65%。而且在原诊断和病程之间关系上有明显连续谱，从反应组 81% 有良好病程，经类别未确定的精神病组（分裂样精神病）的 61%，到精神分裂症的 23%。

保持反应性精神病诊断者占 90%，精神分裂症为 86%。而诊断为类别未确定的精神病组（分裂样精神病）病人中有 30% 改为精神分裂症，多数即 66% 证实为反应性精神病。从各方面来看，精神分裂症组居中间。

将分裂样精神病、反应性精神病和精神分裂症进行统计学比较，发现有下述因素的病人较没有这些因素者，精神分裂症病程的发生率明显为高。

这些因素包括：运动员体型，无诱因，早期有人格改变特点，幻觉，影响观念，情感接触不良。然后，我们看看在统计学上与预后良好明显有关的一些变数，即：女性，已婚，人格过分敏感，发病年龄在 30 岁以上，入院前病期少于 6 个月，有诱因，起病急，具有抑郁情绪、关系妄想，病中情感接触良好，无幻觉、影响观念、非现实感、人格解体、内向性及情感迟钝者，出院状态为恢复或有进步、妄想消失、有自知力者，以及诊断为反应性精神病者。

作者认为，偏执性精神病的整个病程远比预料的为好，此组材料中严格诊断为偏执性精神病的病人仍在住院者少于 25%，第二次随访时降至 10%，只有 39% 诊断为反应性精神病的病人一直与精神病院保持联系。

第一次随访发现 67% 的病人都能自食其力，反应性精神病中 79%，精神分裂症 24%。73% 出院诊断为反应性精神病的病人随访时无精神症状，而精神分裂症仅 24%。从这点看来，分裂样组亦居中间，占 57%。综上，可以明显看出从反应性精神病，经分裂样精神病到精神分裂症病程上有着连续谱。

3 年后对短期材料作第二次随访，除精神分裂症组病程良好的百分比从 32% 上升到 35% 以外，改变甚小。与长期组结果比较，偏执型精神分裂症病人的病程实质上在过去数十年有所改善。

值得注意的是，第二次随访时能够自食其力的精神分裂症比第一次随访时高，长期住院的比例比第一次低。这无疑是由于现代治疗方法的缘故。第二次随访还表明，预后因素随时间而改变。长期材料是神经阻滞剂时代以前的材料。今天入院时由于入院前因神经阻滞剂治疗使幻觉症、影响现象等已经消失，这些预后不良因素就不像过去那样重要了。

作者认为本研究表明，现行的斯堪的那维亚传统疾病分类学具有较大的稳定性，本研究在涉及偏执性精神病时也肯定了 Langfeldt 所发现的关于过程性精神分裂症和分裂样精神病的鉴别，鉴别反应性精神病和精神分裂症大约有90％的把握。

这里所讲的 3 组功能性精神病的鉴别看来是有效的。经挨个随访研究核实的斯堪的那维亚的精神病概念，应认真予以考虑。当然对斯堪的那维亚反应性精神病的概念可以提出批评，特别是按严格的心因性理论要求时。反应性精神病在斯堪的那维亚可能用得过多。

现在，精神病学有回避诊断的倾向。我希望我们能顶住这种倾向，不仅仅用言词，还要用系统的个案研究。这种研究不应限于一般病史和现症检查，更要长期系统随访，这样才能显示出长期的甚至终生的病程。

精神分裂症诊断举例[*]

【译者按】 DSM-Ⅲ于1980年出版后引起了世界上广泛的注意。人们认为，该书的分类系统，特别是多轴诊断方法和对每一种精神障碍都规定了相当明确的诊断标准，确实是一次有意义的尝试。1981年，美国精神病学会又出版了一本《诊断和统计手册第3版病例汇编（DSM-Ⅲ Case Book）》，共收录214个病例，每一个病例之后都有关于DSM-Ⅲ诊断的简短讨论，供手册使用者学习和参考之用。译者认为，这本病例汇编更加具体地反映了手册编撰者分类和诊断的观点方法，也反映了美国目前占优势的一种分类诊断趋势，颇有参考价值。汇编的后一部分是22个有历史价值的病例，都是精神病学权威学者报告的病例，病例之后附有原作者的诊断和DSM-Ⅲ编撰者的诊断及分析。

众所周知，精神分裂症的诊断是现代精神病学中的一个大问题。据说，在西方国家的住院精神病病人中，精神分裂症与躁狂抑郁性精神病之比为3∶1，印度和日本为5∶1，尼日利亚为8∶1，南非为17∶1（转引自E. F. Torrey的《Schizophrenia and Civilization》，1980年，6页）。又据说，发展中国家的精神分裂症比西方国家的预后要显著地好些（WHO的《Report on the International Pilot Study of Schizophrenia》，Geneva，1973年）。看来，对这两种说法的一个可能的合理解释是：发展中国家倾向于把许多西方认为是躁狂抑郁性精神病的病例诊断为精神分裂症，或者相反，西方倾向于把许多发展中国家认为是精神分裂症的病例诊断成为躁狂抑郁性精神病。

鉴于精神分裂症的诊断存在着相当大的分歧，特从病例汇编中22个有历史价值的病例里选择4例，除原报告者和DSM-Ⅲ的诊断外，附以简短的译者按，希望能够引起国内同行们的注意、讨论和研究。

一、E. Kraepelin 的病例（1904）

这是一位音乐学院的学生，19岁，患病大约1年。病人天赋很高，在音乐学院学习期间无明显原因变得抑郁，心情低沉，有孤独感。病人订了多种迁

本文原载于《国外医学·精神病学分册》1982年83—86页

[*] 许又新译，内容源自《DSM-Ⅲ Case Book》，APA，1981年

居和改变职业的计划，又都先后放弃，因为他总是下不了决心。一次去慕尼黑，他感到街上的人们似乎要跟他说话，似乎到处有人在议论他。在客店进餐时，他听见邻桌说话攻击他，遂报之以恶语。次日，病人突然感到恐惧，认为回击人家的话可能被视为大逆罪。病人听见门外有些学生来找他，便赶紧离开慕尼黑，且行前做好各种安全警卫措施，因为他认为沿途会有人跟踪。此后病人在街上他无意中听到有人说要用枪打死他，要放火烧他的房子，因而不敢点灯。在街上他还听见有声音告诉他应该走哪条路以躲避谋杀者。病人觉得，门、窗和篱笆后面似乎到处都埋伏着追踪的人。他还听见长时间的交谈声，就他的品格说了一些使人不大愉快的内容。病人从此退缩，完全不与社会交往，但即使在这段时间里，他拜访过的亲戚都看不出病人有异常行为和妄想。最后，由于听到各处都有嘲笑他的语声，病人企图用枪自杀。大约6个月后，病人觉得比较自在了，"舒适，有事业心，而且兴致勃勃"。开始话多，谱写乐曲，对什么都评论，编造了一些雄伟的计划，不听老师的劝导。他仍有幻听，且听出其中有神灵的耳语声，幻视变得很显著。病人看见贝多芬流露出对他的天才的喜悦；看见歌德摆出一副威胁他的样子，因病人骂过歌德；还看见若干戴面具的老人和理想的女性形象在他房间里浮动；看见闪光和鲜艳夺目的色彩。病人把这解释为一部分是他本人天才的洋溢，一部分是死者对他赞扬的明证。病人自认是救世主，公开攻击娼妓制度，表示愿意跟一位音乐学院女生建立理想的关系，并且到奇异的住宅去找她。病人谱写了《伟大爱情之歌》的乐曲，自视为无上的创作，人们由于嫉妒他所以送他住院。

病人相当镇静，自述病史有条理。时间、地点定向良好，但对个人处境的判断是错误的，因病人视医生为催眠术士，要拿他做实验。病人否认有病，说充其量只是神经过于兴奋而已。经医生巧妙地提问发现，病人认为所有的人都知道了他的思想；当他写字时，门外发出复述所写内容的语声。病人从地板的嘎吱声和火车的汽笛声中听到召唤、鼓励、命令和威胁等语声；夜间看见耶稣；看见父亲灵魂显现为金色的人形，以及从窗外射进有特殊意义的彩色符号。谈话时间一长，病人很快就离题，终于进出一连串辞藻，以出人意料的可笑提问而结束。病人表现高傲、自负，有优越感，偶有短暂的激惹或恐惧。病人喜欢说话，话多，大声自语，在病房里喧哗地走来走去，过多地找其他病人交往，逗别人高兴，干涉别人。病人也很忙碌，又写信，又谱曲，但只是随兴所致，写得很快而草率，纸的四边有许多注释。

Kraepelin 的诊断：躁狂抑郁性精神病。

DSM-Ⅲ的诊断：第一轴，296.44 双相性障碍，躁狂，有精神病性特点。

【译者按】 "病人认为所有的人都知道了他的思想，当他写字时，门外发出复述所写内容的语声"，以及其他某些特殊的言语幻听等症状，在许多精神科医生看来，都是精神分裂症的特征性症状，Kraepelin 和 DSM-Ⅲ却认为这些都与躁狂抑郁性精神病的诊断并不相悖。

二、E. Bleuler 的病例

这是一位正常而聪明的女子，20 岁结婚，婚后度过了 5 年多愉快的生活。起病很缓慢，病人逐渐变得易激惹，说话时做手势；愈来愈古怪，以致留不住仆人，经常与邻居争吵；在家里成了暴君，不知义务为何物而只知享受、权力；购买各种毫无用处的东西，一点也不讲求实效，什么家务也不管，完全不能持家。在多年住院期间，上述病态有增无减，以致只得让她独居一室，或者在人少时才让她去户外。病人住院约 10 年后出院，但仍由于说闲话和不讨人喜欢的各种表现而常惹麻烦。她一直诉说一些含糊的神经上的毛病，因为照病人的说法，医院没有好好给她治疗。她对家庭等重大事件漠不关心，对子女毫无爱的表现，尽管病人很清楚，只要不乱说和骂人，她可以重新振作而成为一个正派的人。病人没有任何偏执症和紧张症症状。

E. Bleuler 的诊断：单纯型精神分裂症。

DSM-Ⅲ的诊断：第一轴，300.90 非特殊性精神障碍（非精神病性）。

【译者按】 单纯型精神分裂症是 E. Bleuler 首先提出来的（1911）。ICD-9 虽然保留了这一类型（295.0），但建议最好不用它，因精神分裂症症状不明显。DSM-Ⅲ没有这个类型，它把上述病例归之于神经症（300）这一类别。应该承认，E. Bleuler 本人所举的上述病例并不大典型，因为起病较晚（25 岁以后），病前人格正常，并且远不是"无为主义者"（乱买东西，爱多嘴甚至争吵等），也没有什么古怪的想法（即使是片断的和偶尔出现的）和思维松弛。

三、J. S. Kasanin 的病例

病人为男性，20 岁，未婚，工人，白种人，1929 年 3 月 15 日入院。主诉：由家属送入院前约两周活动过多，兴奋，行为古怪，大谈其有关生命的各种理论，终因过于兴奋而住院。

个人史：病人曾从事过几类工作，表现都很好，为"模范工人"，安静，害羞。人格特征一般。户外兴趣几乎只限于体育方面，参加过几种运动项目，为业余垒球队队员。入院前几个月，病人爱上了同工厂的一个女孩，并且告诉

了家长。病人想把女友带回家中，母亲认为病人还年轻，不宜在外交女朋友。尽管病人说他和女友有过约会，但女方对她的工头说，他们的认识纯属偶然。

现病史：入院前两周，工厂同事发现病人开始话多，高声唱歌。突然，病人宣布将登台表演，要不就参加专业垒球队。家属也发现了同样表现。病人曾打电报给波士顿的一个垒球队（当时该队正在南方比赛），要求经理给他一个职位。病人对家属说他就要收入一大笔钱，要家里给钱让他去旅行。病人睡眠很少，夜间很不安静。入院前一周，病人要求一位哈佛医生拿他的身体做科学研究。医生遂将病人转来本院。病人连续几天都很兴奋，话很多，谈论有关他自己的大脑和治疗精神病的科学实验，终于被收住院。病人开始几天几乎不停地活动，但对持续水疗反应良好。病人很合作，与医生谈话毫无拘束，对病房常规很感兴趣，对其他病人很友好。病人言语有条理，但有时不连贯，内容涉及很广，对他的生命哲学谈得很多，提出了几种人体磁力的学说。病人童年开始手淫，对此有心理冲突。病人9岁时与同龄女孩发生过性关系，对此有所不安。由于病人信教，这种心理冲突更甚。病人一年前爱上一个女郎，但长时期未向女方说明。约4个月前，病人向女郎提出约会要求，但被拒绝，病人甚为不快。3个月前，他又一次提出，女方说她不久要跟父母去海滨。入院前1周病人终于得以与女方约会，看完电影后去女方家，"在沙发上相爱"。接吻时病人感觉磁力通贯身体，而手摸女孩头发时"感到磁流就像梦遗的感觉一样"。病人开始推测这种现象的原因，自认有新发现。病人声称，他的新发现可以解决他的全部矛盾。他发现，脑控制着全身流动的液体，而液体可从口、牙、上颚、唇和鼻等处引出，只要接触一下这些地方。这种液体在全身流动，产生磁感，与性交感觉相同。病人说，不仅接触有生命的东西，就是接触无生命的东西，他都可有磁感。在教堂里，他感到圣像是活的，上帝与他交往。病人说，他吐痰时，他的唾液和精液性质是相同的。他感到这种力量来自上帝。他还说他闭上眼可以看见上帝。他看见上帝在活动，在动手指，还看见上帝的形象。他看见上帝坐在宝座上用手指指点和控制整个世界的运动。上帝没有向他讲过话。一次他看见上帝捏泥土，吹一口气泥土就有了生命。

病程：住院几天后，病人安静下来，合作，但仍坚持发展他的上述思想。医生建议转院，但住院9天病人就被家属接出院。病人几星期后参加了政府某部门工作，工作得很好。

Kasanin 的诊断：分裂情感性精神病。

DSM-Ⅲ 的诊断：第一轴，296.44 双相性障碍，躁狂，有精神病性特点。

【译者按】　分裂情感性精神病是 Kasanin 首先提出来的（1933），上述病例可以说明这个诊断概念之所指。DSM-Ⅲ视分裂情感性精神病为精神分裂症和情感性精神病以外的一种病，并且把上例诊断为躁狂。也就是说，不少人认为的属于精神分裂症的特征性的症状，DSM-Ⅲ常常认为与躁狂的诊断并不相悖。还有一点，只要有躁狂，即使病史中并无抑郁，DSM-Ⅲ照例视之为双相性，似乎抑郁之于躁狂犹影之随身，总是会有的。ICD-9 沿用了 Kasanin 的说法。

四、P. Hoch 和 P. Polatin 的病例

21 岁女孩因门诊心理治疗 1 年无效而住院。入院时病人说："我对食物有恐惧，对我家发生的一些事情也有恐惧，睡不着，抑郁，心情紧张，着急担心，激动。"病人合作而高兴，自述历史连贯且相当完整，否认妄想、幻觉，尽管她有时害怕会有幻觉，情感不稳定而肤浅。有时病人说她感到灰心失望，认为自己终将自杀，但平常并没有这种感觉，更常见的倒是她因自己的病很独特而似乎有些庆幸。病人偶尔有真正的抑郁体验，此时易落泪，使人相信病人心情确实沮丧。病人自认情绪有不能恢复的器质性损害这种想法，似乎最易诱发显著的抑郁心情，但照例为时短暂。病人自认起病于 15 岁的一个夜晚。那天夜晚她听见父母在行房事。这就唤醒了病人的性欲，她描述道：

"……我觉得自己出了什么毛病，好像在电梯里上升；我感到这种感觉会永远消失不了。我想也许我不可能有任何性感了，不久，'fuck'（译者注：这是英美忌讳说的一个下流词，意为性交）这个词忽然在我脑子里跳了出来，并且持续反复出现，驱之不去，一分钟也不停。两个月以后，这个词还是老在脑子里盘旋。我对自己说，怎么能老想这个词呢，如果人家问我有什么毛病，我怎么说得出口呢。于是，我把它改成'烦恼'……我不知道在学校里怎么及格的。15 岁以后，'烦恼'这个词就老在我脑子里转。这样一来，我不想吃，咽不下，由于心烦，吃什么也不合胃口。'Fuck'这个词使我恶心，我睡不着觉，躺下心里着急，总是反复想这个词的意思。"

从那以后，病人出现一些其他类似现象：害怕食物不干净而只能吃特殊的洁净食物；害怕会信仰基督教而触犯信奉正统犹太教的家庭；害怕会把姐姐气得发疯。还有一些强迫性动作，例如每晚关电灯要关 6 次，上床前必须把鞋摆成平行线，但这些动作并不复杂，也不大费时间。病人爱过很多男孩，但没有发生过性关系。在注射阿密妥的一次检查中，病人谈出她不知道自己究竟是男的还是女的，说害怕不能过正常或幸福的生活。病人似乎没有亲近的女朋友，但跟她的大家庭关系很深且有矛盾心情。病人读完中学和一年职业学校后担任

职员，一直到一年以前。一年前病人下班回家，表情茫然，拒绝跟任何人谈话，只说了一句："你们不了解。"从此转来门诊。病人在家闲居一年，除了力图"了解"自己的病以外，什么也不做。

病人在病房里表现漫不经心，无精打采，整天卧床，精神上什么动力也没有。她相信巫术思想，对现实的看法不固定，有时出现人格解体。

Hoch 和 Polantin 的诊断：假性神经症性精神分裂症。

DSM-Ⅲ诊断：第一轴，300.30 强迫性障碍；第二轴，301.89 混合型人格障碍（有边缘型和分裂型的特征）。

【译者按】　假性神经症性精神分裂症是 Hoch 和 Polantin 首先提出来的（1949）。这两位精神病学家认为，这种病人具有"精神分裂症的基本机制"，但承认"临床上无法证实"。由于临床分界线不清楚，再加上这类病人并没有精神病的特点，这个概念并未得到普遍公认，DSM-Ⅲ就是一例。ICD-9 是一个折中的分类系统，它容纳了这一类别，自然不难理解（即 295.5 隐性精神分裂症）。尽管如此，ICD-9 也并不主张广泛采用这一诊断类别。

对精神分裂症诊断标准的一个建议

精神科医生对精神分裂症的诊断意见分歧，早为大家所熟知。据报道，纽约精神分裂症的患病率比伦敦高 1 倍。这种差异究竟是真实的还是由于两地诊断标准不同所致，在 Cooper 领导下，对纽约和伦敦的精神病学诊断进行了一次比较性研究，结果表明，患病率的差异最可能是两地精神分裂症的诊断标准不同所致。可见，为了使研究结果具有可比性，通过讨论使大家对诊断标准取得一致意见并使之文件化，是完全必要的。有鉴于此，在这里提出了一个供临床研究用的精神分裂症诊断标准的建议，是供大家讨论用的初步草稿。

一、精神分裂症诊断标准

1. 症状学标准（具有下述症状中的至少 1 个）

（1）内心被揭露体验（被洞悉感）：病人"直觉地"（即不是基于其他体验或现象所作的推断）感到他的内心活动已被别人知晓。①被控制体验："病人感到他的思想、情感或行动受着某些外力的控制，完全体验不到该心理活动系出自他本人意志。"②躯体被动体验：病人感到自己的躯体活动完全不是他本人意志活动的结果而是被动的。③思想插入：病人在思考时感到有某些不是他自己想出来的思想"插入"其中。④思想被夺走：病人感到，很自然就要接着想到的思想忽然"被夺去"（或"被抽掉了"），他却说不出被夺走的思想是什么，但否认那时由于"忘记了"、"一时想不起来了"，他有一种"被夺走"的特殊体验。⑤思维阻断：病人在思考时，思想突然中断，脑子里一下子什么思想也没有，无以为继，这主要也是一种特殊的体验，但可以伴有忽然言语中断的客观表现。以上各种体验可有相应的解释性妄想，例如病人认为某个集团在使用某种特殊仪器探测、控制他的心理活动，但也可以没有相应的解释性妄想。

（2）自我界限障碍：最特征性的是在体验中把自我与非我混为一谈，如感到家具或所坐的汽车或所住的房子等与自己的躯体联合为一体，觉得客体与自我互相交感或互相影响。不包括没有自我界限障碍的普遍的影响妄想。

本文原载于《中华神经精神科杂志》1983 年第 16 卷第 1 期 37—41 页

（3）对大家普遍相信而又与病人毫无直接利害关系的情报不相信（如不相信报纸上关于唐山地震的消息），或病人具有与大家相反的信念（如相信梅兰芳现在还活着），或无端改变自幼形成并不断强化了的牢固信念（如无缘无故认为父母不是亲生父母）。

（4）特殊的言语幻听：思维鸣响（思维化声、思维反响）；幻听评论病人当时正在进行的活动；幻听命令病人必须怎样做；或者两个或多个谈话声在交谈。幻听内容与病人的心情无关是这类幻听的特征之一。

（5）特殊的妄想：原发性妄想（妄想与人格、经历和当时处境都缺乏可理解的联系，既不与心情低落相联系，也不是对任何幻觉、知觉或其他体验的解释），妄想知觉（伴随着一个真实的知觉而同时突然出现的妄想，妄想与知觉之间缺乏可理解的联系，且一旦出现就表现为充分发展了固定的妄想信念），多个互不相关甚至互相矛盾的妄想，高度复杂且涉及人物事件十分广泛但完全不成系统的妄想，内容多变但长期存在且无相应的情感和行动的妄想，妄想内容根本不可能或毫无现实性。

（6）特殊的思维障碍：破裂性思维，一种显著的联想松弛，指在没有意识障碍和言语运动性兴奋的情况下，在一连串的自发言语中，有好几个地方上一句话与下一句话之间缺乏可理解的联系，而追问起来病人也说不出任何恰当解释；个人所特有的逻辑，即逻辑倒错；把有共同之点或相似之点的事物等同起来（个人所特有的隐喻）；经常用近似的词代替确切的词（"措辞近似"）；语词新作，言语离题，以致病人的言语无法理解，抽象概念与具体概念互相混淆，使人不解；没有明显动机和客观效果的议论（所谓诡辩症）；思想内容贫乏的言语（如病人说得不少，不论从语法、修辞或逻辑来看，都没有什么问题，可就是内容空洞，使人摸不透病人是在或想要表达什么样的思想感情）。

（7）特殊的紧张症：木僵伴有刻板言语或模仿言语；木僵伴有刻板的动作、作态、主动违拗、被动服从、蜡样屈曲；木僵且有时穿插一系列复杂敏捷的行动；缄默症伴有日常生活自理良好而又没有任何做作等或引人注意等可疑的歇斯底里表现。应该注意单纯木僵不是精神分裂症的特征。

（8）青春症状行为：在没有一般性言语运动兴奋情况下不时出现各种显著古怪的行为。例如不可预测的前后毫无联系的且与处境极不相称的行为（在严肃场合下的恶作剧或小丑行为，过分的驯服，令人难堪的殷勤，可笑地按字面意执行指示，幼稚愚蠢的举止等）；冲动性行为（突如其来，没有任何明显的动机，事后说不出任何恰当的解释，以致使人无法理解）；思想、情感和动机目的显著不协调或互相矛盾的各种行为。

（9）特殊的情感障碍：在一般性情感迟钝平淡的背景上出现各种很不恰当的情感活动（如情感倒错，无故独自发笑，由于微不足道的事或无明显缘故而悲啼或暴怒等）；情感淡漠伴有社会性退缩。但应注意表情呆板并不一定表示情感淡漠，独处或白天多卧床并不一定是社会性退缩。评价这类症状时必须考虑抗精神病药物和长期住院环境条件的影响，必要时应停药出院观察以确定是否真有情感淡漠和社会性退缩。

2. 严重性标准

精神分裂症是一种严重的精神障碍，其严重程度需符合以下 3 点：

（1）严重缺乏自知力：不承认有任何精神失常，体会不到与病前的精神状况有什么不同，甚至矢口否认有关病态的事实；只是口头上笼统地承认有"精神病"，但说不出精神障碍具体表现在什么地方；只承认个别表面现象（如承认打人毁物是不正常的或不对的），但对症状的心理方面却不能认识其病态性；虽然承认有精神病，也承认某些主要精神症状，病人却作出完全站不住脚的甚至荒诞的解释（如病人承认自己有精神病，但认为病是别人用特殊仪器控制、干扰他的思想造成的）。

（2）不能恰当料理个人和（或）家庭日常生活，或者明显妨碍了日常工作和学习。

（3）现实检验能力（reality testing）显著受损，即不能客观地评价处境或环境事物；不能把主观世界（映象、想象或其他内心活动）清楚地跟客观现实区分开来，甚至以病态体验歪曲客观现实，如幻觉、妄想等。

3. 时间标准

精神障碍持续存在至少半年，〔包括未充分发展的前驱期和（或）已部分缓解的残余期在内〕，其中包括精神分裂症活动期（即满足 1、2 两条标准的时期）至少 2 周，才能确诊为精神分裂症。

4. 阴性标准（鉴别诊断标准）

（1）脑器质性精神障碍：神经系统检查没有脑器质病变存在的证据，同时也没有脑器质病变特征性的精神障碍，如痴呆、器质性遗忘、器质性意识障碍、器质性人格或情绪障碍等。

（2）酒精、药物或任何其他外来有害物质以及躯体病引起的精神障碍。

（3）情感性精神病：如持续 1 周以上的典型躁狂或抑郁，或非典型的躁狂或抑郁反复发作，且存在完全缓解的间歇期（症状完全消失，自知力完整，人格与病前无异，能恢复原来的工作和学习）。

（4）分裂情感性精神病：躁狂相或抑郁相跟精神分裂症症状几乎同样显著地混合临床相，或者，躁狂相或抑郁相与精神分裂样状态交替出现的病程，以完全缓解告终或只残余轻微的缺陷。

（5）偏执状态：以被害或嫉妒妄想为主要临床相，没有前述精神分裂症的特殊症状，且始终不出现人格缺陷或衰退。

（6）反应性精神病：相对严重的精神创伤体验引起且自发完全缓解，病期一般不超过半年。

（7）神经症：只有一度满足 1、2 两条标准的病例，才能考虑假性神经症型精神分裂症的诊断。

（8）人格障碍：精神分裂症病前可有人格障碍，尤其是分裂型人格障碍。因此两个诊断可以并存，只有当人格障碍突出且长期居主要地位并一度满足 1、2 两条标准才能考虑假性病态人格型精神分裂症的诊断。

二、诊断标准的说明

以上诊断标准的结构是参考美国精神病学会编的 DSM-Ⅲ 1978 年的草案和 1980 年的正式版而拟定的。草案有 5 条标准，正式版本有 6 条标准。我们考虑，归并成 4 条标准比较合逻辑也容易记忆。现对这 4 条标准分别加以简要说明。

1. 症状学标准

总的提法和 Spitzer 的相同，即确定无疑至少具有一个精神分裂症的特殊症状。所谓特殊症状，我们首先想到的是 Schneider 的一级症状。陈永德对一级症状所作的文献综述表明，一级症状对精神分裂症的特异性高而灵敏度却不理想（陈永德文中发生率统计表共计 1393 例精神分裂症，有一级症状的 790 例占 57.0%）。因此我们除了把一级症状全部收录外，还增加了一些其他症状，如命令性幻听和各种对精神分裂症有特异性的妄想。症状 3 来自 Carpenter 的诊断标准之一并作了修改。Carpenter 的 9 个阳性症状中有一项是虚无妄想，据 Jaspers，典型形式的虚无妄想见于忧郁症。因此我们没有收录这个症状。Carpenter 的其他症状则都以某种形式收录。自我界限障碍，这个症状见之于 Forrest 等关于年轻成年人精神分裂症的描述性定义中，我们把它作了修改和补充。症状 6～9 都是公认为对精神分裂症有特殊诊断价值的。Brockington 等列举了 10 种精神分裂症描述性或症状学定义，从中可以看出这一点。只是各家的描述侧重面不同，因而有相当出入。我们的描述和取舍是否妥当，还有待实践的检验。

为了提高灵敏度同时又保持应有的特异性，我们收录的症状比哪一家的标准都多，同时对每个症状尽可能加以严格的限制。如在 6 特殊思维障碍条下，我们收录了 7 个症状，这就是说，7 个症状有其一就行了。Bleuler 认为联想松弛是精神分裂症的特征性或基本症状之一，这自然很有道理，但他书中的描述却使人们掌握的宽严程度很难一致。因此，我们把联想松弛的各种症状都加以严格限定，即必须是典型的和显著的形式。

Spitzer 关于精神分裂症的症状描述定义有"宽"和"严"的两种，具有它们的症状之一是"宽"的，具有至少它们的症状之二是"严"的。这启发了我们，为了使标准具有一定的可变通性，我们规定："确定无疑至少具有下述症状之一。如果症状的存在非常可能但并非确定无疑，或症状虽然确定无疑存在，但并非显而易见、十分典型，则至少具有下述症状中的两个。"

2. 严重性标准

对此，我们不取 DSM-Ⅲ 而采用 ICD-9 中关于精神病的定义，只是我们描述比较详细一些，规定得更严格一些。否则，各种"隐性"精神分裂症和可疑的病例就不能排除在确诊的病例之外，也就会使精神分裂症的诊断太宽。

3. 时间标准

一般公认精神分裂症是一种（或一组）具有高度慢性倾向的精神病。为了把各种短暂的精神障碍（尤其是反应性精神病）排除在外，也为了使精神分裂症这一诊断具有相当的预后价值，人为地规定患病时限势在必行。DSM-Ⅲ 规定，精神障碍必须持续存在至少半年才能诊断精神分裂症。人们当然可以反驳：病程短于半年难道就不能是精神分裂？从纯粹理论的角度来说，这种反驳是有道理的。但是，在缺乏实验室客观指标的今天，诊断的时间标准是必要的，也不可避免地带有人为的或任意的性质。假如我们把时间标准缩短为 3 个月。人们也还是照样反驳：病程短于 3 个月，难道就不是精神分裂症？可见，这种纯理论上的反驳，实质上也就是否认了目前人为地规定诊断的时间标准的任何可能。问题的关键在于，病程太短，精神分裂症的诊断事实上就会得不到公认。精神分裂症初次急性起病，经过1～2个月（尤其是及时给予治疗）就缓解得相当完全，这种病例并非罕见，但只有长期缓解不完全或追踪观察到了恶化或复发，才能确诊和得到公认。反之，如果缓解完全，即使症状曾一度相当典型，但全部病程不到半年且长期追踪没有复发。精神分裂症的诊断是大有争论的。

本文是一个供研究用的临床诊断标准。正是为了使研究结果具有可比性，诊断标准的制定才成为迫切的需要。而要使诊断得到公认，严格的诊断标准较宽松的诊断标准显然更为可取，但是必须强调两点：①本文所拟的诊断标准并不具有严格的理论上的含义，将来病因和发病原理等弄清楚了，我们很可能会有根本不同的诊断标准；②即使病程短于半年不予确诊为精神分裂症，这丝毫也不意味着无须及早按精神分裂症给予积极的治疗。

4. 阴性标准

阴性标准即鉴别诊断标准。在现有知识的情况下，这条标准显然也是必要的。实际上，在诊断精神分裂症时总是要把各种非精神分裂症精神障碍排除在外的。本文这条标准的叙述是不够详细的。看来孤立地制定一个精神分裂症的诊断标准目前不可能是完善的。换言之，只有同时制定各种精神障碍的诊断标准，才能使精神分裂症的诊断标准随之而趋于完善。

三、摘　要

精神分裂症的诊断必须符合以下 4 条标准：①症状标准：这里列举了公认的若干精神分裂症的特征性症状，确定无疑地至少存在这些症状之一。②严重程度标准：精神功能受损已经达到自知力的严重缺乏、不能应付日常生活要求或保持与现实的恰当接触。③时间标准：病程至少半年，其中满足①、②两条的时间至少半个月。④阴性标准：有充分根据排除其他各种精神病，如器质性、中毒性、躁狂抑郁性、偏执性、反应性精神病。

短暂的精神病性障碍

今年 7 月 18—19 日，中华神经精神科学会分类和诊断标准工作组在旅顺举行扩大会议，讨论了《中国精神障碍分类与诊断标准》第 2 版（CCMD-2）的修订。会议一致认为，尽可能不作过大的和太多的改动，以免使用者难以适应；在保持原有特色和符合国情的前提下，尽可能向 ICD-10 靠拢，以利国际学术交流。基于上述原则，会议主张新增加一个类别，即：23 短暂的精神病性障碍，与 ICD-10 的 F23 相对应。作者受工作组委托，撰文将这一类别的临床描述和诊断标准介绍如下，既为了进一步征求意见，也为了广而告之。

ICD-10 的"急性和一过性精神病性障碍"（F23 acute and transient psychotic disorders）这一诊断类别，是国际性讨论中折中的产物，主要由于大家对"反应"和"心因性"这两个概念的观点分歧很大。其实，国内精神病学家也存在相当的意见分歧，因此草案采用了 ICD-10 类似的处理办法。

为了简明，草案采用"短暂的精神病性障碍"（brief psychotic disorders）这一术语。

短暂的精神病性障碍是一组精神病性障碍，它们的共同临床特点和诊断标准是：

1. 急性起病：从没有任何精神病性症状到明显的精神病状态，时间在 2 周以内。其中有一部分起病突然（abrupt），时间在 48 小时以内，甚至是几个小时的事。

2. 病程短暂：精神病状态持续总共不超过 3 个月。也就是说，在 3 个月以内，所有精神病性症状完全消失，但残留的神经症样症状可持续较久。

3. 非器质性和非中毒性：精神障碍没有任何可证实的器质性病变作为基础，也不是酒精或药物或有毒物质所致。

4. 起病的诱因常有明显的心理社会因素，但也有部分病例没有任何明显的心理社会因素作为诱因。

5. 临床相为精神病状态，即症状涉及妄想、幻觉、对环境有明显歪曲的

本文原载于《临床精神医学杂志》1993 年第 3 卷第 4 期 228－229 页：关于 CCMD-2 的讨论（六）

认知或误解、显著的精神运动性兴奋、与思维障碍或意识障碍相联系的行为紊乱等。可有精神分裂症的个别特征性症状，但不符合精神分裂症的症状标准，因而不能诊断为分裂样精神病。临床相常在一两周甚至几天之内发生显著改变，即所谓多形性（polymorphic）。

短暂的精神病性障碍的确诊，必须有充分根据排除分裂样精神病、偏执性精神病、躁狂发作等。

通常诊断为反应性或心因性的各种精神障碍大致可以分为两组：如果有精神病性症状，都归在本类别里；如果没有任何精神病性症状，则归在 4 或 5 那两大类别里。

凡是以抑郁为主要临床相且在病程的大部分时间里有抑郁综合征的精神障碍，不论有无心理社会诱因，都应归到 3 情感性障碍那个大组里，或者诊断为抑郁性神经症（编码 43）。

短暂的精神病性障碍的进一步分类如下：

23.0 反应性精神病（F23.3）

23.1 癔症性精神病（F44.8）

23.2 急性妄想阵发（F23.3）

23.3 急性多形性精神病性障碍（F23.0，F23.1）

23.4 旅途精神病（F23.8）

23.5 病理性激情（F23.8）

23.6 病理性半醒状态（F23.8）

23.8 其他短暂的精神病性障碍，如产褥期精神病（F53.1）

23.9 未特定的短暂的精神病性障碍

一、反应性精神病

这是以妄想为主要临床相的一种短暂的精神病性障碍，妄想的内容与心理社会因素密切相联系，由明显的心理社会因素诱发。拘禁精神病是一个典型的例子，妄想内容涉及特赦、平反昭雪、得到赔偿、在监禁中受到特殊优待等，从监禁中假释可使妄想迅速消失。耳聋者在陌生处境下出现的被害和关系妄想，在异国因语言不通而实际上陷于完全隔绝孤立状态者的被害妄想等也属于本类别。

诊断标准

1. 符合短暂的精神病性障碍；

2. 有明显的心理社会诱因；

3. 以妄想为主要表现，妄想内容与心理社会因素密切相联系。

二、癔症性精神病

诊断标准

1. 符合短暂的精神病性障碍；

2. 有明显的心理社会诱因；

3. 临床相为：Ganser 综合征、童样痴呆、幻想性质的妄想、分离性幻觉（看见实际不存在的人，听见他们说话并与他们交谈，或同时有幻触）等。

三、急性妄想阵发

诊断标准

1. 符合短暂的精神病性障碍；

2. 无明显心理社会诱因；

3. 以妄想为主要表现。

四、急性多形性精神病性障碍

诊断标准

1. 符合短暂的精神病性障碍；

2. 临床相显著易变，常在一两周甚至几天之内发生明显改变；

3. 表现多样：幻觉，妄想，各种知觉障碍，精神运动性兴奋，情绪扰乱、心情不稳，一过性的欣快、焦虑、惶惑或易激惹，一过性的定向障碍等。

五、旅途精神病

主要见于长途铁路旅行中过分拥挤的硬座车厢乘客，疲劳、严重缺乏睡眠、饥饿、缺水或电解质紊乱、过分拥挤或空气污浊、精神紧张不安甚至恐惧等许多因素起着诱发作用。常突然发生，有片断的妄想、幻觉，对周围人和环境的歪曲的知觉或误解，往往伴有行为紊乱，如跳窗逃走或对周围人无理的攻击，可有轻度意识混浊，事后可有遗忘。离开车厢和给予充足的营养、水分和休息等，症状迅速消失。

诊断标准

1. 符合短暂的精神病性障碍；

2. 旅途中的有害因素是直接诱因，在旅途中突然起病；

3. 有精神病性症状；

4. 环境条件和机体情况改善后迅速恢复。

六、病理性激情

相对健康的背景上突然发生的一过性精神病性障碍，若干小时内完全恢复，没有显著的心理社会诱因，即使有精神刺激也是微不足道的，与病人的剧烈反应不相称。主要表现为激情爆发（如暴怒），常伴有攻击行为，有意识障碍（意识范围缩小，定向障碍，歪曲的知觉等），事后有遗忘。应与癫痫发作、酒或药物中毒、反社会性人格的冲动暴力行为等相区别。

诊断标准

1. 符合短暂的精神病性障碍；

2. 发作前相对健康，无相称的心理社会性诱因；

3. 持续时间短，最多不超过若干小时；

4. 以突然发生的激情爆发为主要表现，有意识障碍，常有攻击行为。

七、病理性半醒状态

一过性精神病性障碍的一种形式。发生在睡眠的后段，通常在凌晨一两点钟至四五点钟时发生。病人从睡眠中起来，表现为一系列表面上组织得很好的行为，可以是攻击性的，但病人有意识障碍，可有片断的妄想、幻觉或知觉障碍，事后有遗忘。从生理上说，这是一种病理的睡眠状态。

诊断标准

1. 符合短暂的精神病性障碍；

2. 突然发生在睡眠的后段，通常在凌晨一两点钟至四五点钟这一段时间里；

3. 主要表现为伴有意识障碍的行为反常，事后有遗忘。

八、产褥期精神病

诊断标准

1. 符合短暂的精神病性障碍；

2. 发生在产褥期，但不是严重的躯体病或感染所致；

3. 有精神病性症状。

精神症状的分类

【编者按】　我刊*收到读者鲁一方医生来信，提出一个问题，内容如下：

编辑先生：精神症状可以分为精神病性症状和非精神病性症状两大类，请问两者的界限如何划分？哪些属于前者？哪些属于后者？

这个问题不易答复，但值得探讨，现刊出 3 篇稿件，供鲁医生和读者参考，欢迎继续来稿，对这一问题能有更深入的讨论。

不必坚持非此即彼的逻辑两分法

许又新

精神症状分类的核心问题之一是精神病这个概念。在现代精神病学不过一两百年的历史中，开始使用精神病，只不过是为了统一术语，把现在已经废弃不用的词（如英文的 insanity、lunacy、madness，德文的 verrucktheit、irrsinn，法文的 insanse、insanite 等，它们大体相当于汉语的疯狂、疯癫之类的词）加以概括。但同时精神病（psychosis，源于希腊词 psyche，已成国际通用词）也蕴含着某种分类，即精神病与神经症、人格障碍、精神发育迟滞等是两类不同的精神障碍。Schneider 将这一用法更加推进了一步，并且理论化了。他认为，精神病只能用于严格意义上的疾病，涉及躯体（包括脑）的疾病过程；神经症不论多么严重也不是疾病，它是特殊体质和人格的人们对生活事件和经历的反应，是一种异常或扭曲的心理反应。Schneider 举例说，脑动脉硬化所致记忆缺损，即使并不严重，也是真正的精神病；而神经症不论行为异常多么严重，甚至在社会功能上实际已经成了残疾，也不是严格意义上的疾病。

作出上述定性的同时，许多学者在定量的意义上使用精神病这个词。赫赫有名的 Adolf Meyer 就是诸多学者之一，他把精神病看做"严重的"和"全面的"病（即涉及心理所有各个方面的病），而神经症则是"轻度的"和"部分的"病。过去（现在还有人这么说）把精神分裂症叫做重性精神病，把神经症叫做轻性精神病，就来源于此。现在把 DSM-Ⅳ 的 major depression 译成"重

* 指《临床精神医学杂志》

性抑郁症",但 DSM-Ⅳ 又把它区分为严重的（severe）、中度的（moderate）和轻度的（mild）3 种，弄得我们好不尴尬，而根源也在此。Kretschmer 对精神病的观点也可以归到这一"派"，在 20 世纪 30 至 50 年代出版的英文教科书中，几乎没有一本不提到他老先生的，可见其影响和名声之大。Kretschmer 认为，精神分裂症与躁郁症这些精神病与分裂病态气质、情感病态气质以及人格变异这三者之间构成一个连续谱，其间互相过渡，并无截然的分界线。

精神病的定性和定量两种用法是互相冲突的，在理论和实践中易造成混乱。从 19 世纪到 20 世纪中叶的西方精神病学文献中，尤其是德语文献（前述 Schneider、Kretschmer 都是德国人，Meyer 原籍瑞士，瑞士人也多说德语，如再加上 Griesinger、Kraepelin、Jaspers 等，那就更热闹了），有关争论很多。

由于争论的核心涉及病因学和发病机制，因此在这些问题没有解决的今天，我们还很难说何者正确，何者错误。

总之，精神病是个既不精确也不明晰的概念。精神分裂症（早发性痴呆）与躁狂抑郁性精神病之分，是 Kraepelin 的一大成就，然而，早在 20 世纪 30 年代，就有分裂情感性精神病的提出，迄今仍为 ICD-10 和 DSM-Ⅳ 两大分类系统所采用。可见，精神分裂症与情感（心境）障碍两者之间并无截然的分界，更何况精神病呢？

DSM-Ⅱ（1968）关于精神病的定义是"对知觉之持续的错误评价，这种错误评价既不能归因于感官缺陷和神经传入通路的异常，也不能用社会上灌输的特殊意识形态教条来解释，也不能基于个人异乎寻常的生活经验加以解释"。把精神病定义为"对知觉之持续的错误评价"主要适用于妄想和幻觉一类的症状综合征，并且把一般不被视为精神病的超价观念也包括了进去，而对言语、行为瓦解综合征则不适用，可见，这个精神病的定义也仍然不能使人满意。

精神障碍流行病学的关键问题，是如何定义一个"病例"（必须是操作性定义）；精神药理学的关键问题，是"疗效"究竟如何（要尽可能将症状定量化，当然同样重要的是区分不同的症状，这样才能比较不同的疗效）。20 世纪中叶以来，精神病学的这两门分支学科取得了巨大的进展。这两门学科的进展与描述性精神病理学（即精神症状学）的发展之间存在着良性互动。多种筛选方法、标准化检查和症状量表都是这种良性互动的产物。

描述性精神病理学并不企图抹杀理论，而是强调在精神症状的事实和现象层面上，学者们如果不能取得共识（共识指：在症状的评定上有很高的一致性），那么，理论上是争不出个结果来的。

精神障碍的分类和诊断标准以描述性精神病理学为基础和指导原则的第一

个影响巨大的成果，是 DSM-Ⅲ 的出版发行。接着便是在它影响下对 ICD-9（第Ⅴ章：精神和行为障碍，世界卫生组织，1978）的增订和修改，以及 DSM-Ⅲ-R（1987）的改版。最新成果是 ICD-10（1992）和 DSM-Ⅳ（1994）。

从 ICD-10 和 DSM-Ⅳ 可以看出，精神病学界已经尽可能不使用精神病这个词了，因为这个词的历史包袱太重，传统带来的分歧严重，简而言之，在事实描述的层面上，人们对精神病所包含的范围广狭差异太大。

ICD-9 将 290~299 这 10 类障碍总称为精神病（psychoses），很多 3 位数码类别的名称都包含精神病这个词，而在 ICD-10 几乎完全不见了。ICD-9 的"躁狂抑郁性精神病"到 ICD-10 成了"心境（情感）障碍"，根本不算精神病了。不论躁狂还是抑郁，都可以"伴精神病性症状"，也可以"不伴精神病性症状"，这里精神病性症状指的就是妄想或幻觉。这跟 DSM-Ⅳ 完全一致。概而言之，ICD-10 和 DSM-Ⅳ 都在使用精神病这个词最狭义的意义，并且是完全描述症状学的。

根据 ICD-10 和 DSM-Ⅳ，我们可以把大家公认的精神病性症状列举如下：①妄想；②幻觉；③思维形式障碍，表现为言语瓦解（如言语不连贯、言语脱轨、显著的联想松弛等）；④严重的行为瓦解（如紧张症性行为和无目标导向的行为模式）。

上述 4 组症状组成的精神病性症状可以说是最狭义和最严格的了，这样定义的精神病不仅有利于精神病学工作者之间取得共识和消除分歧，而且对治疗决策也有利。实践证明，严格意义的精神病性症状对抗精神病药是很敏感的。举例说，典型的妄想大多在服用抗精神病药 1 个月左右便趋于消失，而以过分猜疑、自我援引和超价观念等为主要临床相的偏执障碍，抗精神病药照例效果不显。

ICD-10 和 DSM-Ⅳ 都不把精神分裂症的阴性症状视为精神病性症状，可能与下述两方面有关：①精神分裂症的阴性症状和分裂样（schizoid）及分裂型（schizotypal）人格障碍的类似表现难以区分；②阴性症状在治疗上迄今仍是困难的，抗精神病药的效果往往并不令人满意，这跟前述两种人格障碍的类似表现很难改变也是接近的。

DSM-Ⅳ 附录 B 提出"精神分裂症的精神病后抑郁障碍"（post-psychotic depressive disorder of schizophrenia）这样一个诊断。这里，"精神病后"指的是"诊断精神分裂症所必备的阳性症状消失后"，这又一次表明，精神病性症状不包含阴性症状，因为在两次阳性症状发作的间歇期，绝大多数精神分裂症患者都存在或轻或重的阴性症状。

从历史和现状可知，精神病这个概念在不同学者笔下，含义可以相差很远。我们采用 A 和非 A 这种逻辑二分法时，A 这个概念必须是精确的、确定的和明晰的。整个精神病学的分类，不论是诊断类别还是症状，都远远不能满足逻辑学的严格要求，我们可以说，精神病学的"分类"，并非逻辑学的"分类"，而只是一种汇类或分组。"精神病性"尚且用处不大，"非精神病性"就更没有什么用处了。

如果有人提问：谵妄、痴呆算不算精神病性症状？笔者便要反问：为什么要把比较确定、明晰的概念硬给归属到比较不确定、不明晰的概念里去呢？我们总不该问焦虑算不算神经栖栖（nervousness）吧（笔者注：此处栖读 xī，"栖栖"的意思是"形容不安定"，见《现代汉语词典》，商务印书馆，2002年，1344 页）

我们最好还是放弃旨在一网打尽、非此即彼的逻辑两分法，在临床实践和讨论中多把注意放在患者身上，力图去了解各种症状的外在表现和患者内心体验，并尽可能用平实的语言加以详细的描述——这就算描述性精神病理学的方法。

精神分裂症与妄想性障碍的鉴别

ICD-10 中有一个类别：F22 持久的妄想性障碍，它与 DSM-Ⅳ 的妄想性障碍（编码 297.1）相同。现讨论其与精神分裂症的鉴别诊断。

一、病 例

先复习一个病例。

患者，男性，1970 年 6 月生（现年 35 岁），已婚，技工。性格被父母描述为：温顺老实，不爱说话，敏感好猜疑，无知心朋友。母孕期及童年无特殊异常，小学成绩优良。个人及家族无神经精神病史。

1986 年（16 岁）患者初中毕业后考重点高中未被录取，开始心情不快，并经常认为有人在背后议论他，说他的坏话。同年秋患者升入普通高中，不久受老师批评，感到委屈，从此不愿意进教室，认为周围的同学议论他，学校有很多同学要合伙打他，害怕自己走在街上被人打死，因而常在家中练拳自卫。在家时患者认为邻居也在议论他，凭空听到有人骂他的说话声音，认为邻居们在一起说话就是在议论他。患者学习成绩下降，但日常生活自理良好，无其他反常言语行为。1987 年患者在家休学 1 年，家人并不以为是病，而认为他过于敏感多疑。在这一年里患者病情有波动，轻时接近常态，能自习功课和帮助家务；重时则不看书也不理家务，总说有人在背后议论他，但家长解释、批评时患者能承认自己想法不对。1988 年患者考入济宁商校（中等技术职业学校），第一年能正常学习，与同学虽交往少，却也相安无事。1989 年年底患者在与同学发生小矛盾后又认为同学议论他，还听到同学骂他（实无），有时在家自言自语，父母对他说话则有时显得心不在焉。从此家长才开始认为他有病。

1990 年 3 月患者第一次在当地精神科门诊，诊断为精神分裂症，服舒必利 6 个月，最高剂量 1200mg/d，无效。改服奋乃静 3 个月，最高剂量 80mg/d，效果仍不显。又改为服氯丙嗪 3 个月，最高剂量 900mg/d，病情显著好转，前述症状都消失，患者虽仍好猜疑，但知道不对，遂停药。治疗期间一直继续在校学习。1992 年患者毕业，不久即参加工作，在父亲任总工程师的济宁发电厂做技工，工作积极肯干。1992 年 12 月 15 日患者病情又显著恶化，症状同前。可能的诱因有：一为帮忙表姐安排婚礼，甚感劳累；二为工作中与同事关系失和而生气，心情不好。患者在当地精神科门诊服氯丙嗪 20 余日，症状减轻。家属想彻底治愈，陪同患者来京诊治。

患者于 1993 年 2 月 19 日入住北京大学第六医院，1993 年 4 月 12 日出院，诊断精神分裂症。先予氯丙嗪治疗（注射继以口服），共 3 周，剂量 400mg/d；后改为氯氮平，最高剂量 300mg/d，共服 28 天，以"痊愈"出院。其实患者好猜疑依旧，但对过去病重时的症状有了自知力。此后一直口服氯氮平，剂量 150～300mg/d，随病情轻重而改变。10 余年来患者一直能照常上班，1996 年 6 月结婚，1997 年 10 月 23 日、1998 年 9 月 10 日、1999 年 4 月 29 日、2003 年 9 月 17 日，患者曾 4 次由父亲陪同来六院门诊。多次门诊记录均说患者当时病情稳定，有自知力，但总的看来出院 10 年来病情时有波动。

最近一次门诊是 2005 年 5 月 11 日，患者由父亲和妻子陪伴而来。患者主动谈病情，诉仍多疑，易怀疑别人说他的坏话，遇到不顺心的事和心情不好时就"控制不住"，把实际无关的人和事串联在一起，当时并不知道这些想法不对，现在想起来感到困惑和痛苦。患者近几个月来心情不好，猜疑加重，觉得人际关系复杂紧张，无法解脱，很苦恼。经询问，患者说近两三个月来在周围人说话当中偶尔听到一句骂他的话，但他对于究竟是"幻觉"还是"多疑"不能肯定。

父亲对患者的精神障碍究竟是不是精神分裂症有所怀疑，因患者患病后父亲曾看过不止一本精神病学方面的书，觉得与书上说的精神分裂症很不一样。父亲和患者一致认为，患者从 16 岁起，好猜疑几乎就一直存在。

父亲说，患者虽然有病，也一直在服药，但工作认真负责，老实肯干，领导和同事都一致如此评价。

妻子认为，患者很重感情，结婚迄今一直对她十分关心，患者对家庭的感情比其他家庭成员都更为细微、深厚，在不涉及所猜疑的人和事时，即使在病重时，感情、言语、行为也都和正常人一样。

门诊大夫检查时，患者表情自然，情感生动，诉心情不好，为长期患病很是苦恼，叙述病情条理井然，与大夫对答切题，容易沟通；对大夫表示感谢并迫切希望治好。

医生基于多方面考虑（理由容后讨论），此次门诊将诊断改为妄想性障碍，同时可能有偏执人格障碍。

医生建议氯氮平逐渐减量直到完全停用［因服药时间过长，且白细胞常在

（4～5）×10⁹/L 水平，又长期不验血]，同时改服利培酮（1 个月内由 1mg/d 增至 3mg/d），并服帕罗西汀 20mg/d 以改善抑郁心情。医生向家属说明，敏感好猜疑是患者的性格特点，药物无法改变，只在症状严重（患者"控制不住"且不接受家属解释劝说）时，可服抗精神病药，待症状消失稳定一两个月即可逐渐减量直至停药；同时建议家属平时多关心患者，多与患者交谈，倾听患者诉说，帮助其处理工作中的人际关系，尽可能理解患者的猜疑而不要批评他。

二、讨 论

ICD-10 的精神分裂症诊断标准（中译本第 73 页）里，列出了从（a）到（h）的症状。"诊断要点"要求"存在属于上述（a）～（d）中至少一个（如不甚明确需要两个或多个症状），或（e）～（h）中来自至少两组症状群中的十分明确的症状"。

（a）～（d）的症状实际上都是 Schneider 的一级症状，显然，患者从来不存在其中任何一个。

（e）妄想和幻觉（非精神分裂症特征性的）。

（f）言语不连贯。

（g）紧张症性行为。

（h）阴性症状。

此患者有妄想和幻觉（非精神分裂症特征性），只符合（e）这一项，而（f）、（g）、（h）3 项中的症状患者都没有，总之患者不符合 ICD-10 精神分裂症诊断的症状标准。

再看 DSM-Ⅳ精神分裂症的诊断标准（第 285 页）：

A. 特征性症状：两个或多个下列症状：

1. 妄想；

2. 幻觉；

3. 言语瓦解；

4. 严重瓦解的或紧张症性的行为；

5. 阴性症状。

表面上看，此患者存在（1）、（2）两项症状，符合症状标准。但 DSM-Ⅳ是否认为任何形式的妄想和幻觉都是精神分裂症的"特征性症状"，存疑。

DSM-Ⅳ的症状标准比 ICD-10 似较宽松，但它规定了相当明确的社会/职业功能标准，这就是：

B. 社会/职业功能紊乱：在起病后整个病期中有相当大一部分时间，在诸如工作、人际关系或生活自理等主要功能领域，有一个或多个领域功能水平显著低于病前水平……

从病史和现状看，患者并不符合 B 这一条诊断要求，患者在病前既未参加工作也未结婚，而病后工作表现良好，婚姻生活和睦，这两项重要功能在病后的社会实践中可以说还有所发展和提高。

至于此患者的妄想和幻觉是否符合 DSM-Ⅳ 精神分裂症"特征性症状"的要求，可以从该书对"古怪（bizarreness）"一词的讨论（第 275 页）窥其一斑。该书说，"妄想被视为古怪的（bizarre），因为它是完全不可能的，而且是不可理解的，也不能从日常生活经验中推演出来。""古怪妄想的一个例子是，某人确信有陌生人从他（她）的体内取走了某个器官，同时更换为另外某一个人的器官，却没有留下任何伤痕和瘢痕。"此患者的妄想和幻觉并不是"古怪的"，也可以说，他的妄想和幻觉并不是精神分裂症的特征性症状。DSM-Ⅳ 还认为，Schneider 一级症状都是古怪的。

患者从 16 岁考重点高中失败后出现关系妄想算起，病期已有 19 年。患病 19 年"阳性症状"几乎一直存在，却从不出现"阴性症状"。笔者认为，仅此一点，精神分裂症的诊断就十分可疑。

笔者倾向于用偏执性障碍代替妄想性障碍。理由是，这类障碍病程持久，而完全符合妄想定义的症状存在的时间往往相对短暂，甚至绝大部分时间只存在"不完全妄想"，即并不确信，至少在一定程度上接受摆事实、讲道理的劝说解释；或者半信半疑；或只是猜疑而"不能控制"，但明知并无证据，有些患者根本没有妄想而只有超价观念。

典型的偏执性障碍的特点是：

1. 妄想并不"古怪"，而是内容与现实有相当可理解的联系。

2. 妄想加剧往往有现实生活事件作为诱因，或者与抑郁心情相联系，一次发作甚至可以称之为抑郁-妄想综合征。

3. 幻觉可有可无，即使有也不"古怪"，不属于 Schneider 一级症状，它的内容与妄想密切相关，而且只在妄想加剧时出现。

4. 涉及与妄想无关的人们、事件和处境时，患者的情感、言语、行为均正常。

5. 可以持续多年而不出现情感意志减退或削弱，且社会/职业功能长期保持良好，至少无明显下降。

6. 没有任何精神分裂症的特征性症状。

据此，此病例是典型的偏执性障碍。

据笔者见闻所及，多年来国内对精神分裂症的诊断似乎有些太宽甚至滥用。这主要涉及4种情况：①心境障碍；②妄想性障碍；③分裂型（人格）障碍；④一般归属于神经症这一大类而症状有些特殊的病例，如内容荒谬的强迫症和疑病观念、身体变形障碍、自知力明显缺乏的社交恐惧障碍等。

近十几年来，国内对心境障碍的临床和诊断研究颇多，精神分裂症与心境障碍的鉴别已引起了广泛的重视。

因此，正确诊断精神分裂症而不流于太滥，主要在于以下3点：

1. 准确把握 Schneider 一级症状，掌握检查技巧而不把似是而非的症状误认作一级症状。DSM-Ⅳ关于"古怪"的描述可视为妄想和幻觉具有精神分裂症特征的依据，如不古怪则不足以诊断为精神分裂症。

2. 重视患者的社会/职业功能及阴性症状。慢性患者（如阳性症状已持续10年以上）而没有社会/职业功能下降，也没有阴性症状，可视为精神分裂症一个强有力的反证。Kraepelin 将早发性痴呆区别于躁狂抑郁性精神病以及各种偏执症，主要有两方面的根据，一是横断面的临床相或精神症状，另一是长期病程和结局。早在20世纪30年代，Langfeldt（1939）就是用长期追踪来区别所谓真正的精神分裂症和精神分裂样（schizophreniform）精神病。Langfeldt 的长期追踪方法对于日常临床诊断来说缺乏可操作性，但他的观点却是与 Kraepelin 一脉相承和值得重视的。

3. 如此说来，我们应该认识到，短期观察（对初次起病且病期不长的患者尤其如此）所做的精神分裂症诊断并不总是可靠的。为了纠正可能的错误，我们必须重视门诊追踪。遗憾的是，对很多病例，一旦经高年资医生或住院诊断为精神分裂症，此后的门诊就照例依样画葫芦。不少门诊病历，虽然患者多年多次来诊，记录却不过寥寥数页，几乎无人再仔细询问和检查，这样的做法，怎能避免一错到底呢？医生偶尔诊断错误是难免的，但长期不加纠正，甚至根本不加考虑，却是说不过去的了。

神经症的描述性定义

今年 4 月 13 至 17 日在哥本哈根举行了精神障碍诊断和分类与酒精和毒品有关的问题的国际会议（由世界卫生组织召集）。神经症方面的专家一致认为，神经症这个术语迄今尚缺乏普遍公认的定义，尽管如此，保留这个术语仍属必要，因为神经症性障碍的许多症状可以区别于其他精神障碍和躯体障碍，并且神经症性障碍具有相对稳定的模式*。本文作者同意这一观点，并愿就这一受到广泛关心的问题发表自己的见解如下。

为方便计，不妨从评论 ICD-9 关于神经症的描述出发。ICD-9 关于神经症的描述可以分解为 6 条：①没有任何可证实的器质性基础；②有相当的自知力；③接受现实检验的能力没有损害，即通常不把病态的主观体验和幻想跟外在现实混淆起来；④行为可以大受影响但通常仍在社会所能接受的限度之内；⑤人格没有破坏；⑥精神障碍的主要表现有过分焦虑、歇斯底里症状、恐怖症、强迫症和抑郁。

不难看出，上述的①至⑤都是阴性的，即并没有描述神经症的阳性特征，实际上，没有神经症的正常人都符合这 5 条。第 6 条是唯一的阳性描述，然而很遗憾，它只是列举了神经症常见的几种亚型，而没有对神经症的诸亚型作概括的描述。

这么长的时期，这么多的精神病学家，弄来弄去，却始终未能对神经症这一概念作出差强人意的描述性定义，这究竟是为什么呢？为了弄清楚现状，有必要作简短的历史回顾。

神经症概念的历史大致可以区分为以下 3 个时期：

1. 从 1769 年 W. Cullen 提出神经症到大约 19 世纪的中叶，这一时期限于 Cullen 的概念，即神经症是神经系统的疾病，包括器质性疾病在内，但不包括急性感染。

2. 从大约 19 世纪中叶到 19 世纪末或 20 世纪初，这一时期进展最大，各种器质性疾病都从神经症排除出去了。神经症被公认为是神经系统的功能性障

本文原载于《国外医学·精神病学分册》1985 年 193—195 页

* 这次会议上的文件上印有"并非正式出版物，不得引用"等字样，所以这里不能标明出处

碍，但现在不属于神经症的若干躯体功能性障碍仍留在神经症之内。这一时期对歇斯底里的研究占着突出的地位，卓有成效，但也给神经症这一概念留下了历史的包袱。在致力于病因、病理的研究时，学者们对神经症这个概念的总的描述有所忽视。

3. 从 20 世纪初到现在。神经症是一种精神障碍，可区别于精神病（psychosis）这个概念，逐渐获得了公认。

显然，从现在公认的神经症概念看来，歇斯底里跟神经症的概念很不协调。一方面，歇斯底里可以主要表现为躯体功能障碍（所谓转换性歇斯底里）；另一方面，不少歇斯底里病例的精神障碍却显著不同于其他神经症，如自知力严重缺乏，将病态的主观体验跟外在现实混淆起来，有公开的破坏性和攻击性行为等，也就是说，不符合 ICD-9 关于神经症的描述（前面分析的第 2 条至第 4 条），难以区别于精神病。

因此，本文首先将歇斯底里区别于其他神经症，然后再尝试对神经症进行概括的描述，现分别讨论如次。

一、不应该把歇斯底里看做一种神经症

歇斯底里不同于所有其他的神经症，学者们早已有所论述，举例如下。

F. Fish 在谈到神经症与精神病的区分时指出，歇斯底里者常常没有自知力，生活于幻想之中，不能区分主观体验和外在现实等。

文献中常常提到歇斯底里性精神病（hysterical psychosis）。V. Siomopoulos 曾经对此作了症状学的分析。一句话，歇斯底里可以表现为不同于神经症的精神病状态。ICD-9 采用了这一诊断，把它归属于"其他非器质性精神病"这一类别（298.8）。把歇斯底里分别归之于神经症和精神病两个不同的类别，不能说是令人满意的。

H. J. Eysenck 等写道："我们认为，内倾而高度情绪性的人在素质上易患情绪恶劣的神经症，即焦虑状态、强迫症、恐怖症等，外倾而高度情绪性的人在素质上易产生精神病态性、犯罪性和歇斯底里性反应。"这种把歇斯底里从人格特征上区别于其他神经症的观点跟不同理论观点的许多学者的结论是一致的，如 K. Jaspers 和 H. Ceckley 都把歇斯底里跟反社会性人格特征（如说谎、诈骗等）联系起来，而犯罪学家早就熟知所谓歇斯底里性精神病态案例。W. Mayer-Gross 等在临床方面也有类似的观点。他们指出，强迫人格不仅倾向于患强迫症，也倾向于患焦虑症、神经衰弱、疑病症以及人格解体等，而歇斯底里症状则非常罕见。同时他们也指出了强迫人格和歇斯底里人格的不同。

K. Schneider 用不安全的人格和吸引注意与人格分别称呼这两种人格。

一个世纪以来，歇斯底里在精神学家的笔下早已成了一个广谱概念，它标示着 5 种有联系的情况：①以原始反应为特征的急性心因性障碍，如木僵、假死、意识混浊、假性痴呆、盲动和模仿症等；②具有明显的动机或通过观念的中介表现的感觉运动障碍，即转换歇斯底里，如失明、失聪、失音、瘫痪、步行不能等，这些症状既可以短暂即逝，也可以持续多年而构成严重残疾，病人对症状泰然处之（la belle indifference）是典型的；③歇斯底里性分离症状，如意识狭窄、遗忘症等；④歇斯底里性精神病的各种形式；⑤歇斯底里性人格障碍，包括某些类型的反社会行为模式。

显然，上述任何一种形式都大不相同于其他神经症，与其他神经症格格不入。

许多精神病学家对歇斯底里与其他神经症显著不同之点熟视无睹，这主要是弗洛伊德精神分析学说及其变种的影响的结果。正是弗洛伊德的无往而不利的"无意识"学说掩盖了歇斯底里和其他神经症在现象或症状上的根本差异。一旦抛弃弗洛伊德的假设性解释，忠实于症状本身的描述，歇斯底里就很突出地成了神经症中的一个异物。看来包括歇斯底里在内的神经症是一个现象学或症状学上无法概括的杂类。不仅如此，歇斯底里与诈病的鉴别，歇斯底里与神经科障碍（这方面的误诊不少）的鉴别等，都是一些需要专门探讨的实践和理论课题，而这种问题对其他神经症是不存在的。

E. Kraepelin 一直对弗洛伊德持批判态度，与此相联系，在他的教科书第9 版的分类系统里，歇斯底里是独立于神经症以外的一个临床实体。可见，尽管目前人们都公认歇斯底里是一种神经症。反其道而行之却并非标新立异，且对理论和实践都大有好处。在歇斯底里与神经症的关系问题上，我们所要做的只不过是抛弃弗洛伊德的假设性解释和回到 Kraepelin 的分类观点上去，如此而已。

二、神经症（除外歇斯底里）的描述性定义

把歇斯底里从神经症排除出去以后，神经症的描述性定义似乎并不难。下面是可能的定义之一。

神经症是一种精神障碍，主要表现为持久的心理冲突，病人意识到这种冲突并因之而深感痛苦，但没有任何可证实的器质性基础。

这个定义包含 4 个因素，下面略加说明。

1. 持久性：神经症是一种持久的精神障碍，不同于各种短暂的（最多不

超过几个月）精神障碍，神经症以急性起病的反应状态开始并不少见。对于这样的病例，开始时诊断为急性反应状态是无可非议的，但病期迁延便需修改诊断为神经症。如果对病前人格特征有相当的了解，那就有可能在早期预断将要持续存在的神经症性障碍。

2. 意识的心理冲突：神经症病人清楚地觉察到他处于一种无力自拔的自相矛盾的心理状态，其典型的体验是，病人感到不能控制他自认没有意义、不必要和应该加以控制的心理活动，如强迫观念、强迫动作、过分的焦虑、紧张、恐怖或情绪恶劣等。病人感到观念和情绪具有纠缠性，他力图摆脱却无法摆脱。病人清楚地认识到他的情况是不正常的或病态的："我过去并不是这样。"也就是说，病人对症状的事实方面有自知力。

3. 痛苦：神经症是一种痛苦的精神障碍。没有精神痛苦，就根本不是神经症。病人的痛苦在于他的心理冲突，也正是心理冲突使他特别痛苦。病人照例主动求医，往往主动找神经或精神科医生看病。

4. 没有器质性病变作为基础，这条阴性标准至少在目前是必要的。

应该说明的是，描述性定义只能提供一个基本的概念。至于在临床上实际应用这个概念那就需要对诊断标准做出具体而详细的规定。不过这里也可以简单说明几点。

与心理生理障碍的区别。这主要是躯体功能障碍而不是精神障碍，可以有不愉快的情绪或心情紧张但在临床相中不占主要地位，没有心理冲突或相当轻微。目前在我国很多以头痛和（或）睡眠障碍为主诉的病人被诊断为神经症，其实，这里有相当一部分并不是神经症，因为病人并没有严重的心理冲突并因此而痛苦，显然无有心理冲突，治疗大不相同。

与某些类型的人格障碍的区别。如果痛苦严重且病史中有清楚的无症状的病前时期，同时人格特征偏离常模不显著，那就是神经症，反之则为人格障碍。当然，有时必须下两个诊断，即病人既有神经症也有人格障碍。

至于神经症与精神分裂症和躁狂抑郁性精神病的鉴别，绝大多数病例并无困难，而少数疑难病例则往往涉及若干意见分歧和有待解决的根本问题，这里就不说了。

参考文献

[1] WHO. Mental Disorders, Glossary and Guide to Their Classification in Accordance with ICD-9. Geneva：WHO，1978.

［2］Hamilton M（ed.）. Fish's Outline of Psychiatry. Wright Bristol，1978.

［3］Siomopoulos V. Brit J Med Psychol，1971，44：95.

［4］Eysenck H J，et al. The Causes and Cures of Neuroses. London：Routledge and Kegan Paul，1965.

［5］Jaspers K. General Psychopathology. Chicago：The University of Chicago Press，1963.

［6］Cleckley H M. The Mask of Sanity EV. London：Mosby，1964.

［7］Mayer-Gross W，et al. Clinical Psychiatry. London：Cassel，1955.

［8］Bratfos O. Acta Psychiat Scand，1970，46：35.

［9］Freud S. The Loss of Reality in Neurosis and Psychosis in Collected Papers. Vol Ⅲ. London：Hogarth Press，1933.

［10］Kraepelin E. Psychiatrie，Neunte Auflage. Band Ⅲ. Leipzig，1927.

［11］Hebb D O. Psychosomatic Med，1947，9：3.

［12］Angyal A. Neurosis and Treatment. New York：John Wiley and Sons，1965.

几种神经症诊断标准的建议*

1982 年 10 月 3—8 日在四川医学院举行了神经症学术讨论会。与会者都认为有必要制定几种神经症的诊断标准作为建议，供全国试用、讨论和修改。会议委托我们执笔整理，这是本文的由来。

一、几点说明

1. 本建议的诊断标准主要供临床研究之用，但也考虑到日常工作中是否适用。

2. 一套完整的诊断标准，除了它本身的条文外，还应附有另外两个部分：诊断类别的描述性定义，所有术语的描述性释义（即词汇）。因限于篇幅，本文只能就这两部分摘要加以简述。

3. 任何一个诊断类别的效度主要取决于是否具有同质性而能区别其他类别。所谓同质性可以是病因学的、发病机制的、临床相的、病种和结局的、治疗学的等。本草案的效度尚有待今后从多方面进行系统的研究去肯定或否定它。

4. 本文所依据的神经症描述性定义如下：神经症是一种精神障碍，主要表现为持久的心理冲突，病人意识到这种冲突并因之而深感痛苦，但没有任何可证实的器质性基础。

5. 本建议只包括 4 种神经症：神经衰弱、焦虑性神经症、抑郁性神经症、疑病性神经症。至于强迫性神经症和恐怖性神经症，由于诊断标准已经相当一致，不予论述。另外，如歇斯底里、人格解体等，它们在分类中的地位和诊断标准，意见分歧太大，亦不加论述。

二、神经衰弱的诊断标准

诊断必须符合以下 4 条：

1. 症状标准：在下述 5 个症状中至少存在 3 个。所谓症状，必须是病人感到不快或痛苦的体验。这一点适用于本文提到的各种神经症症状。

（1）情绪障碍：表现为烦恼、情绪紧张或易激惹。可有抑郁心情但不到病

本文原载于《中华神经精神科杂志》1983 年第 16 卷第 4 期 236—238 页

* 本文原作者为许又新，钟友彬

期的一半。

（2）易兴奋：指工作、学习、交谈、看电影电视及其他文娱活动等易引起精神兴奋。表现为回忆、联想很多，不能控制。这是一种主观体验，不伴有明显的言语运动性兴奋。引起兴奋的事件不一定是令人不快的，但兴奋本身被体验为不快，尤其是持久而无法控制的时候。精神兴奋可无明显诱因，如静坐或静卧休息时出现许多回忆或联想。

（3）脑力易疲劳和（或）脑力减退：精神兴奋或脑力工作 1 小时便感到很累，严重者短时间的交谈或消闲阅读也使病人感到疲乏。包括注意力不集中或集中注意力不能持久，记忆减退，但一些烦恼的事则难以忘却，不能有效地思考，思绪混乱，无关或无效的思考在脑子里萦回，感到头脑不清楚等。

（4）紧张性头痛：肌肉紧张所致。头部发紧、发胀、重压感，颈部肌肉发僵发痛，以及四肢腰背肌肉疼痛等。

（5）睡眠障碍：主要是入睡困难，睡眠浅，易惊醒，醒后不易再入睡，为多梦所苦恼。有些病人睡眠时间并不少，但感到不解乏，醒来头脑不清楚甚至感到比入睡前更难受。

2. 病期标准：症状持续存在至少 3 个月，即使轻重有波动但从未完全消失过。

3. 严重程度标准：由于症状而使工作、学习或操持家务的效率明显降低。

4. 阴性标准：必须排除以下情况：①焦虑性神经症；②抑郁性神经症；③疑病性神经症；④强迫性神经症；⑤恐怖性神经症；⑥歇斯底里；⑦精神病，即没有任何精神病的历史和症状；⑧头部外伤所致之类神经衰弱症状；⑨可以引起类神经衰弱的任何躯体疾病、职业性中毒或神经系统器质性疾病等。

神经衰弱情绪障碍的补充说明：

1. 烦恼：这是欲望不遂或意识中欲望冲突的产物，它总是具有明确而现实的内容。患病较久的病人通常可有意或半有意半无意地转移烦恼的对象，从重大生活事件转移到了日常琐碎事件，此时可误诊为焦虑症，但引起烦恼的生活事件总是可以追问出来的。只要医生持同情态度，一经询问病人便能清楚地认识到引起烦恼的现实来源。否则，便没有充足根据说病人的痛苦情绪是烦恼。烦恼往往伴有牢骚或对现实不满的态度。病态的烦恼具有纠缠性，病人明知道自己在为烦恼而痛苦却无法自拔。

2. 情绪紧张：这是一种精神或"大脑"绷得很紧的难受体验。往往伴有肌肉紧张，但两者并不是一回事。病人感到生活是一种负担，工作或学习对他有压力，总感到有很多事要做或没有做好。行动往往迫于任务、责任义务感或

"应该"，而几乎不是为了兴趣或享受，因而不愿或不敢有所松懈。即使有休息的时间或机会也不能使心情轻松或使精神松弛下来，苦于"放心不下"。多数病人能认识到自己"过于好胜"或"受不了委屈"等是情绪紧张的根源，但自认很难改变。

三、焦虑性神经症的诊断标准

诊断必须符合以下 4 条：

1. 症状标准（下述症状至少有 1 个）：

（1）持续的一般性焦虑：焦虑作为一种精神病理现象，指一种控制不住的、没有明确对象或内容的恐惧或提心吊胆的痛苦体验，它指向未来，意味着对即将来临的危险感到受到威胁，但并不存在实际的威胁。或者，按合理的标准说，威胁与焦虑的程度不相称。典型的焦虑是游走性（或自由浮动）焦虑或焦虑性预感（亦称期待性焦虑）。焦虑症不只是主观的情绪体验，它至少伴有下述情况之一：①运动性不安，或不自主运动如震颤甚至发抖；②特殊的身体不适感，如胸部紧压憋闷感，嗓子发干堵塞感，两腿发软或要晕倒的感觉等；③自主神经功能亢进的表现，如出汗、面色苍白或潮红、呼吸加快、心跳、脉搏加快、尿急、尿频等。

（2）惊恐发作：这是一种急性发作性焦虑，此时病人有无对象的强烈恐惧，同时有显著自主神经功能障碍的表现。通常无明显或相称的诱因。每次发作持续 1 小时左右。发作间歇期除害怕再次发作外可无明显症状。

2. 病期标准：一般焦虑至少持续 1 个月。慢性焦虑病人至少有一半的日子存在明显症状。惊恐发作在近 1 个月中至少发作 3 次。

3. 严重程度标准：由于症状而使工作、学习或操持家务的效率明显降低。惊恐发作时病人完全无法从事正常活动。

4. 阴性标准：不是任何精神病的症状，不是抗精神病药物所致，不是药物戒断症状，不是躯体疾病（如心脏、内分泌疾病等）所致，也不符合其他神经症的诊断标准。

四、抑郁性神经症的诊断标准

诊断必须符合以下 4 个标准：

1. 症状标准：以病态的心情低落为主要症状，表现为沮丧、消沉、忧伤等。除心情低落的一般性体验外，至少存在下述症状中的 3 个：①对日常活动（包括已有的爱好和娱乐消遣）兴趣显著减退，甚至丧失；②感到生活没有意思，对前途悲观失望；③自我评价下降；④对赞扬、奖励感不到高兴；⑤经常回想过去不愉快或痛苦的经历；⑥自觉疏懒，即使振作精神也不能持久，往往伴有疲乏无力感、思考困难或记忆差等主观体验，也常有身体不适感；⑦社会性退缩，不主动与人交往，但被动接触良好；⑧经常流泪哭泣或唉声叹气；⑨经常想死但内心矛盾重重，下不了决心。

2. 病期标准：症状至少存在 1 年，并且患病期间至少有 2/3 的日子是抑郁的。可有心情正常的间歇期，但每次最长不超过 2 个月。

3. 严重程度标准：由于症状而使工作、学习或操持家务的效率明显降低。

4. 阴性标准：既往无躁狂或抑郁的历史，此次病中没有躁狂症状。不符合其他神经症的诊断标准。存在下述症状之一应考虑内生性抑郁性精神病的可能：①精神运动性迟滞；②早醒及症状早晨比下午晚上重；③非躯体疾病所致的体重明显下降；④内脏功能显著低下；⑤自罪观念；⑥严重的自杀行为；⑦任何性质的妄想或幻觉；⑧生活不能自理。

五、疑病性神经症的诊断标准

诊断必须符合以下 4 条：

1. 症状标准：以疑病症状为主要临床相，可表现为下述形式之一，也可以是混合形式：①疑病性烦恼和（或）疑病性感觉异常：疑病性烦恼指为自己的身体健康或疾病本身而烦恼，不包括对疾病的后果或社会效应的烦恼。可以接受医生的解释和劝慰。病人明知烦恼对健康不利却不能自拔。过分注意自己的身体（包括各种生理变化）往往很突出。如果没有疑病性烦恼或过分注意自己身体情况的证据，就不能把神经症性不适感一概视为疑病性的。②疑病观念：这是关于身体健康不良或患有某种疾病的一种根据不足的确信，但不是妄想。疑病观念往往排斥与它相反的观念。病人对有利于疑病观念的检查结果或诊断意见往往抱住不放，而不相信相反的检查结果或诊断意见，并倾向于把个人的失败和不幸完全归咎于疾病，甚至以养身延年为核心而逐渐形成待人处世的一种特殊风格。苦于有"病"，渴望痊愈。

2. 病期标准：症状持续存在至少 6 个月。

3. 严重程度标准：由于症状而使工作、学习或操持家务的效率明显降低。

4. 阴性标准：应排除精神分裂症及内生性抑郁症，应与疑病妄想鉴别，不符合其他神经症的诊断标准。

六、摘　要

本草案只包括 4 种神经症：神经衰弱、焦虑症、抑郁症和疑病症。每一种类型的诊断都必须满足 4 项标准：①症状标准，②病期标准，③严重程度标准，④阴性标准。草案中不仅描述了烦恼、情绪紧张、易激惹、焦虑和抑郁的差异，也规定了它们在不同类型神经症中何者居主要地位以及其持续时间的长短。例如，神经衰弱病人可有抑郁心情，但不占主要地位且存在时间不到病期的一半。

四种神经症临床研究的初步报告[*]

本研究目的是为了发展一套神经症的标准化临床检查方法，以便进行系统的研究。作为第一步，我们选择了 4 种神经症（神经衰弱、焦虑神经症、疑病神经症、抑郁神经症）作为检查对象。

一、研究方法

4 种神经症的诊断标准是经小组讨论确定的，这与许又新和钟友彬的诊断标准是一致的。

检查表主要是 PSE 有关项目的修改和补充。检查只涉及近 1 个月的症状。检查表的 30 项如下：①精神易兴奋[*]；②脑力疲乏（6）；③体力疲乏（6）；④注意力不集中（20）；⑤思考效力差（19）；⑥入睡困难（35）；⑦中段睡眠障碍[*]；⑧早醒（37）；⑨紧张性疼痛（5）；⑩烦恼（4）；⑪易激惹（40）；⑫精神紧张（10）；⑬焦虑情绪（11、12）；⑭焦虑性自主神经症状（11、12）；⑮运动性不安（8）；⑯健康状况的主观评价（1）；⑰躯体疾病或残疾（2）；⑱疑病性烦恼或不适感（9）；⑲疑病观念[*]；⑳抑郁心情（23）；㉑丧失兴趣（22）；㉒悲观失望（24）；㉓自我评价下降（29）；㉔感到没有精神或迟钝（36）；㉕社会性退缩（28）；㉖症状早重晚轻（27）；㉙体重下降（34）；㉚精神运动性迟滞（110、130）。

以上序号及项目名称后括号内的数字标示 PSE 相应项目的序数，带"*"的是 PSE 所没有的。限于篇幅，各项的描述定义和评分细则从略。但检查方法和评分原则与 PSE 大体相同。

从使用的经验看来，这 30 项已经把 4 种神经症所有重要的症状都包括了。由于抑郁神经症必须与躁狂症的抑郁症鉴别，表内包括了一些通常不见于神经症而见之于躁狂症的项目。

试用检查表的一致率见表 1。阳性一致率平均达 71％，这是可以接受的水平。但有些病人并未达到 70％。因此一致性还不能令人满意。

本文原载于《中华神经精神科杂志》1986 年第 19 卷第 5 期 264—267 页

[*] 本文作者为许又新，许迪，崔玉华，韩永华，张苗花

研究对象限于北京大学精神卫生研究所门诊病人。凡符合以下条件者均被选为研究对象：①有神经症主诉但没有恐怖症、强迫症、歇斯底里症状或人格解体；②年龄为18～50岁，起病年龄为16～40岁；③没有神经和躯体器质性病，常规体检和实验室检查阴性，没有中毒、外伤和内分泌病史；④没有任何精神病的表现和历史。

二、研究结果

1. 一般资料：男27例，女23例。年龄：18～20岁3例，21～25岁12例，26～30岁16例，31～35岁4例，36～40岁8例，41～45岁5例，46～48岁12例，平均年龄29岁。有偶29例，未婚20例，丧偶未再婚1例。文化程度：大学13例，中学34例，小学3例。职业：工人19例，售货员和保育员7例，大学生6例，大学教师4例，技术员4例，行政干部3例，科研工作者2例，会计2例，演奏员1例，中学生1例，待业1例。劳动情况：重脑力劳动16例，轻脑力劳动9例，轻体力劳动19例，重体力劳动6例。病程：最短3个月，最长17年，平均5年；短于1年11例，1～2年9例，2～5年11例，5～10年10例，10年以上9例。

2. 临床资料：症状评分与诊断的关系见表2。我们将检查表中30项的1～12项视为神经衰弱症状，13～15为焦虑症状，16～19为疑病症状，20～30为抑郁症状。

为了确定诊断神经衰弱的最低分，我们对两组进行了测试。一组为20～50岁（平均33.5岁）的正常人群，系我所职工，共31人。一组为20～45岁（平均30.5岁）的神经衰弱病人，共34例。结果：正常人组，0分17人（54.8%），1分9人（29.0%），2分4人（12.9%），0～2分共30人，占96.8%，3分以上1人（3.2%）。神经衰弱病人组无0～2分者，34例都在3分以上。

表1 4位评分者对10例病人的症状评分* （%）

病例号	XY		XC		XH		YC		YH		CH		平均	
	总	阳	总	阳	总	阳	总	阳	总	阳	总	阳	总	阳
1	87	60	93	80	90	75	97	65	90	72	97	80	89	72
2	81	56	91	86	83	79	90	60	83	53	90	85	86	70
3	97	88	97	78	100	88	93	89	100	100	97	89	97	89
4	93	38	93	62	96	75	80	20	84	43	90	57	89	48
5	87	50	87	38	93	63	80	20	87	40	93	43	88	42
6	93	56	87	56	96	75	80	27	96	78	83	50	89	57
7	93	67	93	75	90	62	90	62	87	52	96	75	95	76

病例号	XY		XC		XH		YC		YH		CH		平均	
	总	阳	总	阳	总	阳	总	阳	总	阳	总	阳	总	阳
8	97	73	93	69	90	62	90	62	87	52	97	92	95	68
9	100	100	100	100	100	100	100	100	100	100	100	100	100	100
10	93	78	100	100	96	88	93	78	96	88	96	88	96	87
平均	92	67	93	74	94	79	90	59	91	72	94	75	92	71

* X、Y、C、H 是 4 位精神科医生的代号，"总"表示总一致率，"阳"表示阳性一致率

若以 0～2 分为阴性，则灵敏度为 100%，特异性为 96.8%，假阳性率为 3.2%，假阴性率为 8.9%，有效性为 98.4%。因此，以 3 分作为诊断神经衰弱的最低分，则灵敏度高，也不会漏掉病人。根据我们的诊断标准，神经衰弱症状 3 分、焦虑症状 3 分、疑病症状 4 分、抑郁症状 4 分，分别定为诊断的最低分数。疑病症状的计分方法是，16、18 和 19 三项相加减去 17 的分数。其余 3 种神经症的分数都只是简单的相加。检查表中 6～9 项为心理生理症状，根据我们的诊断标准，仅有心理生理症状而没有兴奋衰弱症状或情绪症状者不能诊断为神经衰弱。

4 种神经症的诊断和鉴别诊断主要从下列几方面考虑：①症状得分是否达到了诊断的最低分数，也就是近 1 个月来的病状及其严重程度；②优先诊断特异性较高的，例如神经衰弱症状分和焦虑症状分都达到了最低诊断分，则诊断为焦虑神经症；③检查表只涉及最近 1 个月症状，所以还必须结合既往的病史来诊断，例如：诊断疑病神经症，病程至少 6 个月；诊断抑郁神经症，病程至少 1 年，这显然不能单纯根据检查近 1 个月症状所得的分数来诊断。表 2 中的诊断即综合以上的考虑得来的。

在表 2 的 42 例中，如果只考虑症状分数和诊断的优先性而不考虑 1 个月以前的病史，有 33 例与 4 人一致的诊断相符。这既说明了检查表的效度，也说明了检查表的局限性。检查表可以得出大约 3/4 病例的正确诊断，单纯依赖检查表则大约会有 1/4 的病例误诊。

我们小组的 4 名精神科医生对 50 例神经症病人的分型诊断，42 例是 4 人一致的，另 8 例分型有分歧。但 4 人都诊断全部 50 例为神经症，这一点是一致的。

关于诊断的特异性，值得提出：42 例有 17 例诉早醒，且得阳性评分，但 7 例诊断为抑郁神经症者却都没有这个症状。42 例中阳性评分最多的是第 16 项症状，计 36 例，各种诊断都有。可见，单纯自认身体健康情况不佳并无多

大诊断价值。与此成鲜明对比的是第 19 项症状，阳性评分者 5 例，均诊断为疑病神经症。可见，疑病观念的特异性高。在抑郁症状中，症状 20、21 和 22 特异性较低，而症状 23～26 的特异性高。42 例中共有 18 例有阳性抑郁症状评分，其中 7 例诊断为抑郁神经症，共得抑郁症状 45 分，平均每例 6.5 分，而非抑郁神经症 11 例，共得 36 分，平均每例 3.3 分，且分数来自症状 20～22。症状 27～30 在神经症中很少见，可以视为内源性抑郁的症状。

体力疲乏（第 3 号症状）常被视为抑郁症状，我们的结果不支持这种观点。42 例中阳性评分此症状者共 13 例，只有 3 例是抑郁神经症。也就是说，非抑郁神经症病人中有 10 例诉体力疲乏，而 7 例抑郁神经症病人中 4 例却没有这个症状。

三、讨 论

神经症诊断上的分歧有很多原因，诊断标准和对症状的评定是很重要的两个。我们症状评定的一致性还不能令人满意，有待提高。但是研究表明，使检查标准化是可以办到的。

鉴于西方有取消神经衰弱这一类别的趋势，我们把神经衰弱放在等级制诊断系统的最低层，这也符合神经衰弱症状具有最小特异性这一事实。本文的结果是，50 例中 4 人诊断一致的有 42 例，此中有 25 例是神经衰弱，也就是说，这 25 例都不符合其他 3 种神经症中的任何一种的诊断标准。我们认为，保留神经衰弱这一诊断是有根据而合理的。

A. Kleinman（1981）在湖南的研究认为，中国医生诊断为神经衰弱的 100 例中 93％有抑郁症。王秀姿等（1983）报告，从 100 例"神经官能症"中"筛选"出了 42 例隐匿性抑郁。我们的结果同这些观点有较大的分歧，可能与下列原因有关：

1. 我们在选择病例时将内源性抑郁（包括可疑病例）都排除在外。

2. 我们认为不能把几乎所有功能性躯体症状都看做抑郁症的"躯体化"。我们认为，"躯体化"和"等位症"都是包含特殊发病机制观点的用语，不是描述性术语，不能作为诊断依据。在我们的 50 例中，不论诊断如何，抑郁症状评分达到 4 分以上者共 12 例，即使只要任何一项抑郁症状阳性评分都算在内，也仅有 18 例。

表2　症状评分与诊断的关系

病例号	神经衰弱分	焦虑分	疑病分	抑郁分	诊断
1	3	2	−1	0	神经衰弱
2	12	3	1	0	焦虑症
3	4	4	0	0	焦虑症
4	5	4	2	9	焦虑症
5	3	0	0	0	神经衰弱
6	7	0	2	0	神经衰弱
7	8	0	1	0	神经衰弱
8	8	2	6	1	疑病症
9	8	0	1	12	抑郁症
11	4	0	1	0	神经衰弱
12	15	5	1	5	抑郁症
13	10	2	−1	4	抑郁症
18	3	1	−1	0	神经衰弱
19	6	0	1	0	神经衰弱
20	5	1	3	5	抑郁症
21	4	0	−2	0	神经衰弱
22	6	2	6	4	疑病症
24	12	2	3	1	神经衰弱
25	9	0	2	0	神经衰弱
26	9	0	2	1	神经衰弱
27	15	2	4	0	神经衰弱
29	6	2	3	0	神经衰弱
30	10	3	1	3	焦虑症
31	17	1	2	5	神经衰弱
32	6	2	6	5	疑病症
33	11	0	0	0	神经衰弱
34	9	2	7	1	疑病症
35	13	3	0	5	焦虑症
37	4	0	0	5	抑郁症
38	2	0	6	0	疑病症
39	4	1	2	0	神经衰弱
40	12	1	2	0	神经衰弱
42	9	0	1	1	神经衰弱
44	7	0	0	0	神经衰弱
45	6	1	2	0	神经衰弱
46	6	0	1	0	神经衰弱
47	2	3	3	0	疑病症
48	3	3	2	7	神经衰弱
49	13	2	2	7	神经衰弱
50	8	0	4	0	神经衰弱

注：病例 4, 22, 31, 32, 35 近 1 个月有明显抑郁神经症症状的病程标准，仍诊断为他种神经症。疑病分≥4 而未诊断疑病者，也是由于不符合病程标准。

3. 有些作者忽视或不承认神经衰弱、焦虑神经症和疑病神经症可以有抑郁症状。例如在我们的 5 例典型的疑病神经症中，有 4 例有抑郁症状，且 2 例达到了抑郁症分数线。但所有这 4 例都是先有疑病观念，以后才有抑郁症状，并且不符合抑郁神经症诊断的病程标准。

上述可以看出，要解决诊断方面的课题，详细可靠的临床检查，对症状的标准化评定，以及追踪观察都是必要的。本文研究还没有来得及追踪，这个报告只是初步的，有待进一步观察研究。

四、摘 要

本研究制定了一个包含 30 项的检查表，用来检查 4 种神经症。检查表是从 PSE 相应项目修改增订而成的，使用方法和评分原则与 PSE 相同。临床试用的一致性为 71%，有效性为 98.4%。共研究 50 例神经症。在 4 位精神科医生诊断一致的 42 例（84%）中，有神经衰弱 25 例，焦虑症 5 例，抑郁神经症 7 例。本研究对症状评价及鉴别诊断方面的问题进行了讨论。

神经症与路径依赖

美国精神病学会于 1980 年出版的 DSM-Ⅲ 取消了神经症（neurosis）这个术语和概念。说得更详细一些，在类别命名上，不再使用神经症这个术语，在分类方法上，不再使用神经症这个概念。这一做法已逐渐为英语精神病学出版物所接受，尽管 ICD-10（1992）还是保留了神经症（性障碍）作为第五章 F4 标题的一部分。

我国医生（包括精神科和非精神科的）迄今仍普遍使用神经症这个术语和概念。

本文企图从历史的角度考察神经症这一术语和概念。

众所周知，"neurosis"一词是英国医生 W. Cullen（1769）首先创制的，但神经系统疾病这个概念（Cullen 的神经症就是这个意思）却早在 T. Willis（1622—1675）和 T. Sydenham（1629—1689）的著作中就已经十分明确。可见，神经症概念已有 300 多年的历史了，那时是神经说对 4 种体液说的胜利。

对当代医学影响最大最深的，是 19 世纪有关神经症的历史发展路径。

精神科医生不难从书刊中发现，作为精神障碍的神经症的各种临床类型都是 19 世纪确立并加以描述的。可简述如下：

P. Briquet《论歇斯底里之临床与治疗》（1859），被《精神病学词典》（R. J. Campbell，1989）称为"关于歇斯底里的一部纪念碑式的著作"。J. M. Charcot（1885）用暗示催眠治愈外伤后出现的瘫痪，从而不仅证实了那种瘫痪是歇斯底里性的，而且有效地消除了它。J. Breuer 和弗洛伊德（1893）发表的《歇斯底里之研究》，提出了有关的理论。以上是歇斯底里在 19 世纪的三件大事。同样古老的名词疑病症（hypochondria）也在 19 世纪被视为一种神经症。

B. A. Morel（1861）创强迫症（obsession）一词，迄今仍在沿用。C. Westphal（1871）创场所恐惧症（agoraphobia）一语，从此各种形式的恐惧症迅速为医生们所认识。

J. M. Beard（1861）在《波士顿内外科杂志》上发表论神经衰弱（neuras-

本文原载于《中国心理卫生杂志》2006 年第 3 期 198—199 页

thenia）的文章，1880 年发表有关神经衰弱的专著。从此，这个病名也就为医生们普遍使用了。

弗洛伊德（1894）发表论文，确认把焦虑神经症（anxiety neurosis）从神经衰弱里划分出来是有正当理由的。从此，焦虑症得到了公认。

L. Dugas（1898）创人格解体（depersonalization）一词，也成为精神病理学上公认的术语和概念。

上述名单鲜明地反映了精神病学中神经症概念在 19 世纪的重大发展。但也引起了疑问：作为精神障碍的神经症迄今没有公认的、令人满意的定义，它的边界也不清楚。

如果我们认为，像某些人所说，其所以抛弃神经症这个术语和概念，只是由于精神病学界缺乏公认定义的缘故，那就把问题过于简单化了，也是缺乏历史眼光的肤浅之见。精神分裂症也没有公认的令人满意的定义，它的边界也不清楚，为什么不抛弃它呢？至少，从临床医学的历史分科来看，我们容易看出，精神分裂症属于精神病学的"内政"，而神经症却涉及"国际"问题，不是精神科一家说了算的。

神经症概念的历史，在 19 世纪走着两条不同的路径：一条已如前述，是临床精神病学的发展，是精神病理学或精神症状学的发展；另一条路径是神经病理解剖（尤其是显微镜和切片染色技术的发展）和神经病学的发展，即神经症从"神经系统疾病"发展成为"神经系统无器质性病变的功能性疾病"。显然，精神症状并不是神经科和内科医生专业的重点所在，他们所特别关注的是躯体症状。这样一来，神经功能障碍便一分为二：有精神症状的神经功能障碍；没有精神症状的神经功能障碍，后一概念的神经症长期一直在神经科和内科医生的头脑中占据重要地位，如自主神经功能紊乱、胃神经症等。

还有一个情况必须特别加以关注，这就是，从 19 世纪中叶起，所谓心因性学说对整个医学的影响逐渐增长。既然心理因素致病一事是精神科医生的专长，内科和神经科医生遇到用解剖生理学难以解释的躯体症状病人把他们往精神科转诊，便是合理而自然的事了。这在专业教学分工上也是如此，如 20 世纪初出版的神经病学教科书（R. Brain 的《神经病学》就是一例）在书末尾还有关于斜颈和职业性痉挛等神经症的专章，后来，神经症就从神经病学教科书里消失了。其实，很多功能性躯体症状病人究竟有什么心因，心因究竟起多大作用，以及如何治疗这些病人，精神科医生也很头痛。尽管头痛，精神科却不能不管。DSM-Ⅲ 创造出"躯体形式障碍"这一术语，虽然有点儿不伦不类，却绝非只是精神科（分类和命名上）的尴尬。

看来，道格拉斯·诺斯（1993 年诺贝尔经济学奖得主）的"路径依赖"理论（大意说，一个国家或地区的经济制度"依赖"于它过去走过的"路径"），不仅适用于经济制度，也适用于包括教科文在内的广阔领域。

按严格的心身二元观说，如果"躯体形式障碍"没有精神症状，它就不能放在精神障碍的分类系统里；如果"躯体形式障碍"有其特征性的（即足以构成精神障碍一个特殊类别的）精神症状，那么，以"躯体形式障碍"命名，恐怕只能乱人耳目。

分类是理论观点的体现，因此出路在于克服心身二元的医学观，否则，分类形式和命名变来变去，并不解决根本问题。

下面举神经衰弱作为例子。

神经衰弱是美国人的发明，也曾在美国大出风头（曾被称为"美国病"），可也是美国人对它"不认账"最为著名。有趣的是，在 DSM-Ⅳ里，已判死刑的神经衰弱又被放了出来，说可以把它归到"未分化的躯体形式障碍"里。

1988 年，美国疾病控制和预防中心宣布，辨认出了一种新的临床形式，名叫"慢性疲劳综合征"（chronic fatigue syndrome），其特征是令人什么也干不了的疲劳，注意和睡眠障碍，等等。从此，美国专业人员和公众都把眼球投向了这个"时髦病"。据专门研究，在美国成人中，约有 25％的人有过持续至少 2 周的疲劳，疲劳持续 1 年及 1 年以上者在基层卫生机构的病人中占 24％（见 Kaplan 和 Sadock 的《Synopsis of Psychiatry》，第 8 版，1997 年，650 页）。这不是神经衰弱借尸还魂，又是什么？可见，随意抹杀历史的人难免自打耳光。

总之，神经症今天的尴尬处境，是 19 世纪这个概念的两条不同发展路径的延续。神经症是精神障碍吗？答曰：是的，但也不完全是。神经症是躯体障碍吗？答曰：是的，但也不完全是。现在医生们关于神经症观点的混乱，根源在于心身二元的医学观，这种医学观是从 19 世纪开始突现出来的，也是根深蒂固的。生物学研究与心理社会研究唱对台戏只不过是又一种表现形式。据 N. C. Andreasen（见其所著的《Brave New Brain》，Oxford University Press，2001 年，338 页），近几十年来，精神病学摆向生物学一极已经有些过分了。这跟 20 世纪前半世纪精神分析风靡欧美形式完全一样，只是内容不同。

躯体化障碍的诊断和性质

对于躯体化障碍，目前有两种诊断标准：一种是美国精神病学学会《精神障碍诊断与统计手册》第 4 版（Diagnostic and Statistical Manual of Mental Disorders，4th edition，DSM-Ⅳ）[1]的诊断标准；一种是《国际疾病分类》第 10 版（International Classification of Diseases，10th edition，ICD-10）[2]的诊断要点。[笔者按，《中国精神障碍分类与诊断标准》第 3 版（CCMD-3）基本上是 ICD-10 的复制，这是在 20 世纪 80 年代末拟订 CCMD-2-R 的一次会议上达成的共识，即中国的分类和诊断标准应尽量向 ICD 靠拢。因此，本文不讨论 CCMD-3。]

DSM-Ⅳ躯体化障碍的诊断标准和 ICD-10 同一名称综合征的诊断要点，至少有两点重要的不同：①DSM-Ⅳ的诊断标准明确规定必须起病于 30 岁以前。ICD-10 虽然在临床描述中提到此病"常在成年早期发病"，但在诊断要点中"确诊需具备"（a）、（b）、（c）三项中却没有规定起病的年龄限制。②DSM-Ⅳ要求诊断必须有至少"一个假神经科（pseudo-neurological）症状"，即转换症状，而 ICD-10 的诊断要点中却无此明确要求。

我们究竟采用哪一种诊断标准比较适宜，笔者以为，用 DSM-Ⅳ的诊断比较适宜。理由是：

1. 躯体化障碍是美国学者研究的成果并首先作为一个临床综合征提出来的。在官方文件中，最早见之于 DSM-Ⅲ（1980），而在 ICD-10（1992）公布前的 ICD-9 并没有躯体化障碍这一诊断类别。可见，ICD-10 是在美国精神病学影响之下才采用此诊断类别的。

2. DSM-Ⅳ的诊断标准对症状条件要求相当严格、明确，而 ICD-10 相应的诊断要点却比较含糊。

3. DSM-Ⅳ诊断标准的第一句话就明确规定起病于 30 岁以前，而 ICD-10 在临床描述中提到"常在成年早期发病"，诊断要点却并无起病年龄规定。临床实践表明，如果 40 岁以前没有任何神经症性症状史，40 岁以后初发的神经症是很少见的。如果 40 岁以后初次出现疑似神经症临床相，大多不是神经症而是神经科和内科病或抑郁症甚至衰老的表现；一般地说，诊断的神经症起病年龄愈大，误诊的可能性愈大。

4. 所谓假神经科症状，实际上是精神科的转换症状。躯体化障碍具有癔症性质，并且起病早，症状各式各样且多变，女性显著多于男性，等等，这些都提示癔症性，可以视为癔症的一种亚型。

5. 此综合征首先由法国学者 Briquet（1859）在一本名为《癔症的临床和治疗》的专著中加以描述，所以通称为 Briquet 综合征。Campbell 编的《精神病学词典》第 6 版（1989 年）将 Briquet 的上述专著视为关于癔症的"纪念碑式的（monumental）"著作[3]。

6. 由于国际上意见纷纭，ICD-10 对有关问题的处理是调和折中的，其中有 3 个诊断类别是密切相关或重叠的：①F44 分离（转换）性障碍，包含癔症；②F45.0 躯体化障碍；③F48.8 其他未特别标明的神经症性障碍，包含 Briquet 障碍。实际上各国不同见解的医师对同一综合征愿意把它归到上述三者的哪一个都行。这容易理解：不这么办，国际会议上就会通不过。

7. 癔症容易误诊，它是精神科临床实践中有名的陷阱之一。DSM-Ⅳ 提到，过去内科（包括神经科）疾病被误诊为癔症的占癔症例数的 1/4 到 1/2，直到最近误诊才有所减少。因此躯体化障碍的诊断应该从严而不要从宽。

笔者多年来有这样的临床印象：躯体化障碍被不少医师诊断过多。最近读姚玉芳、胡波的论文《躯体化障碍的临床特征、治疗和临床转归的研究》[4]，印象才明朗化了。姚玉芳等论文中收集"躯体化障碍"155 例，平均年龄为 43.37 ± 12.38 岁（顺便一提，一组病人的岁数，0.0x 岁中的 x 不是有效数字，即没有统计学意义）。又说，平均病程 6 年（这一回为什么没有小数点后面的两位数呢），$43-6=37$，这就是说，平均起病年龄是 37 岁。这既不符合 DSM-Ⅳ 起病在 30 岁以前的规定，也不符合 ICD-10 临床描述中"常在成年早期发病的特点"。论文中还提到，年龄最大的 76 岁，病程最长的 20 年。就算此老人起病于 20 年前，他起病的年龄也已 56 岁了。其样本的起病年龄过于偏大，不能不使读者对样本产生怀疑。打个比方，假如有人报告 155 例阿尔茨海默病，平均年龄为 40 ± 10 岁，读者能不怀疑样本有问题吗？

躯体化障碍，不论是不是癔症，涉及心身医学的主题却毫无疑问。笔者不禁想起 Jaspers[5] 在讨论心身关系时所举的一个病例，特抄录如下以飨读者：一名 14 岁的男孩由于严重的尿崩症（diabetes insipidus）而收入住院。他每天饮水 11 升（22 品脱）。住院后发现男孩手淫，并且男孩认为多饮水可以使他洁净和解决心理冲突。经精神分析治疗，他恢复到每天饮水 1.5 升的水平（引者按：疗效惊人）。一天早晨，男孩被发现已死在床上。尸检：脑干有一大肿瘤。这个病例的口渴是神经系统器质性紊乱的一个症状，但患儿把它跟手淫联系在一起。在他看来，过量饮水可以控制手淫。这种心身交互作用的联系如此紧密，以致心理治疗可以同时控制饮水和尿崩。

　　笔者认为，这是心身疾病的一个经典病例，值得医师们铭记在心，终生不忘。不妨设想，假如这个男孩的肿瘤体积小一些且位置靠上一些（即不碰到延髓生命中枢），他大概还能活相当长的时间。这样一来，男孩的手淫和心理、口渴和尿崩、精神分析治疗这"三国演义"，还不知道要上演多少次类似赤壁大战的动人场面。

参考文献

［1］American Psychiatric Association. Diagnostic and Statistical Manual of Mental Disorders，4th ed. Washington DC：American Psychiatric Press，1994：446－450，453.

［2］世界卫生组织. ICD-10 精神与行为障碍：临床描述与诊断要点. 范肖东，等译. 北京：人民卫生出版社，1993.

［3］Campbell R J. Campbell's Psychiatric Dictionary. New York：Oxford University Press，1989.

［4］姚玉芳，胡波. 躯体化障碍的临床特征、治疗及临床转归的研究. 国际精神病学杂志，2011，38（1）：10－14.

［5］Jaspers K. General Psychopathology. Chicago：The University of Chicago Press，1963：240.

抑郁症诊断的变迁

W. Mayer-Gross 等（1955）[1]写道："需要精神科治疗的情感障碍在人口中的平均频率估计为千分之三到四。"

M. Gelder 等（1983）[2]写道："单相抑郁障碍的时点患病率估计男人为3%，妇女为5%～9%。"

在不到 30 年的时间里，遗传体质在病因学上起重要作用的一种原发性疾病的患病率本身不大可能发生相差 10 倍的变化。比较合理的解释是，上述两个不同的患病率是不同诊断标准造成的。

躁狂发作可能被误诊，但不大可能被漏诊，因为外行人也看得出躁狂病人不正常。抑郁发作却不然，它不仅可以被漏诊，也可被"过分诊断"，这取决于医生采用的诊断是较严的还是较宽的。

DSM-Ⅱ（1968）[3]对抑郁发作的描述是"抑郁发作以严重的情感抑郁和精神运动迟滞为特征"。这与 Kraepelin（1913）[4]的躁狂抑郁性精神病概念一致，ICD-9（1978）[5]也仍然保持着情感性精神病（296 Affective Psychosis）的命名。

将美国 DSM-Ⅳ（1994）[6]中的"Major Depressive Episode"（以下简写为MDE）译成"重性抑郁发作"似乎欠妥，也容易引起误解或困惑，因为"重性抑郁发作"有"轻度（mild）"、"中度（moderate）"和"重度（severe）"之分。值得注意的是，"轻度发作的特征是，只存在 5 个或 6 个抑郁症状，并且可以有轻度功能损害，也可以在病人做出大的或不寻常的努力的情况下没有功能损害（376 页）。"这意味着如果不了解病人的内心体验，MDE 的轻度抑郁可以在客观上看不出来。可见 DSM-Ⅳ 的 MDE 不能一概而论地被视为"精神病"。

美国官方诊断标准的变化始于 DSM-Ⅲ（1980）[7]，对于 MDE 的诊断来说抑郁心情不要求一定是严重的，精神运动迟滞也完全可以没有。换言之，DSM-Ⅱ 所描述的两个特征都不存在按 DSM-Ⅲ 仍然可以诊断为 MDE。这诊断标准的由严变宽可以解释本文开头引的两个患病率相差约 10 倍的缘由。

本文原载于《上海精神医学》1999 年第 11 卷第 2 期 121—123 页

DSM-Ⅲ的公布被普遍认为是世界精神病学发生重大转变的一个标志，尽管不少学者对 DSM-Ⅲ持批评态度。然而诊断的变迁并不自 DSM-Ⅲ开始。早在 20 世纪 60 年代末，抑郁症的范围扩大就已经露头，这在 A. Coopen 等（1968）[8]主编的《情感障碍的最近发展》一书里可以看出。到了 P. Kielholz（1974）[9]主编的《日常医疗中的抑郁症》诊断标准跟 DSM-Ⅲ已经基本一致。Kielholz 首先提出的隐匿性抑郁（masked depression）使医生们对抑郁症变得更加敏感。N. Sartorius（1974）[10]在报告中提到，抑郁症在世界人口中的患病率估计为 3％。这跟 N. C. Andreasen 和 D. W. Black（1991）[11]在教科书里引用的数据是接近的，即纽哈文市抑郁症的时点患病率为 4.3％，冰岛为 3.8％，丹麦为 3.4％（207 页）。

变化并不限于传统的情感障碍本身。

DSM-Ⅲ（1980）还创造了"恶劣心境障碍"（dysthymic disorder）这样一个诊断类别。过去被诊断为抑郁神经症和抑郁人格障碍的情况现在改称为恶劣心境障碍，归到了心境障碍这一大类里，跟单相和双相情感障碍的 MDE 并列。这意味着精神病（psychosis）在分类中的淡化处理，也意味着内源性（endogeneity）概念在分类中的趋于消失。

恶劣心境障碍包括以下 4 种情况：①抑郁性疾病前驱期的抑郁变种；②抑郁性疾病急性发作后的不完全缓解；③对长期存在的社会或个人问题的反应；④人格障碍的抑郁类型。显然，恶劣心境障碍是一个异质性类别，边界也很不清楚。DSM-Ⅳ（1994，347 页）提到恶劣心境障碍的终生患病率约为 6％，时点患病率约为 3％。M. Hamilton（1990）[12]认为，恶劣心境障碍处于正常和病理两者的边界上。既然如此，患病率再高也不值得惊异了。

Z. Rihmer（1990）[13]关于药物治疗的临床研究值得注意，他将恶劣心境障碍病人分为两组，一为亚临床情感障碍，一为性格谱障碍，发现两者对药物治疗的反应不同。对于抗抑郁剂，亚临床组 67％有反应，14％部分反应，19％无反应；而性格谱组 13％有反应，22％部分反应，65％无反应。所谓有反应，就是疗效显著；所谓无反应，就是治疗无效。这表明，亚临床情感障碍和 MDE 在治疗反应上并没有什么大不同。我们得到的启示是，即使是慢性轻性抑郁，药物治疗也应该取积极的态度。

不难看到，使抑郁症诊断发生由严到宽的变化，主要有以下两方面的因素：① 抗抑郁剂新品种的不断研制和广泛应用。②精神卫生事业的迅速发展：精神科医生愈来愈关注综合医院、基层卫生机构和社区的精神卫生，对人们（尤其是病人和老人）的生活质量也日益重视。

　　20 世纪 80 年代我国流行病学调查所得情感障碍的患病率与欧美国家比较起来，差异悬殊，对此迄今似乎尚无人作出解释，本文尝试讨论如下。

　　抑郁症在欧美愈来愈多地被医生诊断，显然跟抗抑郁剂的有效治疗和广泛应用直接有关。一般地说，某些情况，如果人们把它看做"病"，人们就有较大的可能性去进行恰当的治疗性干预；如果人们把它看做纯粹只是"正常"的变异，那就意味着某种治疗上的无为主义。不论是进行横向比较（如中西之比）还是纵向比较（如现在跟世纪初之比），都可以发现一个无可否认的事实：社会的总体干预水平与患病率成正相关。如果把美国精神障碍的总患病率（约 20%）往中国人口（以 12 亿计）上套，就会得出：我国有 2.4 亿人患有精神障碍。人们不禁担心，我国有这么多现成的人力、物力资源份额对这么大的人群进行治疗性干预吗？也许，我们把中西不同的患病率归因于文化差异倒可以落得个心安理得。但是采用积极的干预策略似乎更为可取。

　　H. Akiskal（1990）[14]坦言，他的文章的主题是，精神药理学的进步终将使所谓的"性格"障碍的范围日益缩小。人们可以从理论上批评美国人口中有 20%患精神障碍的说法，认为那是过分诊断的产物。但是我们无法否认，这 20%的美国人比起其他美国人来是更加不幸和需要心理卫生的特殊帮助的，并且人家从 20 世纪 60 年代起对这 20%的人就一直在有效地开展着给予特殊帮助的工作。J. Copeland（1981）[15]曾正确地指出，社区调查中的"病例"并不是完全由客观变量来定义的，人们"为了什么"去定义"病例"（a case for what）可以起决定性的作用。因此，在社区里大力开展精神药物的治疗、心理治疗、心理咨询和各种形式的社会干预，将使我们对"病例"日益敏感。患病率升高并不一定是件坏事。

参考文献

[1] Mayer-Gross W，et al. Clinical Psychiatry. London：Cassell，1955：187.

[2] Gelder M，et al. Oxford Textbook of Psychiatry. London：Oxford University Press，1983：202.

[3] American Psychiatric Association. DSM-Ⅱ. Washington DC：Am Psychiatric Press，1968.

[4] Kraepelin E（1913）. Manic-depressive insanity and paranoia，translation. Edinburgh：Livingstone，1921.

[5] World Health Organization. Mental Disorders：Glossary and guide to their classification in accordance with the Ninth Revision of the International Classification of Disease（ICD‑9）. Geneva：WHO，1978.

［6］American Psychiatric Association. DSM-Ⅳ. Washington DC：Am Psychiatric Press，1994.

［7］American Psychiatric Association. DSM-Ⅲ. Washington DC：Am Psychiatric Press，1980.

［8］Coopen A，et al. Recent Development in Affective Disorders. Brit J Psychiatry，1968，Special Publications No. 2.

［9］Kielholz P. Depression in Everyday Practice. Bern：Hans Huber，1974.

［10］Sartorius N. Depressive illness as a worldwide problem//Kielholz，eds. Depression in Everyday Practice. 1974：18

［11］Andreasen N C，Black D W. Introductory Textbook of Psychiatry. Washington DC：Psychiatric Press，1991：207.

［12］Hamilton M. Foreword to Dysthymic Disorder//Burton S W，Akiskal H S，eds. Dysthymic Disorder. London：Royal College of Psychiatrists，1990：1.

［13］Rihmer Z. Dysthymia：a clinician's perspective//Burton S W，Akiskal H S，eds. Dysthymic Disorder. London：Royal College of Psychiatrists，1990：112－125.

［14］Akiskal H S. Towards a definition of dysthymia：boundaries with personality and mood disorders//Burton S W，Akiskal H S，eds. Dysthymic Disorder. London：Royal College of Psychiatrist，1990：1－12.

［15］Copeland J R M. A case for what? //Wing J K，et al，eds. What Is A Case：The Problems of Definition in Psychiatric Community Surveys. London：McIntyre，1981：7－11.

抑郁症的鉴别诊断

　　抑郁症不只是一种精神病理状态，它本身也涉及多种生理功能的紊乱。因此有所谓隐匿性抑郁（masked depression）之称。这个术语告诉我们，不少抑郁症病人自认患病，以身体症状而求治于内科，却闭口不谈心情低落。所诉身体症状可以只限于某一系统，如口干、口苦、无食欲、吞咽困难、上腹饱胀、肠胀气、排气便秘等消化系统症状，也可以涉及多个系统的功能失调症状，身体和实验室检查一般均为阴性。关键在于，医生在注意病人身体的同时，还必须关心病人的精神生活，尤其是内心的情感体验。只要病人感到医生是真心实意地在关怀体贴和理解他，通过亲切交谈，隐藏在身体症状背后的抑郁心情及其各种精神症状是不难弄清楚的。

　　由于过去受前苏联医学的影响，神经衰弱这个诊断在我国长期流于滥用。事实上被诊断为神经衰弱的病例中有相当一部分病人患的是抑郁症。神经衰弱的情绪障碍主要是烦恼（为学习、工作、生活、人际关系等现实生活事件而烦恼）、精神紧张（担心挫折、失败、丢面子等而持续紧张，无法使自己松弛）、易激惹（由于感到受了不公平的待遇而内心委屈，长期压抑，终于变得一触即发）等，这跟抑郁症的持续心情低落，感到生活索然寡味，什么都不感兴趣等是不相同的。两种病人都可诉述疲劳，但分析起来却不同。神经衰弱的疲劳受心情和兴趣影响很大，如某些大学生读书注意力不集中、记忆力减退、乏力，但参加文体活动却生气勃勃；抑郁症的心情低落和兴趣减退却是广泛的，病人因而诉述不论做什么都"疲劳"。神经衰弱病人在疲劳时心里想的事很多，欲念活跃，他们有上进心，有抱负，不甘心无所作为，所以只好抱怨"脑神经有病"；抑郁症的典型症状是对个人前途不抱希望，什么也不想干，丧失了生活的乐趣和动力。神经衰弱者的失眠主要是难入睡，而抑郁症的典型症状是早醒，并且相当一部分病人入睡并无困难。神经衰弱症状是早晨和上午较轻，下午和晚上加重；抑郁症恰相反，症状晨重夕轻是典型的。

　　内科和神经科病常伴有抑郁症，往往被忽略。各种慢性传染病、消耗性疾病、致残的病都可以伴发抑郁。内分泌病、脑血管病、帕金森综合征以及患

本文原载于《中华内科杂志》1998 年第 37 卷第 7 期 494 页

脑炎后等，也都可以伴发抑郁症，所有这些常统称为体因性抑郁症。一般地说，中老年人较年轻人更容易患抑郁症，且病程较迁延。

多种药物可以引起抑郁症（药源性抑郁症），如抗高血压药，尤其是利血平类、甲基多巴（methyldopa）；各种类固醇（steroids）也可引起抑郁症。β受体阻滞剂一般较难通过血-脑屏障，但引起抑郁症还是可能的。催眠、镇痛、麻醉剂依赖和慢性嗜酒者中，很多患有抑郁症或曾经患过抑郁症，他们服用药物和酒精，为的就是改善心情和忘却精神痛苦。如果不同时治疗抑郁症和改善他们的生活工作环境，戒药、戒酒几乎注定要失败。

一般人总认为抑郁症是心理的因素所致。其实，心因性抑郁在精神科已属少见，在内科就更少见了。亲人离别或亡故、失恋、事业失败等所引起的抑郁症，既不难识别，也有强烈的自发缓解趋势，所以诊断、治疗并不困难。倒是具有抑郁气质的人容易由于各种不同的不利因素反复出现抑郁反应，应该转给精神科医生处理。

总起来说，抑郁症可以分为三大类：

1. 内源性抑郁症：包括单相抑郁症、双相情感障碍（既有抑郁发作，也有躁狂发作）以及与精神分裂症相联系的抑郁症。

2. 体因性抑郁症：各种身体和神经疾病所致，也包括药物和各种有害物质所致者。

3. 心因性和反应性抑郁症：心因性抑郁症照例一生只发作一次。如果发作两次或多次，应该视为偏离常态的人格反应，或者根本就是内源性抑郁症。

关于 ICD-10

徐韬园教授"建议接受 ICD-10，不另订中国分类"（引自《上海精神医学》，1994 年，第 2 期，第 125 页）的意见很好，我赞成。为了表示响应，谈两个问题：①ICD-10 的优点；②对 ICD-10 中 F40～F48 的意见。

一、ICD-10 的优点

1. 1978 年（ICD-9 出版的那年），WHO 开始参与美国 ADAMHA 所实施的一项长期协作研究，酝酿 ICD-10 第 5 章的草案从此开始

1982 年在哥本哈根举行了一次大型国际会议，讨论分类和诊断，对 ICD-10 第 5 章提出了一个计划大纲和若干原则性建议。CIDI 和 SCAN 开始着手编制，精神病学词汇的编写也同时进行。1987 年 ICD-10 第 5 章第一个草案出台，从此开始了国际性测试工作，共有 40 多个国家和 100 多个中心进行了卓有成效的协作。经过反复的国际协商和修订，ICD-10 定稿于 1992 年并出版发行，同时 WHO 决定从 1993 年起在全世界推广应用。

可以说，经历时间之长（14 年），参加国家和专家之多，经过大规模国际性测试和临床试用，草案版本修改次数之多，这些在 ICD 历史上都是空前的。据 WHO 负责人说，ICD-10 估计要使用 15 年。因此，我国精神科医生都有必要认真学习和正确使用它。

2. 类别增多，且留有余地

ICD-9 总共只有 000～999 共 1000 个 3 位字符的类别，ICD-10 却增至 2600 个，即 A00～Z99。ICD-9 第 5 章只有 30 类，即 290～319，而 ICD-10 有 100 类，即 F00～F99。

实际上，ICD-10 的 F 还有 22 类未启用（F08，F26，F27，F35，F36，F37，F46，F47，F49，F56，F57，F58，F67，F74，F75，F76，F77，F85，F86，F87，F96，F97），故第 5 章目前实有 78 类，这就使今后在精神医学领域内对分类进行修改增补而无须涉及 ICD-10 整个系统提供了可能。

顺便说明一点，临床正式诊断应该用 4 位字符，如 F20.0 精神分裂症，偏执型；F48.0 神经衰弱。3 位字符可用于预诊，或者在客观情况限制下不得已时使用。

3. 精练的描述和扼要的诊断指南

《ICD-10 精神与行为障碍》的副标题是《临床描述与诊断要点》，除了不涉及病因机制理论和防治等外，这本书可以说是迄今为止最新、最权威的一本国际公认的临床精神病学教科书，它的重大意义不言而喻。

描述原则比 ICD-9 贯彻得更彻底。不仅每一类别都有相当详细的描述，而且澄清了若干过去意见分歧、争论不休的术语概念，如"精神病性（psychotic）"、"器质性（organic）"等。

所谓诊断要点实际包括诊断标准和鉴别诊断要点。"包含"和"不含"两项下的术语，对国际上混乱和有歧义的术语有规范化的作用。

4. 多个诊断原则

"引言"中"记录一个以上的诊断"（中译本第 5 页）提到了"一个总的原则，即概括临床表现时需要多少诊断就记录多少诊断"。这对于培养和发展精神科医生对病人持整体观是有积极作用的，对总结经验和进行科研也大有益处。因此，精神科医生有必要全面了解 ICD-10 而不能限于它的第 5 章。举几个例子：

（1）F20.0 精神分裂症，偏执型

R94.0 脑电图广泛轻度异常

（2）F48.0 神经衰弱

Z73.1 A 型行为方式

（3）F72.1 重度精神发育迟滞，显著的行为缺陷，需加以关注和治疗

E00 先天性缺碘综合征

（4）F00.1 阿尔茨海默病性痴呆，晚发型

G30.1 阿尔茨海默病，晚发型

这在今天看来，G30.1 似乎多余，但随着检查方法的进步，我们将完全可以把没有任何痴呆表现的阿尔茨海默病诊断出来。

个人史和家庭史中的重要情况我们在病历里通常都有记载，但照例不下诊断，没有编码，在病历首页里完全看不到，这是不利于总结经验和科研的。现在，ICD-10 给我们提供了国际通用的编码，例如：

Z61 与童年负性生活事件相关的问题

Z81 精神与行为障碍家庭史

5. ICD-10 是一个分类家庭

这就是说，ICD-10 不是一个单一的分类系统，而是由多个分类组成的一个家庭。

（1）核心分类：这是医生在临床工作中通常下诊断时使用的。包括 F00～F99，从 A 到 Q 以及 S、T 等分类。

（2）R00～R99：这是不能在核心分类里找到适当编码的症状、体征、异常的临床及实验室检查结果。

（3）V～Y：包括各种外源性致病及致死的原因分类。

（4）Z00～Z99：包括各种不属于狭义临床诊断的情况："影响健康状况及与健康服务机构接触的因素"。

6. 多种版本以适应不同的需要

ICD-10 包括 5 种版本：①临床描述与诊断要点；②研究用诊断标准，即 ICD-10，DCR，简称 DCR-10；③International Classification of Impairments Disabilities and Handicaps（国际损害、功能缺陷和残疾分类），Geneva，WHO，1980；④基层卫生工作者使用的简本；⑤词汇单行本，供编码人员用。

二、对 ICD-10 中 F40～F48 的意见

F40～F48 的总标题显然表明，这一节包括 3 组障碍：神经症性障碍、与应激相关联的障碍、躯体形式障碍。

遗憾的是，该书始终未给神经症性障碍（实际就是神经症）下一个描述性定义，甚至根本未予描述。不仅如此，在所有 3 位字符的类别中，只有 F52 的"包含"项下有"强迫性神经症"一词，"F48 其他神经症性障碍"本身在正式命名中已确认它是一组神经症，其他 3 位字符类别究竟是不是神经症，并非该书所说的那样"易于确认"（中译本第 110 页，英文本第 134 页）。例如，F40、F40.0、F40.2、F40.8、F40.9 的正式命名和"包含"项都没有神经症一词，只有"F40.1 社交恐怖症"的"包含"项有"社交神经症"一词。难道 F40 不是神经症，它的小类别中只有一种是神经症而其余的都不是神经症？又例如，F43 是一组与应激直接相关联的障碍，显然不是"神经症性障碍"，但是它的一个小类别 F43.1 却是一种神经症（"包含"项有"创伤性神经症"一词）。

另一令人困惑的问题是"F44 分离（转换）障碍"的性质与归属。它究竟是一种神经症性障碍、一种与应激相关联的障碍，还是一种躯体形式障碍？似

乎可以说都是，也可以说都不是，这是令人遗憾的。

"F45 躯体形式障碍"也是一个模糊的概念或类别。首先，这个命名容易使人误解和导致混乱，如果只有躯体障碍而没有精神与行为障碍，那就根本不能在 F 这一章里占有地位。把精神与行为说成"躯体形式"，不是描述性的，实际上，精神障碍这个概念被歪曲了。

现在，我们看一看 ICD-10 对"F45 躯体形式障碍"的临床描述（英文本第 161 页）。

"躯体形式障碍的主要特征是病人反复陈述躯体症状，不断要求给予医学检查，无视反复检查的阴性结果，也不管医生关于其症状并无躯体基础的再三保证。即使确实存在某些躯体障碍，它们也不能解释病人的症状或痛苦和先占观念的性质和程度。即使症状的开始和持续与不愉快的生活事件、困境或冲突密切相关，病人也往往拒绝探讨心理因素致病的可能，甚至存在明显的抑郁和焦虑症状，病人仍然如此。无论从躯体的（引者注：英文本为 physical，中文本译为'生理'，有误）还是从心理的方面去理解症状的起因，其结果往往使病人和医生双方感到失望和受挫折。"（中译本第 129 页）

在我国广大农村的多数居民中，在文盲、半文盲和仅受过小学教育的人群中，病人并没有关于器质性和功能性的明确概念，他们照例既听不懂稀奇古怪的西医术语，也不关心西医的正式诊断。与此相联系（当然还与贫困以及缺医少药等有关），他们大多并不"不断要求医学检查"，否则，巫医和中医的望闻问切便不可能在这些病人中大行其道。可见，上述"主要特征"对我国很多病人不适用，估计对第三世界国家的许多病人都不适用。事情恰好相反，许多城市的平民工人很容易承认心因致病，甚至主动说他们的病是"气上得的"（"气"指不快情绪）。然而，医学已经反复证明，不快情绪不仅可以诱发精神障碍，也可以诱发内科疾病。至于病人愿不愿意和医生讨论他们的精神生活或"隐私"，这取决于个人人格特质、教育水平以及文化背景等复杂因素，其中大部分并不是 F45 区别于其他类别的临床特征。上述临床描述只有"先占观念"、"抑郁"和"焦虑"三者直接涉及精神症状学。但是，如果病人有患躯体病的病态先占观念，那是疑病症的一种表现；如果抑郁或焦虑够严重而持久的话，那就应诊断为相当的精神障碍而不是什么"躯体形式"。反之，如果这三者都不到精神障碍的程度，病人便没有精神障碍。

ICD-9 有一个类别：306 源于心理因素的生理功能紊乱（physiological malfunctions arising from mental factors），这是多年来举世公认的精神病学和内科学的边缘地带。如果 ICD-10 的 F45 在相当大的程度上指的就是 ICD-9 的

306，那么，与其说这是一种进步，毋宁说是从美国 DSM-Ⅲ 与 DSM-Ⅲ-R 搬用了一个并不高明的术语。

所谓躯体形式障碍，可以是公认的某种确定的精神障碍（例如疑病症），也可以是性质有争论但公认的精神障碍（如 F48.8 Briquet 综合征），还包括前述 ICD-9 的 306 即精神病学与内科学的边缘地带。对于不少病例，"躯体形式障碍"是一个隐含着危险的正式分类诊断术语，有可能导致滥用或错误的诊断术语，有可能导致滥用或错误的诊断和治疗。

"F45.3 躯体形式的自主功能障碍"值得特别一提。它的诊断要点共 4 条，只有其中的（C）直接涉及精神症状（中译本第 133 页），但这是一种疑病症性先占观念。

总的说来，ICD-10 废弃"神经症性-精神病性二分法"（中译本第 2—3 页）是对的。正像我们不能持"非黑即白"的观点一样，因为还有多种深浅不同的灰色及种种彩色。但是抹杀"黑"和"白"这两个概念的真实性，是不是做得太过分了呢？ICD-10 企图抛弃神经症这个概念，却又无法不在很多地方保留这个术语，这就是 F40～F48 陷于混乱的根源。

最后，建议中华精神科学会组织人力对 F40～F48 编写必要的使用说明，以利 ICD-10 在我国的正确应用，因为我国许多的精神科医生在临床工作中还不愿意放弃神经症这一分类诊断概念。

诊断的一致性

有一位病人，甲大夫诊断为精神分裂症，乙大夫诊断为躁狂抑郁性精神病。这叫做诊断不一致。反之，如果两位大夫下的诊断相同，就叫做诊断一致。诊断的一致性不仅仅是个定性的概念，还可以定量化。如果有相当多的病人，由两位大夫分别做出诊断，总的一致率有多高，对某一特定精神障碍的诊断一致率有多高，就都可以计算出来。

诊断的一致性是临床工作、流行病学调查和临床研究中的一个重要问题。本文尝试对精神科诊断的一致性作一初步探讨。

很显然，诊断涉及两个必不可少的变量：一个是下诊断的医生，一个是被诊断的病人。下面对这两个变量分别加以讨论。

一、医生变量

1. 病史采取（history taking，用 H 表示）

不同的医生采取病史可以差异很大。有的医生采取的病史很详细，有的医生则相当简略。没有经验的医生往往局限于被动地记录病史报告人的叙述，而不善于主动地追问出病史报告人所忽略的重要情报。如果医生满足于记录病史报告人对事实的概括（如认为病人"内向"或者"性格开朗"）和推断（如认为病人系失恋想不通以致精神失常），而不去了解报告人概括和推断所依据的事实，那就更加糟糕了。

不同观点的学者对病史的重点要求不同。精神分析家特别重视婴幼儿时期的亲子关系和所谓创伤，遗传学倾向的精神病学家着重了解家族成员有关精神障碍的历史，躯体取向的精神病学家不放过任何躯体疾病有关的病史细节，社会学取向的精神病学家对病人及家庭的社会学资料不遗余力地加以挖掘，如此等等。即使是精神障碍的现病史，不同观点的学者采取的材料也可以很不相同。有所偏重照例有所忽视，这是难以避免的。

显然，作为诊断依据之一的病史不同，诊断也就可能不一致。

2. 精神科检查（psychiatric interview，用 I 表示）

不同的精神科医生可以有不同的检查方法和内容，病人的反应因此往往大不相同。据研究，仅仅根据精神检查结果下诊断，可以对大约 2/3 的病人得出正确诊断。这里，所谓正确诊断，指的是将检查结果和病史材料加以综合考虑得出的结论，并且只限于所谓功能性精神障碍。由此可见，精神科检查不同是诊断不一致的一个重要来源。

至于各种器质性精神障碍，实验室检查方法往往很重要，但本文不讨论这个问题。

3. 症状的评定（symptom assessment，用 A 表示）

两位大夫同时检查同一病人，或者一起看精神检查的电视录像，甲大夫说病人有某些症状（例如联想松弛），而乙大夫却认为该症状不存在。这是对症状评定的不一致。

随便翻开几本精神病学教科书，便不难发现，作者们对同一症状的描述性定义有时分歧很大。

实际上，目前不少精神障碍的诊断类别，还不是疾病实体（disease entity），而是综合征（syndrome）。因此对症状评定不一致往往直接造成诊断不一致。

有些现象似乎不属于狭义的症状。举例说，病人是否容易接触（contact），大夫能否跟病人建立友好的关系（rapport），病人的心理是否可了解（understandable）等，都属于这一类。可是，这些现象很重要。它们照例给大夫一个总体印象，从而影响大夫对个别特定症状的评定，甚至直接影响诊断。所谓光环效应（coronal effect）对诊断的影响是不可忽视的。再举一例，某病人的思想内容究竟算不算荒谬（absurdity），大夫们有时意见不同而无法统一。"不约而同"的检验（test of consensus）似乎是这类现象判断的唯一准则。简言之，如果有经验的大夫们看法不一致，那就不应该勉强下结论，有关现象对某一病人的诊断价值也就只能存疑。

4. 诊断标准（diagnostic criteria，用 D 表示）

自从 RDC（Research Diagnostic Criteria）和 DSM-Ⅲ 发表以来，国内开始普遍重视起诊断标准了，这是件好事。

显然，挪威学者 Langfeld 及其学派关于精神分裂症的诊断标准比美国官方标准要严格、狭窄得多。同时，前者关于反应性精神病的诊断标准比几乎所有其他国家的精神科大夫都要宽松得多。尽管标准有宽有严，但到目前为止，还不能说究竟谁是谁非。诊断标准不同，诊断往往不一致，这是显而易见的。

5. 分类系统（classification system，用 S 表示）

美国精神科医生 A. Kleinman（1982）对湖南医学院精神科医生诊断的

100 例神经衰弱进行了再诊断，结果一例神经衰弱也不是。这并不奇怪，因为 DSM-Ⅲ 根本没有神经衰弱这么一个诊断类别。医生所采用的分类系统不同，诊断因之而异，这是一个极好的说明例。

DSM-Ⅲ 的人格障碍这一大类里没有各种情感性人格障碍，也是相当突出的。只要看一看 ICD-9 或者 K. Schneider 的《精神病态人格》（1959），就很明显。

分类有两种：一种是疾病的分类，如 ICD-9；另一种是病人的分类，如美国官方所采用的多轴诊断系统。就疾病而言，某一病理状态或过程只能是疾病分类系统中的某一类别，必居其一且唯居其一。就病人而言，一个病人完全有可能同时患两种甚至多种疾病。把疾病与病人混为一谈可以导致对分类的误解。

二、病人变量

6. 时间（time，用 T 表示）

同一病人在不同时间可有不同表现。例如，某病人夜间出现谵妄，白天则意识清晰。碰巧甲大夫白天对病人做了详细检查，而乙大夫夜间值班。如果两位大夫观察的是同一病人的两个不同阶段，很可能诊断会不一致。追踪观察之所以重要，道理就在此。

由于抑郁状态掩盖了记忆缺陷以致未能早期诊断出脑动脉硬化性精神障碍，这种情况值得注意。

然而，真正学术见解的分歧是下面所说的情况。

我们常说，诊断要经得起时间的考验。这话当然很有道理，但也不能一概而论。若干年以前病人表现为典型的强迫性神经症的临床相，近一年来却符合精神分裂症的诊断标准。对于这样的病人我们究竟该怎么说？上帝并未规定，精神分裂症病人过去一律不许患神经症！

几年前动手术证实某病人患有阑尾炎，这一次又动手术证实是胆囊炎。外科医生对两个不同的诊断都不会怀疑。精神病学是不是跟外科学不同？

J. P. Feighner 等（1972）的诊断标准有这样一条：如果存在其他精神科病，就不能下焦虑神经症的诊断，除非焦虑先于其他精神科病起病至少两年。这种规定当然带有人为的性质，但有关问题确实值得讨论。

7. 环境（environment，用 E 表示）

病人兴奋躁动、伤人毁物，经急诊收入住院，而一进病房病人就安静了下来，也并没有给什么药物。相反的情况也有。病人在门诊很合作，主动诉述内心体验，而住院后却拒绝答复医生的询问。有些病人在家里和在机关里表现判若两人，还有些病人在家属面前和在医生面前，甚至在不同医生面前表现很不相同。总之，环境不同，病人可以有不同的表现，这比非精神科病人要突出得多。

8. 躯体情况（bodily conditions，用 B 表示）

精神病病人在发热时精神状况好转，这是很早以前就观察到了的现象。当然，相反的情况也是有的，即躯体疾病使精神症状恶化，有时还出现一些原来没有的新症状。脱水、营养不良、衰竭等，都可以显著影响精神病的临床相。

药物对精神状况的影响并不都是我们所期望的。抗精神病药的广泛应用，使精神分裂症大多变得不典型而较难诊断了。不论是什么病，服用大量抗精神病药以后，病人的面部表情都变呆板了，活动也减少了，这使情感迟钝和意志活动减退这一类症状的评定复杂化了。药源性抑郁和焦虑不安也可以给诊断带来困难。

9. 人格特性（personality traits，用 P 表示）

人格是一个病理塑形（pathoplastic）因素。不同人格的人患同一精神疾病可有不同的临床表现，忽视这一点可以导致误诊。抑郁症是一个比较突出的例子。由于病前的强迫或偏执人格特征，抑郁症症状可以在相当程度上被人格塑形作用所掩盖。

歇斯底里和急性心因性反应的鉴别，人格特征是必须考虑的一个重要方面。至于就所有的心因性障碍（包括各种反应和神经症）来说，人格特征和心理社会因素是病因学上主要而密切关联的两个方面。对此持不同观点的医生对现象的观察和评价往往会有分歧。

10. 文化（culture，用 C 表示）

文化也是一个病理塑形因素。跨文化精神病学的研究给我们提供了大量这方面的材料。我国人患抑郁症自罪症状似乎不如基督教文化下的西方人那么多见而突出。我国古老的心身关系哲学和传统医学的躯体取向，对神经症和抑郁症临床表现的影响看来也是够明显的。

1986 年 9 月美国精神病学家 Joseph Wortis 曾在北京大学精神卫生研究所讲学。他要作者给每位听课者发一张纸，如果自认为有神经症就在纸上画"＋"号，如果自认为没有神经症，就在纸上画"－"号。听讲者共六七十人，其中16％自认患有神经症。Wortis 说，他在美国作过多次演讲，听众自认有神经症的总是占 1/3 以上。他认为，精神分析在美国的流行制造出大批它自己的病人。

这是文化对精神障碍巨大影响的一个极好的说明例。

附体状态是一种亚文化症状。与此相联系的病理现象究竟是不是妄想，如果不考虑文化背景，判断就容易错误。

影响诊断一致性的因素主要有以上 10 个。因此要解决的问题是，怎样对付这些变量从而提高诊断的一致性呢？

对于医生变量（H、I、A、D、S），可以用一句话加以概括，控制的方法就是标准化。

如果有国际的或者全国性的学术机构制定统一的分类系统和诊断标准，大家共同遵守，D 和 S 这两个变量将得到有效的控制。有人认为，要求大家遵守统一的分类系统和诊断标准是对学术自由的侵犯。这是一种误解。任何一位医生在采用统一的分类系统和诊断标准时，完全可以坚持个人的学术见解。医生可以在研究工作中同时采用个人独特的分类系统和诊断标准。"两套马车"并行，这是有益无害的。只要个人的研究结果得到证实或公认，就有可能用它对"官方"的分类系统和诊断标准进行修订。

对于 H、I、A 这 3 个变量，也可以用原则上相同的方法加以控制。例如 J. K. Wing 等人（1974）发展的 PSE 就是控制 I 和 A 的一种具体方案。当然，已有的标准化检验和评定方法并不完善，还有待进一步改进。

病人方面的 5 个变量怎么办呢？显然，现在还没有，将来也不会有 PSE 式的方法可以控制病人变量。这道理并不难懂。严格地说，医生变量是一种人为的（artificial）变量，它们是研究者或观察者的观点和行为造成的。病人变量则根本不同，它们是研究对象或客体方面的变量，因而无法使它们"标准化"。假如普天之下的精神病病人都像一个模子里倒出来的一样，那还要精神病学这门科学干吗？所有科学的研究对象本来就是一堆变量嘛。

可见，以为用标准化方法可以完全解决诊断一致性问题的想法是多么天真。坐在标准化的井底观天，整个天空当然也就只有标准化那么大。一旦认识到标准化只是对医生变量的控制方法，我们就会清楚地看到，病人变量是不可穷尽的。

由于医生个人的认识有限，而病人变异无穷，见仁见智就势所难免。要使我们的认识趋于全面而减少片面性，唯一的办法是不断精炼我们的思想方法和提高精神病学的水平。舍此并无捷径可走，也不存在任何一劳永逸的万应灵丹。对于医生来说，我们每个人当然应该遵循标准化的原则，尽可能跟其他医生取得一致。但是我们时刻也不能忘记，病人是决定真实性（validity）的客体。因此在考虑到病人变量时，我们不仅要充分利用其他医生从病人观察到和了解到的一切常态和病理现象，同时还必须批判地检验所有医生（包括自己）的概括和推理。正是在病人身上，一致性必须服从真实性。

在美国，问卷和定式检查已经成了常规，加上雇佣精神科医生价钱太贵，临床研究工作中往往让心理学工作者甚至未毕业的医学生去获取第一手资料，条件是只要一致性检验过了关。作者认为，这种搞法不可取，因为真实性很难不成为一致性的牺牲品。

参考文献

［1］APA. DSM-Ⅲ. 1980.

［2］WHO. ICD-9. 1979.

［3］WHO. Report of the international pilot study of schizophrenia. Vol 1. Geneva：WHO，1973.

［4］Cooper J E，et al. Psychiatric diagnosis in New York and London，Maudsley Monographs. London：Oxford University Press，1972.

［5］Cooper J E. Diagnostic process and the classification of mental disorders//Baasher T A，et al，eds. Epidemiology and Mental Services，Principles and Applications in Developing Countries. Copenhagen：Munksgaard，1982.

［6］Feighner J P，Robins E，Guze S B，et al. Diagnostic criteria for use in psychiatric research. Arch Gen Psychiat，1972，26. 57－63.

［7］Wing J K，et al. Measurement and Classification of Psychiatric Symptoms. London：Cambridge Press，1974.

精神科诊断的效度

　　精神病理学的研究涉及两类性质不同的对象[1]。其一是疾病，就像地球绕太阳运行一样，不能用目的论去理解而只能用因果决定论加以说明。另一类是反应，广义的反应包括神经症以及类似的障碍。病人的心理活动在病因和患病经过中起着重要作用，临床相具有可理解性。疾病总是会引起病人的反应，以至两者难以截然分开，却不能混为一谈，正如黑白之间存在不同深浅的灰色带，黑白不分却是荒唐的。

　　反应表现为功能紊乱，通称之为症状，它是适应不良的，且常常是令人痛苦的，也有人称之为稳态性（homeostatic）反应。反应是可逆的，通常被理解为由生活事件或精神创伤所引起，当然与人格和既往经历有密切关系。

　　疾病是一种进行性过程，尤其是那些慢性疾病，如果没有有效因素加以遏制，终将超过代偿的限度而留下缺陷。缺陷虽有轻重和性质的不同，但共同之点是不可逆。精神科常见的缺陷有：近记忆缺陷、保持注意力集中的缺陷、痴呆、精神分裂症特征性缺陷综合征、情绪控制缺陷（典型形式见于脑血管病）、慢性轻躁狂特征性缺陷（尤其在老年人身上，典型形式为道德情感缺陷，被家属描述为"什么道理都明白，就是变得特别自私，只顾自己一个人快活，完全不管别人的死活"，如把家庭的月收入在几天之内一个人花光，而病人在青壮年时对家庭是很有责任感、很节俭的），以及其他形式的缺陷等。

　　疾病照例呈现功能紊乱（症状）。如果我们将症状与缺陷加以区分，则只要一个人活得足够长久，症状终将褪色以至消失不见，而缺陷却与生命共存，且与年俱增。反应若长期持续或反复发生，症状很可能演变为人格的病理的发展（morbid development）。可以说，普通人人格的发展，就是一连串反应（主要是社会适应性反应）的叠加和整合。

　　1898 年 11 月 27 日在海德堡大学举行的德国西南精神病学第 29 次会议上，Kraepelin[2]关于早发性痴呆（dementia praecox，现通称为精神分裂症）的报告遭到了与会者几乎一致的非议。反对者认为，不以病因、病理为根据而界定一种疾病（disease entity）是站不住脚的。此后，Kraepelin 在他的《精

本文原载于《中国心理卫生杂志》2012 年第 26 卷第 1 期 6—9 页

神病学》多次再版（从 1899 年第 6 版到 1927 年第 9 版）中，对早发性痴呆的临床描述不断加以修改、补充和完善。早发性痴呆作为疾病终于得到了举世公认，迄今已超过 100 年，尽管直到今天它的病因和病理仍然不清楚。这是怎么回事呢？这是由于 Kraepelin 的早发性痴呆病例 90％左右最后出现了缺陷，而缺陷是疾病无可置疑的标志。其实，这个道理 Kraepelin 的前辈 Richard von Krafft-Ebing（1840—1903）早就已经阐明。在 Krafft-Ebing 所著的《Psychopathia Sexualis》[3] 一书中，作者指明：性心理和性行为之所以成为病理不在于病人有什么以及表现得多么离奇古怪，而在于所有病人的共性，没有什么即缺陷：对异性这个完整的、活生生的人缺乏性反应。例如病态的恋尸症（necrophilia）者不爱活人爱死人，而杀人后奸尸者照样不是病态，因为他们也爱活人甚至更爱活人。

在最近出版的《精神分裂症研究进展》[4] 一书中有一篇 379 例追踪 5 年的报告。结果分为 3 组：最好的为完全缓解且社会功能无损，占 23％；最坏的为缺陷综合征，占 31％；居中的一组占 46％。他们除持续的或间歇性的精神病状态外，都有程度不等的缺陷。这跟 Bleuler[5]1500 例追踪 15 年的结果并无显著差异：约 1/4 的病例完全缓解，其余病例出现严重程度不等的缺陷。可见，否认早发性痴呆是一种疾病的学者言之有理。而精神分裂症是疾病（可能不是一种疾病）也有其强有力的证据：大多数病例最后出现缺陷。最早提出精神分裂症这个术语的 Bleuler[6] 使用的是它的复数——“一组精神分裂症（a group of schizophrenias）”，明确表示不是一种病。

到目前为止，作为精神分裂症现象基础的生物学疾病（请注意：每一种疾病可表现为精神分裂症，也可表现为非精神分裂症，这是过去人们常忽略的）之存在，至少有 4 条理由：①导致不可逆缺陷；②精神症状具有不可理解性；③抗精神病药对急性期或阳性症状有显著疗效；④已发现多种生物学病变或指征，虽然并非所有精神分裂症都有同样特征，但也不能把所有生物学病变或指征与精神分裂症的关系视为纯属偶然的巧合。

精神科诊断效度遭受严重质疑，似乎是在抗精神病药应用以后才掀起的一股浪潮。Szasz[7] 的先锋著作是 20 世纪 60 年代出版的。但是，分析当代的 ICD-10[8] 和 DSM-Ⅳ[9] 确实可以发现一些突出的问题。首当其冲的是精神分裂症。

一、临床相的症状化，甚至症状的非典型化

在 ICD-10 和 DSM-Ⅳ的诊断标准中，都列有症状清单，并声称存在其中

某些症状便符合精神分裂症的症状标准。这种诊断方法显然忽视了：①对临床相的总体把握；②症状之间的联系和相互作用；③症状的特异性，如 DSM-Ⅳ对妄想、幻觉没有作任何限定，似乎精神分裂症特征性妄想、幻觉与偏执（妄想性）障碍并无不同；④还有未包括在症状清单内的其他很重要的临床特征，如 Bleuler 对"精神分裂"的描述，Kraepelin 的生动比喻——"没有指挥的管弦乐队"等；⑤临床相与人格和既往经历的关系；⑥抗精神病药物对临床相的影响；等等。大家都只是盯着一个一个的所谓诊断性症状，这样确实可以提高诊断信度，却难免以牺牲效度为代价。

精神症状是典型的而不是定量的。ICD-10 却认为，两个或多个"不太明确的（less clear-cut）"症状在诊断上等同于一个"非常明确的（very clear）"症状。"不太明确的"一语抹杀了症状典型才有确诊价值这一公认的临床经验，给精神分裂症诊断扩大化撕开了一个大口子。例如：并非 Schneider 一级症状的幻觉、妄想甚至援引观念都成了精神分裂症的特征；不爱说话或"社会性退缩"（这在神经症和某些人格障碍常见）被视为"情感淡漠"和"意志减退"；说话不流利成了"破裂性思维"；等等。总之，都是"不太明确的"症状嘛。从临床工作中所遇到的转诊病例来看，以下 6 种情况常被诊断为精神分裂症：①分裂样（schizoid）人格；②分裂型（schizotypal）障碍；③偏执（或妄想型）障碍；④分裂情感性障碍；⑤精神分裂形式（schizophrenia form）的障碍，病期短暂而以完全缓解告终且无任何缺陷；⑥症状有些奇怪的神经症，如强迫观念、疑病观念、身体变形观念等内容颇为奇怪而持久的神经症。

二、诊断的"快餐化"

在基层，为了控制兴奋和非理性行为，尤其是为了满足家属和社区要求，往往精神病性症状一出现医生就给予抗精神病药。这种做法无可厚非。流风所至，专科医院对住院病人也同样处理，把病人都治成了"四不像"，以致几乎无法确诊和进行鉴别，更谈不上什么诊断效度了。早期治疗的原则是正确的，但并不是说对不符合病期标准和未能确诊的精神病状态也一律按精神分裂症的要求进行长期系统的药物治疗，好像稍晚一些或停药观察就会导致预后不良的严重后果。不少医生对此似乎并不大清楚，也许只是为了省事。医院缺乏追踪制度也是诊断难以确证的原因之一。我们必须注意到，所有各种精神病（total psychoses）的患病率是 $3\%\sim5\%$，而精神分裂症的患病率只有 0.5%[4]。

另一效度十分可疑的诊断是抑郁症。从目前的临床实践来看，从躁狂抑郁症、典型间歇性抑郁发作，到生活事件引起的抑郁反应、神经症并发的抑郁心情，以及经常心情低落或悲观的人格等，都笼统地诊断为抑郁症。

大家一定知道，美国人 Kleinman[10] 把湖南某医院医师们诊断的"神经衰弱"100 例都改诊断为"抑郁症"。笔者看来，那恐怕只表明这样一种现象：不同时代都有它诊断上的"字纸篓"（注意：这是洋人提出来的专门术语：waste-paper basket）。这个"字纸篓"过去装的是神经衰弱，现在装的却是抑郁症。按 DSM-Ⅳ 的诊断标准，抑郁症在神经症全部病程中的所谓共病率（comorbidity）大概接近 100%。请问，神经症病人能有好心情吗？持续至少 2 周心情抑郁的神经症病人难道不是很容易用量表"问"出来的吗？抑郁症患病率不高达 10%，那才怪呢。

抑郁症和精神分裂症（这只是两个比较突出的例子）诊断的扩大化有共同的根源：临床相的症状化甚至症状的非典型化和诊断"快餐化"（抑郁症 2 周就够，轻躁狂更酷，3～4 天就够）。不久前笔者在《南风窗》读到《执著公民李劲松》一文[11]。这篇文章里提到，李先生对"建设性批评"的界定是："如果我批评一件事，我一定是基本知道这件事该怎么做才对，才批评。"笔者在《国外医学·精神病学分册》1985 年第 2 期上发表的文章《精神症状量表的局限性》[12]，看来符合上述建设性的要求，因为该文明确提出，不能为了提高诊断信度而牺牲效度，应在维护效度的情况下去提高信度。现在再补充说几句。症状量表主要有 3 种用处：①流行病学筛选；②某群体的精神卫生状况评估；③治疗疗效的比较。很明显，这 3 个用处都是针对群体的，而临床诊断的对象却是一个一个的病人，因此症状量表对临床诊断充其量只能是辅助性的工具。令人遗憾的是，从 DSM-Ⅲ 到 DSM-Ⅳ，诊断标准一直是症状量表式的。这就难怪要引起"精神病学的内忧外困"的呼声了。"外困"此文不谈；精神病学的"内忧"，笔者认为主要是诊断效度问题。有人说，"将星球大战的技术用于弓箭式的诊断"[13]，这似乎有些夸张，但诊断效度确实有待提高。笔者认为：当务之急是放弃把清点个别症状的方法作为诊断的主要依据，明确症状典型才具有确诊价值，放弃"快餐化"的诊断方法，提倡对临床相整体及其演变历史的把握，并据此作为诊断的主要依据；同时，医院对住院病人必须有相当完备的（使 80% 以上出院病人得到定时、长期随访）追踪制度，因为诊断应该经受时间的考验。

最后，还必须说明，不能用同一精确性和可预测性的标准要求不同性质的科学实践，更不能以此来判定不同科学的高低和价值。物理科学提供公式，数学运算决定工程技术必须达到的精确性，而工程技术的精确性可以预测人造卫星的发射升空和轨道运行。环环相扣，丝毫不差。如果发生意外事故，那是工程技术上的，不能归咎于物理科学。

有的学科却不然。地质学的研究对象是地球，即使研究到了完美地步，也不能应用于遥远的天体，更无法涉及 100 亿年以前的情况。何况，对地震的预报一直很不准确。这表明了地质学在时空上的局限性，而物理科学（包括化学、天文学等）具有时空上的普适性。气象学、生物学这些自然科学也不具有物理学的普适性、精确性和可预测性。

据 D'Andrade[14]，除以上两类，还有第三类科学，如语言学，属于符号科学（semiotic science）。经济学、社会学、人类学、心理学等则兼具自然科学和符号科学的性质。

笔者认为：精神病学有它独特的综合性质，它具有自然科学的性质（如生物学的应用），也具有符号科学的性质（如语言学、心理学、文化人类学等的应用）。不仅如此，精神病学的实践还具有个人性和主体性，它要求给对象以感情的投入。这就不仅仅是什么技巧问题，而是颇有文学艺术的味道了。下面从史铁生《无病之病》一文中摘引一段："……得了诺贝尔奖的那个诗人帕斯（引者按，墨西哥诗人，1990 年诺贝尔文学奖获得者）说过：诗是对生活的纠正。我相信这是对诗性最恰切的总结。我们活着，本不需要诗。我们活着，忽然觉悟到活出了问题，所以才有了'诗性的栖居'那样一句名言[15]。"这告诉我们，如果我们觉得有些苦恼或"没意思"，不妨到诗那儿去待些时候，尽管我们不是诗人。

按照 D'Andrade 的科学分类，"将星球大战的技术用于弓箭式的诊断"的说法，未免有混淆不同科学性质的谬误。不少心理治疗学家并不考虑什么诊断，他们也可以给病人提供实实在在的帮助，甚至促使病人走出常人难以想象的病态痛苦。不能说，心理治疗和精神病学完全是两回事。古老的暗示催眠乃是现代心理治疗的前身，而弗洛伊德这位现代心理治疗的先驱是从研究歇斯底里和神经症发展出他的精神分析理论的，尽管精神分析理论的影响早已远远超出了精神病学的领域。因此，在讨论精神病学（包括分类、诊断甚至精神病学的科学性这样根本性的问题）时，我们至少不能忽略以下两点：一是诊断效度和实际效用（utility）不是一回事[16]，例如你可以说，进食障碍、非器质性睡眠障碍、非器质性疾病所致的性功能障碍、习惯和冲动控制障碍等，都不是严格的疾病诊断，而是症状性诊断，但你不能抹杀这些诊断在临床服务中的用处（utility）；二是心理卫生在日益关注每一个人的生活质量（quality of life）[17]，这就涉及更广泛的领域。

参考文献

［1］ Jaspers K. General Psychopathology. Chicago：Chicago University Press，1963.

［2］ Braceland F J. Kraepelin，his system and its influence. Am J Psychiatry，1957，113 （10）：871－876.

［3］ 阿尔弗雷德·金西著. 潘绥铭译. 金西报告——人类男性性行为. 北京：光明日报出版社，1989：10.

［4］ Guttaz W F，Busatto G. Advances in Schizophrenia Research. New York：Springer，2009.

［5］ Bleuler M. Coupe of Illness，Personality and Family History in Schizophrenia. Leipzig：Thieme，1941.

［6］ Bleuler E. Dementia Praecox or the Group of Schizophrenias＝Dementia Praecox oder Gruppe der Schizophrenien. Zinkin J Translamr Madison：Int Univ Press，1960 （original German edition 1911）.

［7］ Szasz T S. The Myth of Mental Illness. Am Psychol，1960，15：113－118.

［8］ World Health Organization. The ICD-10 Classification of Mental and Behavioural Disorders：Clinical Description and Diagnostic Guidelines. Geneva：WHO，1992.

［9］ American Psychiatric Association. Diagnostic and statistical manual of mental disorders. 4th ed（DSM-Ⅳ）. Washington DC：APA，1994.

［10］ Kleinman A. 美国精神病学界关于抑郁症、躯体化障碍及神经衰弱的近代观点. 国外医学·精神病学分册，1980，7（4）：211－216.

［11］ 石勇. 执著公民李劲松. 南风窗，2011，（18）：37.

［12］ 许又新. 精神症状量表的局限性. 国外医学·精神病学分册，1985，（2）：65－68.

［13］ Katschnig H. 精神科医师是否成为濒危物种？精神病学的内忧外困. 世界精神病学杂志，2010，9（1）：21－29.

［14］ D'Andrade R. Three scientific world views and the covering law model // Fiske D W，Shweder R A. Metatheory in Social Science. Chicago：Chicago University Press，1986.

［15］ 史铁生. 无病之病 // 史铁生. 灵魂的事. 天津：百花文艺出版社，2005：256－257.

［16］ Kendell R，Jablensky A. Distinguishing between the validity and utility of psychiatric diagnoses. Am J Psychiatry，2003，160（1）：4－12.

［17］ 范肖冬. 生活质量与主观幸福感测查. 中国心理卫生杂志，1999，（增刊）：69－74.

第 三 类 病

一、精神障碍的类型

基于迄今为止所积累的临床知识，精神障碍大致可以分为 3 类。

1. 第一类

第一类可分为 3 组：①脑疾病、脑损伤或脑发育不良所致的精神障碍；②躯体或内科疾病所致的精神障碍；③精神活性物质所致的精神障碍。

2. 第二类

第二类可分为 3 组：①妄想性或偏执性精神病。②躁狂抑郁性精神病，此中的抑郁（尤其是单相的）须具有以下两个特点：抑郁情感严重，且伴有精神运动性迟滞；自然缓解或间歇性病程，即有完全缓解的间歇期。为了避免漏诊，只要有一次抑郁发作满足这两个条件也就够了。③精神分裂症。

3. 第三类

第三类是以神经症和人格障碍为核心的一大类精神障碍。既不是器质性的、也不是精神病性的所有障碍都可以归到这一类。为了更准确而且更醒目地表现第三类的构成，可以提出星状谱（star-like spectra）这样一个概念，见图 1。

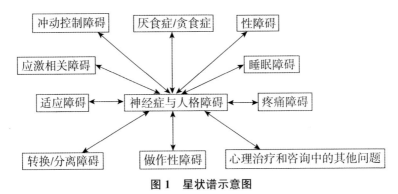

图 1　星状谱示意图

←→：表示箭头所指两者互相过渡或常发生重叠（共病）

星状谱蕴含着对神经症和人格障碍的多维考虑。谱和统（continuum）的意思差不多，都是线性的连续序列，如精神病性连续统指的是：精神分裂症—

本文原载于《中国心理卫生杂志》2008 年第 22 卷第 10 期 717—718 页

分裂情感性精神病—情感性精神病。衰老与老年痴呆也可以看做线性序列连续统。而做作性障碍—诈病有时也有重叠，病态的心理需求（做作性障碍）归类于精神障碍，为了现实获利故意违规（诈病）属于社会问题，但这两种需求并不是互斥的。另外，与边缘性人格障碍等关系密切的自伤等呼救行为，与其背后的人际关系乃至社会问题更是有着千丝万缕的联系。非精神病性的抑郁，随程度轻重不同以及背景因素不同，何时看做社会问题（如工作压力）的一般表现，何时界定为精神障碍，恐怕也难划分得一清二楚。

二、第三类病的特点

第三类病有以下一些值得重视的特点：①在精神障碍的总患病率中，第三类病的患病率占了一半以上。②一般地说，病人（或者来访者）有症状（现象）自知能力。③病人必要时可以掩饰其症状，以致陌生人看不出他们有什么精神障碍；病人也可以逢人便诉苦，以致亲友、邻居、同事等都知道他有病。④他们一般不被社会视为精神病（"疯子"），相反，亲属和其他重要关系人倾向于用道德观看待他们，认为他们不负责任、不遵守社会规范或"故意"。⑤病人自认为病情严重或患有疑难病症，这跟亲友和医生的评估相去甚远。⑥大多数人求医求药心切，常反复多处就诊，但内科、神经科照例什么重要的病都查不出来，耗费医疗资源十分可观，并且他们容易成为江湖医生、术士和虚假广告的俘虏。⑦病人与亲属、邻居、朋友、同学、同事中的一人或多人有纠缠不清的矛盾和冲突。⑧药物疗效有限，即使短期效果很好也难以持久；他们中的很多人对医生或药物有依赖性。

三、第三类病的变迁

随着社会政治经济和科学技术的发展，第三类病所包括范围的大小以及它们的分类和诊断标准经历了历史上巨大的变迁。从近一个多世纪的文献来看，可以清楚地辨认出 3 个不同的时期：

1. 神经衰弱时期（1870 年至 1920 年）

首先，神经衰弱因几乎无所不包而在美国流行，曾被称为"美国病"[1]。到第一次世界大战时期，英国政府不得不派出成批的"神经衰弱专家"到战地医院服务，表明神经衰弱此时已广泛流行于欧洲。当时还出现过"战争神经衰弱（war neurasthenia）"这样的名称[2]。

2. 焦虑的时代[3]（1920 年至 1970 年）

这与精神分析的广泛传播有关，也与生存主义哲学的兴起和传播有关。焦虑神经症是弗洛伊德（1894）首先从神经衰弱里辨认和分割出来的。精神分析关注的临床问题主要就是焦虑，而生存主义则有"生存焦虑（existential anxiety）"之说，直白地说，只要一个人还活着，就有焦虑[4]。

3. 抑郁时期（1970 年到现在）

当然，这里的抑郁不包括第二类中的躁狂抑郁性精神病。抑郁流行的原因主要有以下 4 个：①多个不同品种的抗抑郁剂大量上市，再加上医药公司的大力宣传推广。②多种抗抑郁剂兼有抗焦虑作用，对恐怖症和强迫症也有效，其中一部分还有明显的镇静催眠作用；多种新药副作用小且不易上瘾，所以很受广大病人和医生的欢迎。③医生没有掌握严格的精神病学临床检查方法，或在门诊及流行病学调查中弃而不用，加之量表广泛应用，很多医生主要根据量表评分便做出抑郁症的诊断。④对 Kraepelin 躁狂抑郁性精神病概念的无知或取简单否定态度，把多种不同性质和轻重差别悬殊的抑郁混为一谈[5]。Hamilton M.（1990）指出，恶劣心境障碍处于正常和病理两者的边界上（见《Dysthymic Disorder Royal College of Psychiatrists》，序言，1990 年）。据 DSM-Ⅳ[6]（第347 页），恶劣心境障碍的终生患病率为 6％，时点患病率为 3％，这就不足为怪了。显然，DSM-Ⅳ 的"心境障碍"这一类别里包括有 ICD-9 的人格障碍（编码 301）和神经症（编码 300），当然也包括传统的躁狂抑郁病，真是名副其实的大杂烩。采取症状描述性方法定义精神障碍当然有其好处，但弊端也由此可见。

第三类病中过去哪一个诊断在临床中唱主角，我国情况与西方有所不同。

新中国成立以前，由于精神卫生服务十分落后，大概只有占人口很少数的知识分子知道神经衰弱这个病名，也就成不了气候。我国神经衰弱的流行是在新中国成立以后，尤其是 1950 年至 1980 年这一段时期，内科、神经科和精神科门诊病人中，神经衰弱的诊断都占了相当可观的比例。直至 1982 年的全国12 地区流行病学调查和 1993 年的 7 地区调查中，神经症类别内，都是神经衰弱的患病率最高[7]。这一事实跟广大职工享有公费医疗的制度密切相关。我国没有出现过什么"焦虑的时代"，这也是抑郁症一旦流行就势不可挡的一个原因。20 世纪 80 年代，神经衰弱和抑郁症的诊断问题曾发生过争论[8-11]。作为学术问题，此事迄今仍然可以讨论。但是，我们必须看到：抑郁症在我国医生的诊断中流行，很有些像可口可乐在我国饮料市场上的流行，这显然涉及美国文化影响的问题，而不是单纯的学术问题。

也许有人会问：从历史看未来，抑郁症如此流行的时期总会过去，那么，哪一个第三类病中的精神障碍将会在临床服务障碍中唱主角呢？这个问题提得很好！"抑郁时期"必将过去，这是毫无疑问的。什么时候"改朝换代"，新登台的主角将是什么，却难以推断。这是由于，某种精神障碍的患病率高并不能决定它成为主角，影响的因素是多重的。从 DSM-IV（第 629～673 页）收录的患病率数据中，我们看到，将所有人格障碍加在一起，患病率在 10% 以上，即平均每 10 个人就有 1 名人格障碍者，这个患病率还不高吗？然而，只要我们没有高度有效的医疗干预措施和足够的人力、财力资源可供利用，那么人格障碍就不会在临床服务对象中唱主角。所谓高度有效的医疗干预措施，这是个科学技术发展水平的问题，而所谓足够的人力、财力资源可供利用，则主要是个经济发展水平的问题。从现状看，这对人格障碍来说，还是可望而不可即的。

再举两个例子。DSM-IV[6]（第 458 页）说，疼痛障碍相当常见。在美国成人中，因病不能工作者有 10%～15% 仅仅是由于背痛所致。DSM-IV[6]（第 554 页）还说，在人口调查中，诉苦失眠的 1 年患病率（1-year prevalence of insomnia complaints）是 30%～40%。

好的药物至少必须符合 3 个条件：疗效好而稳固；安全或副作用轻而少，也不上瘾；不太贵或比较便宜。假如哪一天开发出一种抗疼痛或抗失眠的好药，何愁这些病人不来门诊部排长队！当然，这只是由抗抑郁剂引起的联想。实际情况并没有这么简单。举例说，夫妻长期感情不和但为了孩子双方都不愿离婚，如此造成的心情抑郁，抗抑郁剂效果并不好。这只是一个例子。凡属社会问题而单纯做医疗处理，效果都不好。所谓社会问题的医疗化（medicalization of social problems）在第三类病中是非常突出的。只有社会进步才有可能逐渐解决这类问题。医生和药物的作用毕竟是有限的。

参考文献

[1] 许又新. 许又新文集. 北京：北京大学医学出版社，2007：126.

[2] Campbell R J. Psychiatric Dictionary. London：Oxford University Press，1989：801.

[3] 罗洛・梅文著. 罗洛・梅文集. 冯川，陈刚译. 言实出版社，1996：445.

[4] 许又新. 神经症. 2 版. 北京：北京大学医学出版社，2008.

[5] 许又新. 抑郁症诊断的变迁. 上海精神医学，1999，11（2）：121-123.

[6] APA. Diagnostic and Statistic Manual. 4th ed. Washington DC：American Psychiatric Press，1994：347，458，554.

[7] 沈渔邨、张维熙、李淑然，等. 1993 年中国七地区精神疾病、精神卫生服务和精神与智力残疾流行病学调查. 医学研究通讯，2000，29（6）：14-15.

[8] Kleinman A. 美国精神病学界关于抑郁症、躯体化障碍及神经衰弱的近代观点. 国外医学・精神病学分册，1980，4：15.

[9] 杨德森. 神经衰弱与有关问题. 中国神经精神疾病杂志，1984，5：34.

[10] 陈向一，杨德森. 中外学者对神经衰弱概念的认识和应用的异同. 江苏医药，1988，2：27.

[11] 钟友彬. 抑郁症和神经衰弱. 中国神经精神疾病，1986，25.

学 术 讨 论

对《实用内科学》中
精神病学一章的一些意见[*]

叶松柏同志曾在《中华医学杂志》1955 年第 3 号发表过一篇文章，批评了《实用内科学》一书；但对该书第 3 版新添的神经系统疾病一章（原书第 21 章）则未谈到。鉴于《实用内科学》一书发行数目颇大，其对读者的影响当然不小，且该书关于精神病学的论述，似有商榷之处，故我愿就管见所及，提出一些意见，诚恳地期望原著者及其他同志们参考及指正。

首先，正像叶同志所正确指出的：《实用内科学》对介绍苏联先进医学学说，尤其是巴甫洛夫学说，做得很不够。这一点同样也表现在精神病学一章，即就对资产阶级学者的若干错误观点的批判而论，也似乎不够鲜明，甚至有些地方还沿用了他们的错误说法，这是非常值得重视而且应该加以纠正的。

现就该章各节提出以下几点意见：

一、神经官能症

著者首先说"神经官能症是……反应状态"。我觉得这种说法是不恰当的，因为把"神经官能症"看做是一种"反应状态"，而与其他发病和病程都呈现急性反应的状态相混，这种看法是与美国的精神生物学说的观点一致的，后者把任何精神疾病都看做是一种"反应型"。

在讨论病原时，著者没有对他当前的重要课题——人类神经官能症——的病原加以阐述，而只以"尚未完全明了"，或不过才有了"研究方向"等几句话了事。诚然，我们对于人类神经官能症的病原尚未明了。但是巴甫洛夫本人对该症的病原和病理的卓越见解，以及他的后继者们在这方面取得的成就，已经使我们对以前所未了解的问题有了深刻理解的可能。因此，对此似应正面扼要地加以说明，而不该过于笼统地提出。

此外，著者在企图批判资产阶级学者的谬论时，只说："其他如遗传、内分泌、自主神经障碍、毒素、心理病理等学说都是唯心的、形而上学的和疾病

本文原载于《中华神经精神科杂志》1956 年第 1 号 85—88 页

* 《实用内科学》系上海第一医学院编，人民卫生出版社 1954 年第 3 版

器官局部路线等不正确的理论。"这种说法，不但过于笼统，而且容易引起误解。譬如，在讨论遗传因素在病原学中的意义时，应该批判孟德尔、摩尔根诸氏的观点，但是却必须按照米邱林、李森科诸氏的正确理论来加以阐述。至于内分泌与自主神经障碍，如果同时充分估计到皮质障碍的作用，则对于神经官能症的病原和病理，无疑是有很大意义的。同样的，根据巴甫洛夫学说去理解毒素和心理因素的作用也是十分合理而且应该的。因此我认为，著者在批判资产阶级谬论时，应该明确中肯，揭发其唯心的实质之所在，使之不与正确的理论相混淆。

在不少地方，著者显然持有下列观点，即病人的诉说如果没有明显的躯体方面的改变作其基础，那就不过是"主观的"，而只有生理变化才是"客观的"，并且似乎只有"生理症状"才"可用镇静剂缓和之"。是的，生理变化是客观的，但没有明显躯体方面的改变并不等于不客观。因此，镇静剂的作用又如何能单独限于著者所说的"生理症状"？

著者，有如一些其他作者一样，也用了"焦虑症"的字样，作为神经衰弱的别名，这恐怕不单纯是一个使用名词的倾向，而该是一个涉及基本概念的问题。据我所知，苏联学者早已不把"焦虑症"视为神经衰弱的同义语了，而在美国，绝大多数的作者却一直否认神经有衰弱的可能。且从精神病学的历史看来，凡主张神经衰弱不过"焦虑症"，而否认神经有衰弱之可能的人，对神经衰弱的理解都是从唯心论或机械唯物论的观点出发的。相反地，巴甫洛夫及其后继者们对神经衰弱则有卓越的见解，著者却舍此不谈，而仍以"焦虑状态"为对象加以申述，如说"典型的"神经衰弱（原文是"焦虑状态"）"为阵发性短暂发作"，未免有些欠妥。

关于"歇斯底里"，著者偏于个别症状的描述，而对于该病的一般特征，特别是病理生理方面，以及症状间的有机联系则未谈及。这样使读者对歇斯底里的理解就不容易以巴甫洛夫学说为基础了。

著者把强迫症和精神衰弱等同起来，是值得商讨的。虽然强迫现象常见于精神衰弱，但不一定就等于精神衰弱。Гиляровский（В. А. Гиляровский：Психиатрия，1954，Москва）在他的教科书中，将强迫症和精神衰弱列为两个不同的疾病，这是我们应该重视的。

著者在谈到神经官能症的诊断时，强调"发掘致病的情绪因素"是诊断的要点也是不完全恰当的。为何不指出综合考虑神经型、具体处境及临床所见之重要性，而单独强调情绪因素呢？何况情绪因素又不只对神经官能症能起致病作用。

著者在心理治疗方面描述较多，但遗憾的是，除提了一次"第二信号系统"几个字外，未能使人看出他的心理治疗与资产阶级精神病学工作者的此种治疗有何明显的区别。虽然他们和我们都用暗示和说服的方法，但这中间有着原则性的不同。唯心论者通常以潜意识等谬论作依据，企图使病人的本能欲求在所谓的心理治疗过程中得到解决，以期收效。至于我们则是依据辩证唯物的巴甫洛夫学说来进行的。著者也提到"使病人正确知道疾病的本质"，但据我看来，如果不贯彻巴甫洛夫学说，这是办不到的。

著者还提出"使病人得以发泄胸中积郁"或"将其积郁全部倾吐"。是的，病人如果有不快的情绪，说了出来，从而能从思想上加以解决，这是有利于疾病的恢复的。但是，患有神经官能症的病人是否一般均有"积郁"在"胸"，尚有值得商榷之处。即使有之，如果从唯心论的所谓"疏泄"出发，那就很不应该了。

著者认为"个别心理治疗在目前对医师是一重大负担"。我认为这是对病人缺乏责任感的错误看法。个别心理治疗需要较多的时间，这是事实，但这在科学研究上是可以逐步改进的，如果由于怕麻烦，不肯耐心地去详细了解病人情况，便进行治疗，这正是过去资产阶级医学"治病不治人"谬说的遗毒。苏联先进医学家们均一致强调治疗必须个体化，这是值得我们学习的。在目前情况下，虽然所谓"小组心理治疗"值得大家研究，但个体化的治疗毕竟是一种主要的，而且也是应该争取的治疗。

此外，著者在讨论治疗问题时，对先进的睡眠疗法未曾给予应有的介绍，且对包括工作和休息在内的合理的生活制度的意义也缺乏适当的说明；其他如溴剂和咖啡因的综合治疗则只字未提，这都是不应该的。

最后，著者似应指出，神经衰弱、歇斯底里、强迫症及精神衰弱等是几种不同的疾病，但它们之间的区别并不限于症状方面。例如在高级神经活动的病理生理学方面，它们显然有着很大的不同。因此，只对其"症状"分别加以叙述是不够全面的。再者，它们的治疗也不一定是完全相同而毫无区别的。

二、中毒性精神病

著者所谓的"中毒性精神病"实际上只应包括感染和中毒所致的精神病，而将"新陈代谢障碍、内分泌疾病、营养不良"等也包括在内是不大恰当的。我们不要只看到它们相似或共同的一面，而忽略了它们中间的差异。要是为了简略，而把某些原则意义的问题省去或混淆在一起，是会造成得不偿失的后果的。

著者笼统地说"中毒性精神病"的"精神症状"为"谵妄状态",这也是不够恰当的。其实,谵妄不过是这些疾病特别是在急性期中之主要的或具有特点的综合征。它在慢性期中可以不出现,它在非中毒性精神病中也可能发生。倘不如此或更恰当地说明,读者对这些疾病的症状就难免理解得太笼统了。

此外,在这一节里,著者也未扼要地介绍一些由巴甫洛夫奠基的高级神经活动的病理生理学。诚然,我们在这一方面知道的还很不够,但如能本着边写边学的精神,参考一些文献,并结合同志们的体会,加以介绍,对读者是会更有益的。

三、情感性精神病

著者在此使用"情感性精神病"一词以代替更常用的"躁狂抑郁性精神病"一词,似无必要。纵然著者在这一节中有的地方也用了躁郁症一词,但未加说明,因而容易使读者不知它究竟指的是什么及它与"情感性精神病"有何关系(其实是一样的)。此外,著者在描述抑郁时,有时用"忧郁",有时用"忧抑",其实所指的是一回事。因此,何妨在此一律改用"抑郁"一词,而使"忧郁"一词用于更年期忧郁症。

在"病因"一段中,著者对于资产阶级的荒谬学说未加批判,而竟提出"遗传、体型与性格等学说",这是很不恰当的。对"有家庭精神病史者占60%～70%"(姑不论这种统计的正确性如何)的意义未加以说明,很容易使读者重视遗传而忽略后天环境的巨大作用。著者既承认巴甫洛夫所指出的兴奋型在本病发生上的意义,为何又提出"矮胖型"和"外向"等唯心的说法呢?把这两种在本质上相对立的观点并列提出,而不肯定前者及否定后者,是非常值得我们注意而加以纠正的。

四、更年期忧郁症

著者说本症的"主要症状为情绪忧郁而伴有焦虑骚动",但对于内分泌及自主神经障碍则只字未提,这是不全面的。此外,在采用疾病名词方面,如"诊断方面,必须与忧郁症相区别",也值得斟酌。为了与躁狂抑郁性精神病相鉴别,在此何妨改为抑郁症,即诊断方面必须与抑郁症相区别。

五、精神分裂症

精神分裂症在精神病学中占着一种特殊地位。我们目前对本病的认识趋于承认它的早期是官能性的,而它的晚期却有产生器质性病变的倾向。因此,著者说本病是一种"官能性重性精神病",似有商榷的必要。

在本节内，著者也笼统地说"其他如遗传、内分泌……学说俱难证实"，这是不够明白的。

著者在此也介绍了资产阶级作者的"瘦长型体格"与"内向"这一错误的说法，纵然他说这种观点只是"根据临床观察"。在另一方面，著者对巴甫洛夫关于抑制型或弱型的见解却只字未提。显然，他对于巴甫洛夫学说的认识是有距离的，而同时对唯心论者的观点又不肯痛加批判。这反映出著者在精神病学理论方面并没有体会巴甫洛夫学说的精神实质。

在叙述症状时，著者对于疾病的发展过程阐述得不够。这种缺点在四型精神分裂症的描述中表现得更为突出。

在论诊断一节中，著者又暴露了他的资产阶级学术思想的观点，强调"内向性格"、"缺乏发病的诱因"等是诊断的要点，这是错误的。

对于各种治疗，特别是"积极"治疗，像以前几节一样，著者只把它们平行并列地提一下，而丝毫不谈它们的适应指征，是不应该的。据我所知，下述观点目前颇为普遍，即很多学生和大夫们都认为精神病的治疗总不外乎"三大法宝"，即胰岛素、电休克及睡眠治疗，试了这样不行就试那样。对于这种错误而有害的观点，我认为，我们精神病学工作者是有责任与之作斗争而使之得到纠正的。

六、偏狂性精神病

"偏执狂"（即 paranoia——许又新注）是一个很确定的疾病，而所谓"类偏执状态"（即 paranoid conditions——许又新注）则是一组很不确定的疾病，同时，后者并未获得精神病学家们的普遍承认。因此，著者把两者归并在一起，统称为"偏狂性精神病"，是欠妥当的。

著者将巴甫洛夫的超反常相理解为"健康的、能反映外界现实的联念被抑制，而与外界相矛盾的联念却被释放"，这样的理解是不正确的。

著者在阐述症状时，企图从各种心理现象中去找心理现象发生的根源。据我所知，这是一般资产阶级心理病理学的做法，同时也是错误的。著者说："初起病时病者感觉外界对他与过去不同，于是捕风捉影……经过主观上的长期观察，肯定背后有人主使与其为难。"又说："患者认为此种迫害是由于他人嫉妒之故，竟夸大异常。"这样说来，妄想产生的前提或原因是已存在着的"外界对他与过去不同"的"感觉"，而夸大妄想则是迫害妄想这一原因造成的结果。这种说法是太主观唯心了，也正是资产阶级作者所持的观点。

　　著者又说："偏狂性精神病"在"后期都显出精神痴呆"。这种说法也有不正确的地方，因为"偏执狂"可以长期存在，甚至终其一生而不显出"精神痴呆"。

　　总之，《实用内科学》中精神病学一章的优点是：内容简括，文字通顺易懂，且对症状的描述也颇扼要。但它同时也存在着若干缺点，而且有些缺点并不是不严重的。著者们对巴甫洛夫学说介绍太少，没有很好地把它的精神实质贯穿在书中；相反地，对于资产阶级著者的错误观点或原封不动地搬来使用，或只表面地、笼统地批判一下。我认为这是主要的缺点。这些缺点发生在新中国刚成立的时候还情有可原，而竟出现于1954年则大不应该。以上意见，不够成熟，且必定有很多不恰当之处，尚祈著者和读者指正。如有任何可采之点，敬希著者们再版时参酌修订。

躯体化以及有关的诊断问题

一位美国医生撰文投稿于《中国精神病学杂志》并且由本人译成中文发表，光是这一点，Kleinman 的文章就足以引起中国读者广泛的注意了。当然事情远不只是出于好奇心，在他的《躯体化作用》[1]一文中，Kleinman 写道："处身中美两社会里的精神科医生如能互取所长，……则双方都会收益不少。"这种企图促进两国学术交流和发展的善良愿望，肯定会受中国精神病学界的欢迎和赞赏，更重要的是《躯体化作用》一文确实涉及中美两国广大精神科医生共同关心的一些重大课题，又何况我们对 Kleinman 有关这方面的观点和研究并不陌生呢。

在这篇短文里，作者愿就躯体化以及有关的临床诊断问题谈谈个人的看法，与 Kleinman 医生商榷，并请国内精神科医生们指正。

什么是躯体化（somatization）？这是首先必须弄清楚的。Kleinman 在文章一开始就给出了如下的定义：

"躯体化作用是一种同时涉及生、心、群三方面的演化过程，经由此一过程，个人（心理方面）和人际间（社群方面）的种种问题被表达、解释，且体验成身体的（生理的）症状。"

除了某些可争议之处这里不加讨论以外，这个定义有一点说得很明确，就是，躯体化最后表现为身体症状。这也就等于说，如果没有身体症状，那就根本谈不上什么躯体化，遗憾的是，在 Kleinman 的分类系统中，六种不同方式的躯体化却有两种并不符合，至少是不完全符合上述定义。这两种躯体化方式是："③对疾患过虑方式，如疑病症、躯体妄想，或对环境毒素（公害）可能引发的症状的集体过虑。⑥对容貌过虑方式，如过分担心年龄、体重、皮肤斑点、性能力等。"举一个病例可以说明这一点，一位不得志的业余歌唱家，在声乐专家指出他的练唱方法不对且对嗓子有害以后，发展了疑病症。他认为他的声带已经受伤，两侧不对称了，他唱的歌不好听了，好几位喉科医生检查一致认为他的声带没有病，但病人完全不接受解释，反复要求喉科医生给他治疗，终于被转到了精神科。这位病人有疑病观念但没有身体症状；因为他没有

本文原载于《国外医学·精神病学分册》1983 年 129—131 页

肉体痛苦和身体功能障碍，他的痛苦是精神上的，由于自认唱不好歌而苦恼，他误以为毛病在声带而把希望寄托在喉科医疗上。按 Kleinman 的定义，这位病人没有躯体变化。这里我们接触到了问题的一个关键：一旦脱离开身体症状，躯体化这个概念就会恶性膨胀起来。"晓镜但愁云鬓改"固然可以说符合"对容貌过虑方式"的躯体化这一概念，各种躯体解释模式（somatic explanatory models）也都可能被躯体化的概念所吞并，这样一来，凡是持生物医学观点甚至相信心理是大脑活动的人都很难免于躯体化了。

从 Kleinman 关于急性、亚急性和慢性躯体化的描述中不难看出，有两个不同的概念显然被混为一谈了。一个是心因性躯体症状的概念，另一个是精神现象或症状转变或体现为躯体症状的概念，前者是精神病学界普遍公认的，相当于广义的心身障碍这个概念，而实际上，后一概念才是真正的躯体化概念。

Kleinman 强调说："躯体化作用与精神分析理论无关。"这话实在令人惊异。众所周知，心理的东西本身可以转换成为躯体症状这个概念是精神分析创始人弗洛伊德首先提出来的，那还是在他研究歇斯底里的初期阶段，距今已经将近一个世纪了，这样的概念过去一直是，现在仍然是精神分析理论的基本概念之一。

打开《精神病学综合教科书（Comprehensive Textbook of Psychiatry）》（H. I. Kaplan，A. M. Freedman，B. J. Sadock 编，Baltimore：Williams and Wilkins，1980 年）第 3 版第 1 卷翻到第 981 页，我们可以看到一张表（Table -Ⅲ）："防御机制的分类"其中有一种防御的机制就是躯体化（somatization）。试译如下：

"躯体化：心理的东西变成身体症状的防御性转换（defensive conversion）；躯体表现而不是心理表现的反应倾向。婴儿躯体反应在发育过程中被思想情感所取代（去躯体化）、退变（regression）为早期反应形式（再躯体化），可由于没有解决的冲突而造成，这在心理生理障碍中可起重要作用。"这难道还不足以说明躯体化是一个货真价实的精神分析概念吗？

其实，Kleinman[2] 本人在强调中国病人有躯体化的显著倾向时很自然地便谈到了一些精神分析的概念，他写道：在躯体化过程中，"可以证实，否认（denial）、转移（displacement）和分离（dissociation）都积极地起着作用"，也难怪"个人和人际间的种种问题被表达、解释，且体验成身体的症状"，如果不用精神分析的各种机制，这一过程该怎么说呢？

按照英文作者的传统和约定，被阻抑的心理冲突转变成为随意肌和（或）特殊感官功能的障碍一般叫做转换（conversion），而转变成为内脏和自主神经功能障碍则叫做躯体化（somatization）。正如 W．C．Menninger（1949）所说，躯体化之与心身障碍，正像转换之与瘫痪一样[3]。

因此，应该看到躯体化并不是一个描述性术语，躯体化是医生的一种解释模式[2]，他把病人的某些躯体症状解释为由病人的某种心理转变而来。当然，由于医生们的观点分歧，不是所有的医生都采用这种特殊的解释模式，作者就是不采用这种模式的医生中的一个。

Kleinman 在《躯体化作用》这篇文章里还提到"美国的精神科医生""有过度诊断抑郁症的倾向"。如果属实，这与躯体化这一概念的流行恐怕不无关系。当精神科医生找不到病人的躯体症状有任何器质性基础时，他们便倾向于把这种躯体症状看做是抑郁的躯体化，躯体症状也就成为抑郁症的诊断根据了。事情很清楚，精神症状本身通过无意识机制而变成为躯体症状，这个假设迄今并未被证明，也没有任何迹象表明它将会被证明。退一步说，即使这个假设已经被证明，躯体症状也还是不能成为抑郁症的诊断根据，因为无法确定躯体症状一定是抑郁的躯体化，而不是焦虑、恐怖、嫉妒或其他精神现象的躯体化。从临床的角度看来，用所谓躯体化诊断抑郁症，跟用抑郁等位症，性质是相同的。H. M. van Praag（1973）[4]正确指出过，把所谓抑郁等位症当做正式诊断名词使用，在目前势必造成无法解决的难题，也就是把各种不同性质的躯体症状归之于抑郁症，而使抑郁症的扩大化不受限制。

现在简单谈一谈 Kleinman 论述躯体化时所涉及的临床诊断问题，特别是神经衰弱和抑郁症的诊断问题。从有关的著作中可以看出，Kleinman 对这个问题至少有以下 5 种不同的观点，很不一致。

第一种观点："神经衰弱和抑郁症都是客观存在，但一个不能等同或取代另一个。"果真如此，DSM-Ⅲ岂不是抹杀了神经衰弱这一"客观存在"？作者估计，DSM-Ⅲ的拟稿人是不会同意 Kleinman 的这种说法的。

第二种观点："神经衰弱一词在中国较易于被使用，也可能是较为合适的一种诊断。相反的，抑郁症目前在美国较常被使用，此一诊断也可能较合适于那样的社会环境。"既然如此，Kleinman 医生[5]为什么硬要把 100 例适合于中国的神经衰弱诊断中的 93 例改成适合于美国那样的社会环境的抑郁症呢？

第三种观点："本文主张，临床所见的抑郁症是与躯体作用有关的精神疾病的一种，而神经衰弱则是对疾患的体验和疾患行为表现的一种类型（一种躯体化方式）。"这就是说，神经衰弱是"疾患（illness）"、"疾患行为（illness behavior）"，而抑郁症则是一种"疾病（disease）"。但是在另一篇文章里[5]，同一位 Kleinman 医生却完全是另一种说法。

第四种观点："我主张，神经衰弱是疾患，是疾患引起的和社会文化塑形的躯体化类型，同时它也是疾病，是中国医学分类系统和WHO的ICD-9中的一个类别。"我们始终不知道Kleinman心目中的疾病究竟是个什么定义，任何一个正式分类系统里的一个类别就叫做疾病，难道可以这样来定义疾病么？

第五种观点：这是1980年Kleinman[6]在杭州发表的观点。"我认为神经衰弱这一诊断术语是不恰当的，它太广泛并掩盖了某些真实情况，如能在神经衰弱中分出抑郁症、Briquet综合征（癔症）、强迫症、焦虑症、惊恐、恐怖症等，那么在治疗上就更有针对性。"这是一种未加粉饰的学术观点，作者当时感到很受益，今天仍然认为它是颇有道理的。无须讳言，"文化大革命"前中国医生采用的诊断分类系统中的神经衰弱确实太广泛、太笼统了，钟友彬医生和作者拟订的几种神经症的诊断标准（载于《中华神经精神科杂志》，1983年，236—238页），就是企图将过于广泛的神经衰弱加以限制的一次尝试。作者愿意在此强调一下，作者同意Kleinman这样的观点：诊断分类系统的主要用处之一就是为了给病人安排和进行有效的治疗。

Kleinman[6]1980年在杭州演讲中说："可能我们的观点和中国不一样，在美国已不认为存在神经衰弱这个疾病单元，而是将它分得更细。"这话体现了实事求是的精神，也是很坦率的说法。作者对此表示欣赏。作者认为不同的学术观点最好不要曲为之解，也不必隐讳，否则对学术交流不但无益，反而会人为地制造出一些误解来。

附注：文中所引Kleinman的话，凡未注明出处的，都见之于参考文献[1]。

参考文献

[1] Kleinman A. 国外医学·精神病学分册，1984，11（2）：66-68.

[2] Kleinman A. Rethinking Psychiatry: the social and cultural context of psychopathology and psychiatric care, a review of psychiatry. Manschrech T C and Kleinman A M. Washington: John Wiley and Sons, 1977: 112, 105-130.

[3] Laughlin H P. The Neuroses in Clinical Practice. Philadelphia: WB Saunders, 1956: 250.

[4] van Praag H M. Discussion on Depressive Equivalents in Masked Depression. edited by Kielholz P. Berne-Stuttgart-Vienna: Huber, 1973: 114, 119.

[5] Kleinman A. Social Psychiatry, 1982, 17: 117-189.

[6] Kleinman A. 国外医学·精神病学分册，1980，7（4）：211-213.

附：躯体化作用[*]

美国哈佛医学院 Arthur Kleinman

躯体化作用（somatization）是一种同时涉及"生-心-群"（biopsychoso-cial）三方面的演化过程。经由此一过程，个人（心理方面）和人际间（社群方面）种种问题被表达、解释，且体验成身体的（生理的）症状。躯体化作用不但是世界各国基层保健工作常见问题之一，也常见于综合医院的精神科会诊、精神科病房及门诊工作中（详见 Kleinman，1982；Katon 等，1982）。

躯体化作用可依据病程区分为急性、亚急性和慢性（Rosen 等，1982）。急性躯体化作用常由一时性的压力综合征（acute stress syndrome）所诱发，历时数天到几个星期。在此期间，自律神经系统的普遍兴奋（包括神经内分泌系统及脑边缘系统的兴奋）常导致精神及生理两方面的症状。此时如果病人（加上家属及医务人员的影响）一贯地特别注意生理方面的症状，则此类症状变得格外显著（例如疼痛、虚弱、心跳加速、呼吸急促、胃肠症状等）。与此同时，病人对自身所感受的问题中的情感（affective）及认知（cognitive）成分的注意随之减退。结果原先的心理生理反应被当做并体验成主要只是生理方面的问题。病人、家属及医务人员从而将之视为躯体的毛病，只从这一方面着手治疗。

持续几个月的亚急性躯体化作用不是起因于长期的压力反应就是由精神疾病所致。常见于此型的精神疾病包括抑郁症和焦虑症。

慢性躯体化作用可能是由慢性精神疾病所引起的（如人格障碍、慢性抑郁或焦虑、癔症、精神分裂症、做作性疾病等），也可能附加在慢性躯体疾病（如哮喘、关节炎、糖尿病、癫痫）的病程上，从而加重其症状或导致功能的丧失。在前一种情况下，精神疾病的病人强调躯体症状（失眠、食欲缺乏、体重下降、精力缺乏、疼痛、虚弱等）的表达并寻求这方面的治疗。与此同时，他们的心理症状则被忽视，被当做是继发现象而未能得到应有的治疗。在后一种情况下，"心-群压力"（psychosocial stress）往往是慢性生理疾病患者症状恶化与功能进一步丧失的主要原因。

除此之外，慢性躯体化作用还有两个可能的原因。①前述急性或亚急性躯体化作用中呈现的疾患行为（illness behavior）如果持续过久，则可能演化成病患角色（sick role）。此时，对身体症状的抱怨及对疾患的过分关注在患者

* 原载于《国外医学·精神病学分册》1983 年 65—68 页

的日常行为中占了重要地位，并成为患者应付他人的一种方式。慢性疼痛综合征（chronic pain syndrome）的病人就是如此的。此时心理及社群因素经由条件化行为的形成而决定患者的生理症状——此一现象可以用条件行为控制学（operant conditioning paradigm）的理论来解释——并使这些身体症状受制于具体的环境力量之下。此时，光凭医疗本身无能（难以）抵消由这些力量所维持的疾患行为。事实上有时医疗本身也成为模塑这些慢性疾患行为的外界力量之一。在这种情况下，疾病（disease）本身可能因药物治疗而缓解，可是疾患（illness）行为却因医疗关系而继续存在。②有时慢性躯体化作用并不源自躯体或精神疾病，而是从小在家庭、学校及周遭社会文化环境的熏陶之下所习得的因应模式（coping style）或表达困恼的惯用方法。在许多社会里，躯体化模式（somatic style）常被人们用来应付压力及表达困恼。家庭、学校、工作、保险、福利、保健及其他社会机构常间接地、不自觉地扮演了支持此种方式的角色。疾患与困恼原是一项心身同时体验的过程，但在某些情况下，文化所决定的行为准则、社交礼仪，或甚至语言用法，可能鼓励躯体症状的表达。文献早已详载，残疾可能（而且经常）被患者用来加强其个人的影响力，且在人际关系里促成有利于自己的变化。这些人际关系包括配偶、子女、父母、姻亲、朋友、上级、同事、教师、医务人员等。在这种情况下，残疾既然能带来经济上的收益及其他的好处，其对生活能力的影响程度便不易减轻，有时甚或加重。这些由于人际关系的改变及经济上的收益所构成的"社会性收益"一方面增强原先的"心身过程"，另一方面则维持病患行为的存在。此问题的详情请阅文献，以及 Lan，1982；Katon 等，1982；Kleinman，1983；Mechanic，1972，1980；Pennebaker 和 Skelton，1978；Tessler 和 Mechanic，1978。

下面要提到的一点是许多学者曾经反复说明而特别值得注意的。躯体化作用极少起因于诈病。这也就是说，躯体化作用的发生通常是患者所不自觉的。即使患者并无生理或精神的疾病，也无明显的生活压力，正常的生理反应也可以被扩大化而成为躯体化作用的基础。例如 Demers 等人（1980）发现，正常美国成人通常每周有一次会觉得身体不对劲到可以称之为"症状"的程度。这些症状大多轻微，不是很快消失就是不受重视而被抛之脑后，或只是加以注意直至恢复正常为止。只有极少数的症状被扩大化。许多研究提出，如患者面临"心-群压力"或习惯于过分关注身体症状，或者由某些生理现象所引起的症状，如头痛、头晕、疲乏等已成为患者习用的因应模式及表达困恼的方式，而这些因应与表达方式又根源于患者所置身的文化，并能为其社会所容许，则此类症状便成为躯体化作用的渊薮。

从泛文化和历史比较的眼光来看，躯体化作用可以归纳成多种不同的方式（Barsky 和 Klerman，1983）。这些躯体化方式尚未得到系统性的研究。但是基于许多已有的临床文献，下述分类系统似属合理：①虚弱－耗竭方式（weakness-exhaustion style），如神经衰弱；②对疼痛过虑方式（pain preoccupation style），如慢性疼痛综合征；③对疾患过虑方式（illness preoccupation style），如疑病症、躯体妄想，或对环境毒素（公害）可能引发的症状的集体过虑；④神经功能丧失或过盛方式（neurological loss or activation style），如癔瘫、癔盲、癔性抽搐等转换症状；⑤对肠道过虑方式（bowel preoccupation style），如功能性肠道疾病、功能性便秘等；⑥对容貌过虑方式（cosmetic preoccupation style），如过分担心年龄、体重、皮肤斑点、性能力等。这种分类方式是试行性的，并不意味包罗万象，笔者提出来的目的在于抛砖引玉。

有些躯体化方式与患者的文化背景密切相关，可以称为文化性制约方式（culture bound style）。此类躯体化症状只存在于某一特殊文化或一组文化圈之内。例如：①印度及中国的精液损耗综合征（在中国称为肾亏），②马来西亚的 Latah 及日本爱奴土著所有的 Imu 惊恐反应，③尼日利亚的（脑力过疲）（brain fag），④西方人对肥胖的过虑。了解文化制约综合征（culture bound syndrome）最好的方法，是追究这些症状背后的遍存各地超越文化的疾病因素，而只把与文化有关的症状当做是此种疾病表现的特例。同时，这些文化性躯体方式最好也是要容纳于前述分类系统内，或其他超越文化的分类系统里来研究与了解。如在美国神经衰弱已不再被用做诊断名词，但是在普通门诊中，许多病人有虚弱、耗竭的躯体化方式。这些病人如果在中国可能得到神经衰弱的诊断，但并不被当做是躯体化的问题来处理。相反的，在中国的持续性头痛躯体化方式的病人并无特殊诊断，如果在美国则会被诊断为慢性疼痛综合征。这些例子表明，正如疾病（disease）需要泛文化的比较研究，躯体化方式的分类系统研究也可以用来作为疾患（illness）行为、因应模式及困恼表达方式的泛文化探讨。

以下所列是一些极应探讨的问题：①以描述现象学方法（descriptive phenomenology）研究不同社会中的主要躯体化方式。②测定躯体化作用在全人口中以及在不同的精神疾病及躯体疾病患者中的流行率。③探讨不同的躯体化方式与性格及各种社会因素（性别、职业、教育、人种、宗教信仰等）的关系。④研讨不同的躯体化方式如何影响求助方式（pattern of help-seeking）及对治疗的反应。⑤对疾患行为的种种人际用途（social use）（例如用来操纵配偶、获得经济补助、得到额外休假或避开困难处境）及文化含义（例如作为失败的借口、疏离感的表现，以及赋予社会中较无权者以一些影响力）如何影响躯体化频率及方式做跨文化的比较研究。躯体化作用的研究亦需要寻求更为精确的躯体化指标（生理的和行为的）以及更为严格的测定方法以确定扩大化过程中各种社会因素的影响。

躯体化作用过去有两个方面常被误解，在结束本文之前，也有必要澄清。

第一，躯体化作用与精神分析理论无关。精神分析理论主张潜意识心理因素较躯体症状为基本；心理症状经象征的形式而转化为躯体症状。其实躯体化作用应被视为一个描述性术语，用来描述同时并存的生理、心理及社会各种困难综合起来如何强化及维持疾患行为的症状。

第二，探讨躯体化作用并不意味着神经衰弱的诊断不如抑郁症来得确实。事实上，这两种现象可说是相互重叠，可以看做是一体的两面，或是对同一事物的两种不同的观察方法。本文主张，临床所见的抑郁症是与躯体化作用有关的精神疾病的一种，而神经衰弱则是对疾患的体验和疾患行为表现的一种类型（一种躯体化方式）。抑郁症或是原发性的或是继发于神经衰弱，但前者并不比后者更为基本或更为重要。对神经衰弱这样的疾患行为的诊断和治疗，其实是和诊断与治疗抑郁症这样的疾病同样重要的。

根据作者个人的印象，目前中国的精神科医生比较注意躯体化的疾患方式，而美国的精神科医生则未充分注意疾患行为的现象学，有过度诊断抑郁症的倾向。这并不意味着中国的精神科医生漏诊了抑郁症，或是美国的精神科医生漏诊了神经衰弱。事实上是双方的医生在面对这一复杂多面的问题时注重了不同的侧面，采取了不同的途径去了解它。在中美两种社会里，精神医学的专业发展不仅受制于各自的现实情况及历史背景，也深受其所在地文化常规的影响。神经衰弱一词在中国较易于被使用，此一诊断也可能较合适于那样的社会环境。这其间的缘由作者在另一文中（Kleinman，1982）已经评述过，经由这样的比较，我们也逐渐了解到，处身中美两国社会里的精神科医生，如能互取所长，扩大其诊断观点，同时去注意精神与躯体症状、躯体化方式，以及前述种种诱导躯体化作用的来源，则双方都会收益不少。不同的精神医学传统互相学习是非常有价值的，但这还不够。更进一步，全世界的精神科医生需要合作来发展出一套更宽广的，能同时容纳社会、文化、生理及心理因素的观念结构。

神经衰弱和抑郁症都是客观存在的，但一个不能等同或取代另一个。躯体化作用不但存在于神经衰弱和抑郁症，也可见于许多其他的疾病，甚至日常生活行为之间。它可以说是"生-心-群"三方面互相影响的桥梁。它的存在建基于可以观察得到的行为，同时受到临床经验与科研结果的广泛支持，因而不能轻易被当做空泛的理论而加以抹杀，就像神经衰弱和抑郁症一样，都是客观存在的。本文作者最后要再强调，躯体化作用的研究对于各种不同的精神医学、行为及社会科学，以及文化观点的整合，是特别有用的。

附注：

1. 在本文中，躯体化作用并不是 DSM-Ⅲ 中所定义的躯体化疾病。

2. 在本文中"疾患（illness）"指个体在特定的社会文化下习得的体验和表达症状的方式。疾患是对"疾病（disease）"所引起的生理变化的"心-群"反应。疾病这一术语在此处定义为能引发症状的生理功能失常。

3. 有人误认为躯体化作用一词意味着有此一倾向的人们不善于感受及表达深藏的感情，因为他们在发展过程中未能由较低的躯体定向层次发展到较高的心理自知的层次。依照这一误解，躯体化作用成了一种污蔑性的用语，此一看法纯系误解。任何读过中国历史与文学的人都不会不相信中国文化蕴含丰富的情感表达与体验。同时，心理人类学家也告诉我们前述由躯体到生理的发展过程是并不存在的。

4. 本文由许又新自行翻译成中文，文中观点系作者个人的看法。

参考文献

[1] Barsky A，Kleinman G L. Am J Psychiatry，1983，140：273.

[2] Cheung F，Lau B W K. Comprehensive Psychiatry，1982，23（3）：252.

[3] Cheung F M，et al. International Journal of Psychiatry in Medicine，1980－81，10（4）：361.

[4] Demers R，et al. Journal of Family Practice，1980，11：1083.

[5] Katon W，et al. Am J Med，1982，72（1）：127.

[6] Katon W，et al. Am J Med，1982，72（1）：241.

[7] Kleinman，A. Patients and Healer in the Context of Culture. Chapters 2－5. Berkeley：University of California Press，1980.

[8] Kleinman A. Culture，Medicine and Psychiatry，1982，6（2）：117.

[9] Kleinman A. Journal of Family Medicine，1983，16（3）：539.

[10] Lin K M，et al. Overview of psychopathological studies among Chinese：epidemiological and clinical studies // Kleinman A，Lin TY，eds. Normal and Abnormal Behavior in Chinese Culture. D. Reidel Publishing Co.，Dordrecht，Holland，1981.

[11] Mechanic D. New Engl J Med，1972，286：1132.

[12] Mechanic D. Journal of Health and Social Behavior，1980，21：146.

[13] Pennebaker J W，Skelton J A. Personality and Social Psychology. Bulletin，1978，4：524.

[14] Rosen G，et al. Journal of Family Practice，1982，14（3）：493.

[15] Tessler R，Mechanic D. Journal of Health and Social Behavior，1978，19：254.

精神症状量表的局限性

金无足赤，人无完人。凡为人所用者都有其局限性，精神症状量表当然不例外。我们也只有充分了解量表的局限性，才能有效地使用它。鉴于国内文献还没有这方面的论述，因抒一己之见，求教于海内方家。

一、用单个的症状代替整体临床相

诊断和评定疗效，主要要看整个病人。只着眼于症状是不够的，更不用说是限于孤立的症状了。实际上量表往往不能告诉我们病人究竟是意识清晰还是意识障碍，某个症状系出现在怎样的精神状态或背景之下。就单个症状而言，它的临床价值不仅在于它本身，还取决于它与其他症状的关系和相互影响，精神病理结构较之个别症状更能说明障碍的性质、严重程度、缺陷和代偿的动态以及疾病发展的阶段，人格特征（不论是正常人格还是人格障碍）在临床相中的表现和作用，从症状量表中是几乎看不出来的。总之从方法学的角度说，量表是单纯分析的而非综合的，这不能不说是一种严重的局限性。

二、用线性刻度对多维变量症状进行估计

制定量表时有一个理论性假设：每一症状（或量表中的项目）是一个一维变量，因而可以用单一的"度"去"衡量"。但事实并非如此，一张书桌尚且包含许多变量（如尺寸、设计和加工的质量、木材和油漆、抽屉和柜子的配置、各种配件如把手和锁的质量、装饰成分和式样等），何况精神现象呢？

随便举一个例子。

在《简明精神科量表》（BPRS）中，"情绪退缩"就是一种多层次、多维现象，所谓多层次是说情绪既有生物学或生理学的层次，也有心理学的层次。变量之多实在难以尽举。不同程度的主动接触和不同程度的被动接触两者可以有各种组合，这已经不易评分了。加上所接触的是什么人和在什么情况下发生接触，都随病人特点和病的性质不同而可有种种不同表现。更何况除了与人接触以外，情绪退缩的性质和程度还可以表现在其他许多方面，如对环境变动是

本文原载于《国外医学·精神病学分册》1985 年第 2 期

否关心，对国内外大事是否注意，有无娱乐活动，每天的时间是怎样度过的等。当然只观察外现活动还不够，还必须了解病人的内心体验。这么复杂的现象，用1～7七个数字能够刻画出来吗？

幻觉和妄想在症状量表中照例都被视为一种一维变量。举个最简单的实例：没有批判能力但出现频率很低的幻觉，跟持怀疑态度但出现频率相当高的幻觉，究竟哪一种情况更严重？这是很难评判的。

再以 R. C. Young 的《躁狂量表》中的第 3 项"性欲"为例。实际上，大家都很清楚，性欲在躁狂状态中不仅可以有从"正常"到"亢进"的量的变化，也常常有性质的改变。再者，把性心理和性的生物学方面混为一谈笼统加以评分，也是不恰当的。

三、各种症状等量齐观

不同的症状性质往往大不相同。对于诊断来说，某些症状有较高的特异性，有些症状则几乎没有特异性，显然不能等量齐观。

以 Newcastle 量表为例。如既往有过不止一次典型的抑郁发作，那么，光凭这一项就可以确诊为内源性抑郁症，而有无相应的心因这一项的鉴别诊断价值却小得多。

不少量表把躯体症状和精神症状等量齐观，这在理论上是完全错误的，因为单纯躯体症状根本不能构成任何精神障碍的诊断根据。

在《临床总体印象量表》的第 3 个量表评定"效果指数"项下，有所谓药物引起的躯体副作用跟精神症状的改善相比，无异于斤与尺相比，实在是不伦不类。

由于症状的性质各异，把各项分数加起来的做法在理论上很难站得住脚，这样的病例并不少见：症状量表评分总分下降表明有"显著进步"，而有经验的医生们一致认为病人已出现缺陷，情况在朝坏的方向发展。

四、把不同性质的症状说成只是程度上的差异

举一个明显的例子。《Hamilton 抑郁量表》第 20 项"偏执症状"规定：猜疑评分为 1，援引观念评分为 2，被害关系妄想评分为 3，伴有幻觉的被害及关系妄想评分为 4。显而易见，猜疑、援引观念、妄想是 3 种性质不同的现象。有些妄想病人在起病和恢复过程中表现有猜疑，这是事实，但据此便一概而论，似乎猜疑只不过是妄想的轻微形式，似乎妄想总是由猜疑发展而来，那就错了。众所周知，原发性妄想与猜疑毫不相干。一辈子猜疑严重而从不出现

妄想的人也不少见。再者,伴有幻觉的妄想难道一定比不伴有幻觉的妄想更严重吗?幻觉和妄想并不是两个不同重量的砝码!

BPRS 对猜疑与妄想的处理跟《Hamilton 抑郁量表》如出一辙。量表的制定把不同的人们推上了同一条理论思维上错误的道路,由此可见一斑。

五、忽视了过与不及都可以是病

仍以 BPRS 为例。第 1 项是"对身体的关心"。按规则,评分时不考虑病人身体究竟有没有病;不关心评 1 分,关心愈甚,评分愈高,症状也就愈严重。这样一来,即使身患不治之症也毫不关心的心理状态便被评分正常了。其实,这种心理是很不正常的,可能是情感淡漠、妄想性否认等的一种表现。又例如,第 2 项"焦虑"的评分也是一样。可以断言,不论境遇如何一概毫不焦虑,绝不是精神健全的表现。

六、只考虑症状本身而不顾条件因素

对于生活条件、环境的变动、躯体情况以及治疗的影响等,症状量表照例是不加考虑的。这样一来,评分是否能正确反映症状的轻重程度是非常可疑的。举一个简单的例子。目前已有多种药物能够有效(至少在短期内如此)改善睡眠。评分失眠的轻重程度时只管病人睡多少小时而不管服药与否,显然不恰当。再例如,服用抗精神病药物的病人往往坐立不安,量表不管药物,这种药源性焦虑与疾病固有的焦虑便等量齐观了。

七、遗漏或封闭性

量表规定了评分的症状或项目,超出规定范围以外的任何现象对于量表来说等于不存在,这就不可避免地迟早要导致重大的遗漏或疏忽。临床观察和检查当然不可能包罗万象,但它是开放性的,这把防止重要遗漏的任务交给了医生的知识、经验、理性、健全的常识和责任感,这就有了最可靠的保证。

不久前,作者在综合医院会诊了一位病人,病史报告使人很难确定诊断。检查时发现病人正在接受眼科治疗,原来病人在入院前一昼夜中陷于木僵状态时由于持续睁大双眼不眨眼引起了暴露性角膜炎。这就使会诊者有理由排除了心因性木僵的可能。类似这样的重要线索,即使是一本厚书也不可能一一列举,更何况一张量表。从这个角度看,最好的量表也只能作为诊断的辅助工具。

八、排他性

为了一致性，量表对精神科医生的临床经验取排斥态度。它要求医生严格按量表的定义和评分规则办事，不得违反。已经发现，经验丰富的精神科医生往往不是好的评分者。这很容易理解，因为按健全常识办事的医生是不愿意削经验之足去适量表之履的。

量表不仅排斥个人的经验，它还往往置公认的概念于不顾而经营它那独特的一套。例如，PSE硬说思维回响（Gedan Kenlautwerden，thought-echo）不是幻觉（第57号症状）。又例如PSE对"完全妄想"的概念也是与众不同的："例如，受检查者把妄想当做真的而采取行动，那就不论他在交谈中对妄想的相信的程度如何，都应评2分（引者注：评2分就是评为"完全妄想"，即病人确信不疑）。"把某种想法"当做真的而采取行动"跟"完全确信"并不是一回事。举例说，强迫症病人常常把他们的疑虑和担心"当做真的而采取行动"，但并没有相应的确信。这种道理本来显而易见，PSE的作者却熟视无睹。为什么？一致性的追求蒙住了他们的双眼。

九、为了一致性不惜牺牲真实性

为什么症状量表只管个别的症状而不管整个临床相？因为后者太复杂，评分不易一致。

为什么症状量表把复杂的症状的各种不同的性质统统归结为少数几个数码表示的等级？为了便于统一评分标准，为了一致性。

症状量表为什么把不同的症状等量齐观？还是为了一致性。

症状量表为什么硬把性质不同的现象说成是同一现象的不同严重程度？为什么不考虑影响症状的各种条件因素？为什么闭关自守不怕遗漏？为什么对医生个人的经验取排斥态度？为什么不顾公认的症状概念？

一句话，为了一致性不惜牺牲真实性。

"根据在几种场合下出现幻听且不限于一两个单词诊断精神分裂症，就像选拔篮球专业运动员规定标准为身高至少2米一样。显然测量身高比起判断操作篮球的技巧来是一种一致性要高得多的办法，但一心想着身高这条标准却不大可能选得出夺冠的篮球队来。"

G. E. Vaillant（1984）的这段话尽管挖苦得太厉害了，但他主张不应为一致性而牺牲真实性这个观点却是对的。R. L. Spitzer（1984）反驳说，没有一致性就谈不上真实性。这显然有点强词夺理，因为事实上是并不尽然的。张三说 A，李四说非 A，不一致，却总有一个人的说法是真实的。精神病学史上有许多杰出的医生主要根据个人的观察（根本不考虑什么一致性检验）提出了深刻反映客观真实的临床症状群或疾病，难道不足以证明没有一致性完全可以有真实性这条真理么。

当一致性与真实性发生矛盾时，毫无疑问应该舍弃一致性而维护真实性，在改进临床检查和研究方法时，应该在尽可能不降低真实性的前提下去提高一致性，而不应该反其道而行之。

神经衰弱的诊断在美国曾经风行一时。什么叫做风行？实质上就是这种诊断的一致性很高。现在呢？相反的一致性也出奇的高，一致否认有神经衰弱这么一种病了。这说明，在一定的历史条件下，许多人一致的观点可能是一致地错了。其他诊断类别和不同治疗方法的风行一时，往往也存在类似的问题。回顾这些历史难道不足以使片面追求可靠性者引以为戒么？

症状量表是一种工具。工具差不多总是有用的，关键在于只有了解工具的局限性，才能有效地使用它；也只有深刻分析工具的局限性，才能不断改进它和发展它。

对量表的作用估计过高，是由于抹杀了起着更加重要作用的其他因素，例如，精神科医生的临床经验、双盲法、科研设计的改进、其他有关学科的进步等。

对量表的作用估计过高，还有哲学上的根源。这就是把评价（rate）跟测量（measure）混为一谈。J. K. Wing 等人（1974）把他们写的 PSE 手册题名为《精神科症状的测量和分类》，显然是错用了"测量"这个词和概念。测量指用一定的物理量去比较，可见只有物理世界才是可以测量的。严格地说，心理本身是不可测量的，只能评价。所谓尺度，用之于内在的精神现象，只是一种隐喻，就像我们说某个人有七分成绩三分过失一样。对精神症状进行评分，跟裁判员对体操运动员进行评分，性质是相似的。"美"这个价值范畴在体操评分上起作用，正如"善"这个价值范畴在精神症状评分上起作用一样。

对量表的作用估计过高，在我国，显然还跟西方的科学技术比我们先进这一事实有关。正是在这一点上，我们不能忘了历史的教训。过去，我们盲目搬用苏联的一套，吃了大亏。现在，面对西方的科学技术，我们再也不能盲目搬用了。量表再妙，缺乏批判的头脑也无法用它来推动科学的进步。

参考文献

［1］Guy W. EUDEU Assessment Manual for Psychopharmacology Revised，NIMH，1976.

［2］Klerman G L，Vaillant GE，Spitzer RL，Michels R. American J Psychiatry，1984，141：539.

［3］Wing J K. The Measurement and Classification of Psychiatric Symptoms. Cambridge，1974.

［4］上海市精神卫生研究所. 精神科评定量表手册. 上海精神医学，1984，第 2 辑.

关于道家心理治疗的审稿意见

编辑部：

我对此文（指《中国心理卫生杂志》2000 年第 14 卷第 1 期 62 页发表的关于《中国道家认知疗法治疗焦虑障碍》一文）及其姐妹篇（简称"前文"，见本杂志 1998 年第 12 卷第 3 期188—190 页的《中国道家认知疗法——ABC-DE 技术简介》）的意见主要有两点：第一，心理治疗不应该直接管——实际上也管不了病人的哲学思想（世界观和人生观）；第二，所谓"32 字保健诀"，说起来容易，而要使病人"字字落实"，却不见文章中有可操作的心理治疗技术细节，而这对于推广一种新的治疗方法是至关重要的。现略申述如下。

一、心理治疗，从近期或保守的目标说，是为了减轻以至消除病人的症状，而从远期或积极的目标说，则是促进病人的成长和潜能的发挥，促进心理卫生水平的提高。所有这些目标都限于健康这一范畴之内。如果离开这个领域，如"道家哲学思想的导入"，便难免与意识形态的宣传教育有混淆之嫌，科学的讨论便可能遇到困难或受到妨碍。众所周知，不论是健康人还是神经症病人，都可以有大不相同的哲学思想，反之亦然，同一哲学思想的人既可以是健康的，也可以患神经症。

前文及此文在"道家哲学思想的导入"项内概括成"32 字保健诀"，是大可以讨论的。

例如，"不争"是可取的，但"争"也许更为可取。据《现代汉语词典》（修订本，商务印书馆，1996），"争"主要有二义：①力求得到或达到；②争执，争论。前文和此文不是力求神经症病人达到道家的思想境界吗？这不是"争"的第一义又是什么呢？如果神经症病人信奉邪教，我们医生能"不争"即坐视不管吗？可见，"不争"与"争"是互补的。前文及此文视"不争"为教条（doctrine）而抹杀"争"，未免片面。

又例如"寡欲"。若对于纵欲无度的人来说，寡欲当然有道理。但作为教条而要求所有神经症病人都实行"寡欲"，则是错误的，因为神经症病人的毛病并不在于纵欲，而在于对欲的态度不健康（如禁忌意识太强，搞完美主义而妨碍欲的满足等），缺乏在不妨碍他人满足其需要的情况下满足自己需要的有效行动。从心理卫生上说，"欲"本身并没有什么不好，只是满足欲望的行为有健康与不健康之分。

又例如"以柔胜刚"。这只是世界万事万物的一个方面，另一方面则是以刚胜柔，两者合起来看才是辩证的。水穿石是柔胜刚，钢筋混凝土水坝和发电站则是刚胜柔。从历史上说，没有石器、骨器、金属器等刚性工具的发明，道家思想根本无从产生。就这一点而言，道家是忘本的。

再例如，道家认知治疗强调"静"，但健康的常识告诉我们，动和静同样重要而不可偏废。焦虑症病人练气功，力求入"静"，出现气功偏差是不少见的。焦虑症病人肌肉不随意的抖动和坐立不安，可以理解为精力缺乏正常的出路而采取了盲目而无效的流露形式。如果病人逐渐培养一些文娱体育方面的兴趣而情感投入地参与这类活动，那对缓解焦虑症状是有好处的。如果积极参与社交活动，那好处就更大了。

最后就"顺其自然"略述一二。前文说道家思想的"最高境界是认识自然规律、顺应自然规律……"这简直是对道家的一种讽刺。自然规律指天文、地质、物理、化学、生物学等自然科学的规律，道家究竟知道多少？心理卫生讲求的在很大程度上是一种人际相互作用和人际关系的学问和实践，而与自然科学知识并无直接关系。庄子说，"吾生也有涯，而知也无涯。以有涯逐无涯，殆已（见《养生主》）。"可见，道家是反知识、反科学的。总起来说，"故意去思虑、去知识、去作为，以返于原始的自然，实乃违反人类生活之自然趋势。所以人为是自然，而去人为以返自然，却正是反自然。欲返于过去之自然状态，正是不自然（张岱年，《中国哲学大纲》，中国社会科学出版社，1982，302页）。"我认为这批评很中肯。

二、前文"要求患者透彻理解 32 字保健诀"。怎样的理解才算"透彻理解"呢？这必须在疗效以外确立一种衡量的标准或尺度，因为我们要验证的是，"透彻理解"是否产生疗效。可文章里没有说明。

"利而不害"，病人当然愿意，却苦无良策。但文章在心理治疗技术上如何帮助病人操作，并没有说明。如此则"利而不害"只是教条而已。

又例如，"知足知止"。神经症病人几乎都同意这个道理，可实际上他们的思虑、态度和行动却倾向于过分，例如极力回避、完美主义等。如何使"知足知止"这教条"字字落实"，成为病人缓解症状的有效操作，道家认知治疗并没有告诉读者什么新技术。

生活经验告诉我们，有些人比较容易接受道家思想，而另一些人则很难，甚至始终拒绝道家思想，这大概跟一个人的气质或人格有关。用医生的行话来说，什么人是道家认知治疗的"适应证"，什么人是"禁忌证"，这是任何一种治疗都必须首先告诉人们的，道家认知治疗当然不能例外。

附带说两点。

1993年10月在湖北荆门市郭店村的一座战国古墓中，出土了一批楚文字竹简，1998年5月由文物出版社出版的《郭店楚墓竹简》是经专家们整理识别过的，一年来有不少文章讨论此事，真令人大开眼界。原来战国时儒道两家的著作有许多根本上惊人相似和相近之处。还是班固说得好："譬犹水火，相反而皆相成也（见《汉书·艺文志》）。"把儒道两家视为互不相容的人是值得好好考虑的时候了。

如果把《老子》视为一部哲学著作，则其所谓"重生养生的人生追求"并不是该书的精华。"人之生，动之死地亦十有三。夫何故，以其生生之厚（《老子·第五十章》）。""外其身而身存（《老子·第七章》）"。白话试译为，把养生置之度外，反而能生存。王力说这意思是"以不摄生为善摄生"（见王力的《老子研究》，天津市古籍书店影印，1989年）。《老子道德经河上公章句》（王卡点校，中华书局，1993年）是最早用养生学观点解读《老子》的著作，但王力认为，"河上公注根本错误"（同上引书）。我们读《老子》，这一点是值得重视的。如果《老子》的"精华"在于养生，作为哲学著作也就没有多大意思了。

孔子和老子的思想：
在心理治疗中应用的可能性*

发展中国人自己的特殊心理治疗，其必要性的理由是，只有植根于某种文化的心理治疗对于该文化的人们才是最容易接受和最有效的。

不少中国心理治疗者在传统中医的经典文献里进行发掘，这是不够的。道理很简单：阴阳五行本身是一种自然哲学，在自然哲学的基础上不能直接推导出任何一种确定的心理学理论，也不可能产生相应的心理治疗。古希腊有各式各样的自然哲学，如万物的本源是水，万物的本源是火等。在这些自然哲学指导下能产生什么心理学和心理治疗呢？显然是不曾有过的，将来也不会出现。

还有一点，巫术式的心理治疗是所有文化都有或曾经有过的，但这不符合现代文化的要求，而一般性的心理社会支持、暗示和发泄等并不是现代心理治疗的特征，也不是任何一种特殊心理治疗理论和方法的主要形式。

人们公认，孔子和老子的思想是我国传统文化中最重要的两种人文哲学。因此，本文尝试对这两种思想在现代心理治疗中应用的可能性做初步的探讨。

下面，先简单介绍孔子的有关思想（分两个标题）和老子的有关思想（在"效法自然"这一个标题下），然后进行讨论。

一、分析孔子的思想

1. 知命——对个人潜力的局限的理解

天命和天道虽然有关，但两者并非同一范畴。天道是一个纯客观范畴。"天行有常，不为尧存，不为桀亡（《荀子·天论》）。""天行有常"说的便是天道。天命是一个天人关系范畴，它也许最能体现中国哲学的某种特点。

殷、周时，天命是一个有神论的观念，有时也叫做上帝。"夏氏有罪，予畏上帝，不敢不正（《尚书·汤誓》）。"这是汤伐夏的誓词，说的是，夏氏有罪，我不敢不遵从上帝的命令，进行纠正。《尚书》所表达的上述天与人的关系是主宰与被主宰制的关系。

孔子继承了这一思想，但大大地淡化了人格神的内容："子不语怪力乱神

* 这是 1995 年"第三届国际森田疗法大会"上的发言，曾被收入《中国心理卫生杂志》1995 年第 9 卷增刊 65—71 页，后经作者整理编入曾文星主编的《华人的心理与治疗》，台北：桂冠图书股份有限公司，1996，373—389 页

（《论语·述而》）。"

"道之将行也与，命也，道之将废也与，命也（《论语·宪问》，以下引论语只标篇名）。"这就是说，孔子相信，他的"道"（政治主张与理想）能不能实现，取决于"天命"，而不以任何人的意志和行动为转移。

但是，我们还必须看到，这种主宰意义的天命并不是孔子天命的唯一内容。

"天生德于予（《述而》）。"可见，孔子相信，他生来就有善的品质，这是天赋。这一观念到了《中庸》一书（成书于战国时期）开始有了更加明确的表述："天命之谓性。"意思是说，天赋予人的叫做性。

显然，孔子的"天命"具有两重性，一是主宰意义的天命，一是赋予意义的天命。

面对赋予意义的天命，孔子是富于使命感："人能弘道，非道弘人（《卫灵公》）。"正因为如此，当时有人讥笑孔子，说他"知其不可而为之（《宪问》）。"然而，这确实是我国两千多年来许多仁人志士鞠躬尽瘁、死而后已精神的一个主要历史渊源。

面对主宰意义的天命，孔子的态度是健康的：

"不怨天，不尤人（《宪问》）。"

"饭疏食饮水，曲肱而枕之，乐亦在其中矣（《述而》）。"

孔子强调"知命"。

"五十而知天命。"这表明，孔子把"知天命"看做他毕生道德修养的一个重要阶段，也是一个较高的阶段。"不知命，无以为君子也（《尧曰》）。"这里，"知命"有双重含义：①"死生有命，富贵在天（《颜渊》）。"面对个人无法改变的事，"知命"便不会悲观厌世或怨天尤人；②"性相近也，习相远也（《阳货》）。"既然大家天赋之性差不多，那么，一切就看我们每个人后天的环境和教养，选择什么样的人生道路和肯不肯努力了。

当然，时代不同了，社会制度的更替和科学技术的进步使古代某些不可能的事现在成为可能。但是人生的根本矛盾并没有也不会改变，通俗地说，并非一个人想要得到的就一定能得到。

所谓知命，一方面知道自己的天赋和使命，另一方面也知道客观规律绝不以个人意志为转移，换句话说，对个人的潜力和局限性两方面都有良好的理解。精神不健康的人恰好相反：对于自己能够而又应该做的往往推卸责任，强求于人甚至诿过于人，而对个人的局限性却不原意承认，倾向于自我强求甚至自我苛求，这就容易导致人际冲突尖锐化和心理冲突的痛苦加剧。

2. 行动·体验·志向——对心理的着重点

孔子很强调行动。他说"君子耻其言而过其行（《宪问》）。"说得好听，超过了实际行动，孔子以为是可耻的。

"冉求曰，非不说子之道，力不足也。子曰，力不足者，中道而废，今女划（《雍也》）。"这里，孔子承认人们的能力有大小，力不足的人走到中途走不动了当然只好停下来。但是冉求强调了"力不足"，如果事先给自己划定一个界限，不肯努力，这就不对了。

孔子并非单纯看重行动，他也同样重视行动时的情感体验。

"学而时习之，不亦说乎（《学而》）。"《论语》的编者把孔子的这句话冠于书首，这是值得玩味的。"吾尝终日不食，终夜不寐，以思，无益，不知学也（《卫灵公》）。"孔子用他的亲身经验告诉人们，不能只思不学。但光有学习的行动是不够的，还必须能体验学习的乐趣。就精神卫生而言，"不亦说乎"也许比"学而时习之"更加重要。不努力学习充其量不过是学无所成，但是对学习不感兴趣而硬逼着自己学，却可能学出神经症来。

"知之者不如好之者，好之者不如乐之者（《雍也》）。"乐于学习，爱好学习，比单纯的"知"要好得多。活到老而能学到老的，没有一个不是爱好学习的人。

"富而可求也，虽执鞭之事，吾亦为之。如不可求，从吾所好（《述而》）。"这话生动地表明，孔子并不伪装清高。只要能发财，即使替人家赶车，他也愿意干。如果发不了财呢？那就"从吾所好"。有些人追求名利权势，即使得不到，也不肯罢休，终于身心交瘁，含恨而死。看来，这些人除了名利权势之外，没有个人之"所好"，这是主要的根源。由此可见培养个人兴趣爱好的重要性。有所好，便不至于一条死胡同走到底，碰了壁也不回头。

"视其所以，观其所由，察其所安，人焉廋哉，人焉廋哉（《为政》）。"孔子在这里谈到，了解一个人，要看他的所作所为，还要看他之所由来（即走过的人生道路），当然也就可以推测他的走向，但是这还不够，还要看他安于何种处境，也就是有何兴趣爱好和达到了什么样的精神境界，这样，一个人的真实面目就再也无法掩盖了。

也许，孔子过分强调了人的道德修养，而对其他方面重视不够，甚至有所轻视和忽视，但是如果我们抛开道德的内容，只看心理的形式，还是可以从孔子的言论中挖掘出有精神卫生意义的东西来的。举几个例子：

"君子坦荡荡，小人长戚戚（《述而》）。"抛开君子和小人的道德涵义不谈，胸怀坦荡难道不比终日愁眉苦脸要健康么!？

"君子泰而不骄，小人骄而不泰（《子路》）。"所谓泰，这里指内心安详稳定，这无疑是健康的一种表现。

"不患贫而患不安（《季氏》）。"孔子把内心平安看得比财富更重要。

"唯仁者能好人，能恶人（《里仁》）。"其实，精神卫生水平高的人跟"仁者"一样，无须戴着面具过日子，也无须压抑自己的好恶；而缺乏相对独立的个人价值观的人，喜欢别人却不好意思表现出来，憎恶别人又害怕遭报复而不敢有所流露，这就难怪他们要叹着气说："活得太累了。"

"内省不疚，夫何忧何惧（《颜渊》）。"我们如果不管一个人所内疚者究为何事，孔子这话倒是深刻地揭示了心理治疗中的一个大问题。

"子贡问曰，有一言而可以终身行之者乎？子曰，其恕乎（《卫灵公》）。""恕"的意思是宽容、原谅、谅解。尽管孔子生活的社会跟今天的社会大不相同，但宽容仍然是良好的人际关系所不可缺少的一个要素。很多神经症病人的自我折磨跟他们对亲人不宽容是直接相联系的。

"君子和而不同，小人同而不和（《子路》）。""同"意味着强求一律，这很容易导致人际冲突。宽容别人的"不同"，倒是容易造就人际相互作用时的和谐气氛。

孔子自称"七十而从心所欲，不逾矩（《为政》）。"这是道德修养的最高境界：社会的规范"矩"跟个人的自由"从心所欲"达到了完全契合，或者说，社会的规范已经内在化而成为个人心理的有机组成部分，且人格是完整而独立的。

"古之学者为己，今之学者为人（《宪问》）。"抛开古今不谈，充实自己和专门做给人家看，哪种心理更健康，不是很清楚么？

"君子求诸己，小人求诸人（《卫灵公》）。"抛开君子小人之分不谈，独立自主精神比依赖别人的心理明显地要更加健康。

尽管强调道德，孔子还是清楚地看到，人们并不都是道德高尚的。他说："吾未见好德如好色者也（《子罕》）。"这是事实。因此孔子重视教育："有教无类（《卫灵公》)"。孔子的教育原理和实施对于心理治疗是大可借鉴的。

"不愤不启，不悱不发（《述而》）。"现代汉语"启发"一词便是来源于此，唐满先的白话译文是："我不到学生苦思冥想而想不通的时候，不去开导他；不到学生口里想说而不能明确地说出来的时候，不去开导他。"这跟现代心理治疗在方法上不是很近似么？

"求也退，故进之。由也兼人，故退之（《先进》）。"由于冉求遇事退缩，孔子便鼓励他往前走，而子路好勇胜人，孔子便有意加以抑制，这种因材施教的方针相当于现代心理治疗的个体化原则。

"能近取譬，可谓仁之方也已（《雍也》）。""近取譬"指以身边的事情推己及人去对待别人，这跟现代心理治疗强调的"投情（empathy）"是非常近似的。

"饱食终日，无所用心，难矣哉，不有博奕者乎，为之尤贤乎己（《阳货》）。"对于难教诲的人孔子并不苛求，确实，做做下棋的游戏，总比"饱食终日，无所用心"要好得多。

《论语》里有许多孔子阐述"仁"的言论，这既揭示了"仁"的丰富内涵，也可以视为因材施教的大量实例。事实上，不同的学生"问仁"孔子的回答绝不雷同，这是值得心理治疗者思考的。因为病人常常会提出精神病或神经症究竟是怎么回事这样一类的大问题，不仅不同的病人我们应给予不同的回答，即使同一病人在治疗上的不同阶段，我们对这类问题的讨论也应该有不同的广度和深度。

除了行动和体验以外，孔子还特别重视一个人的"志"。

"三军可夺帅也，匹夫不可夺志也（《子罕》）。"孔子的人本思想在这里表现得十分鲜明。

"吾十有五而志于学（《为政》）。"可见少年立志十分重要。

"士志于道，而耻恶衣恶食者，未足与议也（《里仁》）。"强调的是专注于自我的完善化。

《论语》有两处（《公冶长》和《先进》）记载了孔子和弟子们"各言其志"的生动活泼的场面，这都是教育的范例，也不妨视之为集体心理治疗的一种形式。不了解一个人的"志"便不能说对这个人有充分的了解。这个原则完全适用于心理治疗，实际上很多神经症病人并不明白自己所"志"为何。这就要求心理治疗者帮助他们加以澄清，一旦明确了自己的"志"，一切就都好办多了。

二、澄清老子的思想

效法自然——基本的人生态度。

老子的"道"大体上可以分为两个层次。

"道可道，非常道（《老子》第一章，以下引《老子》只标章数）。"

"常道"是所有可以说清楚的、"非常道"背后那个永恒的"道"，是一个形而上的范畴。《老子》有不少地方富于深刻难懂的哲理。

"人法地，地法天，天法道，道法天然（第二十五章）。"此处的"道"与人及自然都直接联系上了，可以视为形而下的"道"，通俗地说便是人生之道，亦即自然之道，本文的讨论限于这一层次。

"自"指自己、事物本身；"然"的意思是"这样，如此"。草木春生夏长秋实冬残，动物随它们的本性和环境的变化而活动，它们本身一直就是这样，所以叫做自然。人却不这样，好自作主张，如果主张违背了自然，便是不符合"道"。老子认为，那就迟早要遭殃："不知常，妄作，凶（第十六章）。"因此老子告诉我们要效法自然，做一个符合"道"的人，如此，则"没身不殆"（第十六章）、"大顺"（第六十五章）。

在进一步讨论之前，有必要澄清一些常见的误解。

很多人以为老子主张"无为"，就是什么也不做，这是一种误解。

"为学日益，为道日损，损之又损，以至于无为（第四十八章）。"求学的目的是获得知识，学的结果是知识一天比一天增多。"为道"的目的是去掉不符合自然的妄念，其结果妄念一天天减少，最后达到不妄为的境界。

"无为而无不为（第四十八章）。"对此不妨用一个通俗的比喻来理解：太阳提供光热，地球提供土地，万物才赖以生存繁衍，但是太阳和地球只是"自然"，并不抱什么目的，结果却成全了万物——"无不为"。

人们也许会怀疑老子本人是否达到了这种完全顺其自然的境界？这其实无关紧要，哲学家的话往往是理想的，只要他朝着理想走去，也就可以说他是忠实于自己的哲学了。何况，哲学家的思想远比他们的行为重要得多。

"为无为，事无为，味无为（第六十二章）。"这意思是说，抱无为的态度去作为，以不打搅的方式去行事，去体会无为的境界。

"以顺万物之自然而不敢为（第六十四章）。""不敢为"应理解为不违背万物之自然去妄作妄为。

假如"无为"意味着什么也不做，毫无行为，人怎么能活下去呢？这显然行不通。实际上，《老子》在很多地方谈到了行动，例如：

"上士闻道，勤而行之（第四十一章）。"

"图难于其易，为大于其细，天下难事必作于易，天下大事，必作于细（第六十三章）。"

"为之于未有，治之于未乱。"

"合抱之木生于毫末，九层之台，起于垒土，千里之行，始于足下。"

"民之从事，常与几成而败之。慎终如始，则无败事（第六十四章）。"

"甘其食，美其服，安其居，乐其俗（第八十章）。"王力说"至饮食之欲与生俱来，非特不宜禁遏，且必恣其自然。……所谓甘者，食可饱也；所谓美者，衣之可温也。"

可见，老子思想并非禁欲主义，也不要求人们像达摩祖师那样面壁十年，形同木偶。

另一种常见的误解来自养生家和医家。对此王力说："河上公注多养生家言，而老子非谈养生者，故河上注根本错误。"

"外其身而身存（第七章）。"老子认为，只有把身体置之度外才能活得更好，看一看疑病症者和焦虑症者的情况，这道理就更加明白易懂。整天怕病怕死，对可能性很小的危险恐惧不安，这样地活着岂不是活受罪？

"死而不亡者寿（第三十三章）。"这话应该按王弼《老子注》来理解："身殁而道尤存。"不可以神仙之说附会之。

"出生、入死。生之徒十有三；死之徒十有三。人之生，动之死地亦十有三，夫何故？以其生生之厚（第五十章）。"这意思是说从生到死自然寿终者占十分之三，自然夭亡者占十分之三，本来可以寿终却自趋死地者也占十分之三，这是什么缘故呢？这些人过分重视自己的身体和生命了。"不摄生为善摄生。"王力这话，盖深得"外其身而身存"的老子旨意。

"吾之所以有大患者，为吾有身（第十三章）。"这真是一种透底的说法。既然一切祸根都来自"吾有身"，念念不忘"身"，徒然增加痛苦罢了。超越的思想之价值于此可见。

"天长地久，天地之能长且久者，以其不自生，故能长久（第七章）。""自生"指自作主张、妄图长生。

"正言若反（第七十八章）。"陈鼓应译的白话是："正面的话好像反话一样。"不明白这一点恐怕很难读懂《老子》。

王力在《老子研究》一书开头写道："老子之道，以自然为来源。"确实，老子认为自然蕴藏着大智慧，人只有小聪明。因此，人的唯一出路是"法自然"。不妨想象，假如上帝命人做天地的主宰，人能够设计出人类在数百万年中生存发展的诸多条件吗？显然，人的小聪明完全不堪此重任。

"我有三宝，持而保之，一曰慈，二曰俭，三曰不敢为天下先（第六十七章）。"

既曰："圣人不仁，以百姓为刍狗（第五章）"，又曰："慈"，岂非自相龃龉？其实不然。

"圣人无常心，以百姓之心为心。善者吾善之，不善者吾亦善之，德善。信者吾信之，不信者，吾亦信之，德信（第四十九章）。""故善人者，不善人之师；不善人者，善人之资。不贵其师，不爱其资，虽智，大迷；是谓要妙（第二十七章）。"可见，老子的"慈"，是一种"大道泛兮，其可左右（第三十四章)"的心态，而"仁"却是有等差、有偏袒的。

"既以为人，己愈有；既以与人，己愈多（第八十一章）。"老子的"慈"就是这样一种东西，给予别人，自己反而愈多。

"寡欲（第十九章）"而并不断绝欲根，无死而又贵身，章太炎先生的阐释十分精当："人民困饿之厄，寒燠之眚，鳏寡之戚，无欲者不能体觉也。虽尝有欲，足以顺志娱形者，则忘之。……夫不持灵台而爱其身，涤除玄览而贵其患，义不相害，道在并行矣（转引自王力：《老子研究》）。"

老子的这种善于与人同的人生态度，无疑是积极而健康的。

老子的"俭"，当然包含朴素的物质生活这个意思。

"服文采，带利剑，厌饮食，财货有余，是谓盗夸，非道也哉（第五十三章）。"

"持而盈之，不如其已；揣而锐之，不可长保；金玉满堂，莫之能守；富贵而骄，自遗其咎（第九章）。"

但更重要的是，"俭啬者，适动静之节，省思虑之费；不极聪明之力，不尽智识之任也；爱其精神，啬其智识也（《王力》）。"通俗地说。俭的关键是，不要劳神费心，不要妄思妄念。所以老子说："见素、抱朴，少私、寡欲（第十九章）。"

"不敢为天下先"的意思跟"圣人之道，为而不争（第八十一章）"相近似，而根本思想则在于："反者，道之动；弱者，道之用；天下万物生于有，有生于无（第四十章）。"

王力写道："老子一书，凡论及人事之处，无一非出于自然，亦无一非出于反弱二途。"这是深得老子主旨之言。

运动有一定的方向，这是表面，深入一层便不难发现，进包含退，往包含返，得包含失，生包含死，一定方向的运动总是包含相反方向运动的潜在趋势。

"道之用"也就是所谓道效，老子不是功利主义者，也不蓄意去追求功利，但并不否认和抹杀功利。按照"道"去生活，道效是客观上必然的副产品。"功成事遂，百姓皆谓我自然（第十七章）。""我自然"的意思是"我本来就是这样"，既不认为受了谁的恩赐，也不觉得自己在有意而为之。"不为而成（第四十七章）"，顺其自然而已。

综观《老子》，要点在于一种态度，这就是自然的人生态度。反者，"反其真也（王弼注第六十五章）"，也就是力图恢复自我的本来面目，由文返朴，由博反约，不聚敛，不积蓄，不居功，不骄矜，少造作伪饰，不要小聪明，知止不殆，如此等等。

三、讨　论

以上只是摘取了《论语》和《老子》两书中明确地可以应用于现代心理治疗的部分思想内容，这当然是一种初步和浅层次的工作。

1. 儒道的整合

值得注意的是，经过两千多年的交流和相互作用，孔子和老子的思想在中国人的意识里，早已密切联系在一起，甚至整合了起来。荀子和孟子是享有同样学术地位的战国末年的儒家思想家，但荀子具有明显的道家思想成分，所谓刑名之学在哲学上可以说是老子思想的派生物。韩非和李斯都是荀子的学生，他们是法家的重要代表人物，李斯相秦，对秦统一全国做出了重要贡献。在《韩非子》一书中，除了法家思想和论述以外，还有《解老》和《喻老》两篇，都是直接阐述和发挥老子思想的论著。两千年来，我国士大夫大多是"儒表道理"的，更加说明了这一点。

2. 人文思想的比较

从心理治疗的角度对不同人文思想进行比较，有助于把研究深入下去。

人文思想的比较可以考虑 5 个范畴：人性、人际关系、人与自然、时间观、活动（行为）偏好（根据 F. Ibrahim 略加修改）。

就人性而言，孔子和老子都倾向于性善说；而基督教的原罪观念意味着，每个人生来就是有罪的，这似乎是一种性恶说。当然，荀子也主张性恶，所以他认为"礼"（社会行为规范）、"法"（法律和法制）和教育是必要的。

就人与自然的关系而言，老子强调两者和谐共存，孔子倾向于自然主宰人，但并不抹杀而是强调人的使命和自觉修养；西方文化倾向于人对自然的征服和控制，荀子因主张"人定胜天"发展了孔子思想的一个方面而与西方文化近似。

就时间而言，老子是过去取向（"反者，道之动"，王弼注：反者，返也），孔子是现在取向（"子不语怪力乱神"，见《述而》）。凡相信天堂或来世者都是将来取向的，有人认为，宗教使超越成为可能。其实，宗教是一种外在超越，即借助外在于人的神而超越，中国文化则可以视为一种内在超越：孔子通过道德的自我完美而超越（"朝闻道，夕死可矣"，"七十而从心所欲，不逾矩"）。老子则在"法自然"的"为道"的过程中超越。

就活动或行为而言，老子偏好自我的自发表现的活动，孔子偏好在人际交往中和社会实践中促进道德自我完善的活动；而西方人偏好致力于可用客观标准评估成就的活动。

精神分析以本能为基本和核心的概念，被视为一种深度心理学。孔子学说以"仁"为核心，可以说是一种高度心理学，老子思想似乎与存在主义有近似之处，但存在主义受了西方理性传统的深刻影响，与老子"去知"和"法自然"、"无为"走着不同的思辨道路。

西方心理学倾向于将认知、情绪和行为进行分析的研究，这种研究当然是必要的。但在心理治疗中容易引向过分重视技术的道路，中国传统文化中理性和分析的精神似嫌不足，但在总体上把握人生，却有它的独到之处。我国历史上有很多创造性综合的天才学者推动着两千年文化的发展。

至于人际关系，由于学者们采用了不同的框架，有着不同的分析比较。A. Angyal 的自律倾向（autonomous trend）和同律倾向（homonomous trend）之分是一种框架，许烺光的心理社会稳态学说又是一种框架。这些都是很有价值的理论。我国文化历来重视人际关系，论述甚丰，这对发展现代心理治疗是一块肥沃的土壤，因为心理治疗是一种人际相互作用过程，也就是一种特殊的人际关系。

在交通很不发达的古代，东西方文化的差异几乎不被人们所认识。到了今天，文化之间的互相撞击如此频繁剧烈，长短的比较便显得十分突出了。我国文化的转型或重建，是近十多年来大陆学者热烈讨论的一大课题。这与发展中国的心理治疗关系密切，可惜精神病学界还没有结合自己的专业开始这方面的研究。

3. 对将来的任务

中国所面临的文化问题，如果不限于某种视角，可以说是全世界共同的问题，只是具体内容各国有所不同而已。

对于推进或发展心理治疗来说，中国的专业工作者有其独特的任务。一方面是文化传统中所蕴含的丰富而深刻的人文哲学思想，另一方面是广大心理治疗者自觉或不自觉地基于自己对人性、人际关系等的理解和人生观，对病人进行着各不相同的非规范的心理治疗。此两者之间存在一道鸿沟。我们的任务是，用人文哲学思想的观点和材料来建构系统化的心理治疗理论，并把理论转换为可操作的程序和方法，并且在技术上加以一定程度的规范化，同时在实践中不断进行理论验证、疗效评估，从而在理论和实践上进行修订，使之得到发展。这是一项艰巨的任务，绝非少数人短期内可以完成。社会价值多元化和多文化现象是当代面临的现实。因此心理治疗即使是具有中国或东方特色的，也不会是单一的而会是多种多样的。所以，促进交流和合作是非常必要而迫切的。

参考文献

［1］王力. 老子研究. 天津市古籍书店影印，1989.

［2］王弼. 老子注.

［3］朱熹. 四书集注.

［4］唐满先. 白话论语//白话先秦诸子. 合肥：黄山书社，1993.

［5］陈鼓应. 白话老子//白话先秦诸子. 合肥：黄山书社，1993.

［6］许烺光. 自我的跨文化透视//马塞拉，德沃斯，许烺光编，九歌译. 文化与自我. 南京：江苏文坛出版社，1989.

［7］闻一多. 关于儒、道、土匪//闻一多全集. 第3卷. 北京：开明出版社，1965.

［8］Ibrahim F. Effective cross-cultural counseling and therapy：A framework. The Counseling Psychologist，1985，13（4）：625－638.

［9］Angyal A. Neurosis and Treatment. New York：John Wiley and Sons，1965.

关于《强迫症，还是精神分裂症》
一文的商榷

贵刊今年第 3 期第 187—189 页登载《强迫症，还是精神分裂症》一文（以下简称"强文"）提出了精神分裂症诊断的一种观点，值得展开讨论，以下是笔者个人的意见。

"强文"所举病例从 1987 年 3 月第 1 次住院到今年 3 月第 7 次住院，历时共 16 年，第 1、5、6、7 次四次诊断为精神分裂症，第 2、3、4 次诊断为强迫症，病人起病于 1985 年（13 岁），迄今已 18 年整。

"强文"所说的"简单化倾向"，指的实际是按目前通行的分类系统和诊断标准（如 ICD-10、DSM-Ⅳ、CCMD-3）确定是否精神分裂症。只要是严格按诊断标准行事，笔者认为无可非议。

"强文"认为，"严格按照诊断标准就会感到难以对号入座"，即难以诊断精神分裂症，因此要"从整体上去理解"，"发现其精神活动是不协调的，脱离现实的"。这样，便可以将不符合标准的病例诊断为精神分裂症，而不致陷于"认识的误区"。

这使笔者想起 20 世纪五六十年代北医精神医学教研组病例讨论会上经常出现的热烈争论场面：一方认为病人不协调、脱离现实明显、突出而诊断为精神分裂症，另一方则认为病人不协调、脱离现实不明显，至少没有达到"精神分裂"的程度而否定精神分裂症的诊断，这样的讨论照例是双方各执己见，谁也说服不了谁。

现在看起来，问题的症结相当清楚：像"不协调"、"脱离现实"、"精神分裂"这些特征，含义都太广、太复杂，轻重程度变异很大，可操作程度低。这就是为什么 20 世纪六七十年代英美两国对精神分裂症和情感性障碍的诊断分歧明显[1]，且相应的患病率调查数据相差显著的根源所在。这是标准化检查（如英国的 PSE、美国的 SADS）在 20 世纪 70 年代一出现就备受欢迎的缘故，也是从 DSM-Ⅲ（1980）一直到 DSM-Ⅳ（1994）都受到研究者广泛采纳的缘故。当然，还值得一提的是，精神病学界逐渐广泛重视 K. Schneider 的"一级

本文原载于《上海精神医学》2003 年 15 期 317 页

症状"对精神分裂症的诊断价值，笔者认为根源也在于此。

所谓假性神经症型精神分裂症，是精神分析者的说法（Hoch and Polatin，1949）。ICD-10 已把它排除在 F20 精神分裂症之外，而归属于 F21 分裂型障碍。在"包括"项下，ICD-10 指明，分裂型障碍包括下述各种诊断：边缘精神分裂症、潜隐性精神分裂症、精神病前精神分裂症、前驱性精神分裂症、假神经症型精神分裂症、假病态人格性精神分裂症、分裂型人格障碍等。这些恰好是"强文""感到难以对号入座"的"精神分裂症"。

分裂型障碍（ICD-10）或分裂型人格障碍（DSM-Ⅳ）之区别于精神分裂症，是现代临床精神病学发展的产物。这对美国精神病学来说，尤其如此。20世纪初至 50 年代，美国精神病学受精神分析学说影响很大，与此同时，美国精神分裂症的诊断要比欧洲国家宽松、广泛得多。大概由于抗精神病药在临床的广泛应用，美国精神分裂症的诊断逐渐抛弃了精神分析的解释性诊断方法而采用了现象学的描述性诊断标准。DSM-Ⅲ在 1980 年面世可以视为最鲜明的标志。

"强文"对所举病例的强迫症状进行了 6 条分析。结论是："综上，患者所表现的症状并不符合强迫症的特征。"但"强文"却忽视了，在第 7 次住院时，病人反复申述，"知道没有意义，但不这样做不行"，"就是不做不行"，"希望把我的毛病治好"，"不这样做不行"等，而这些正是强迫症状的特点。在"强文"最后一节的（2）里，该文作者终于还是不得不承认，"该病例 7 次住院都表现为强迫症状"。然而，"强迫型"精神分裂症，既属精神分裂症的一型，理应符合精神分裂症的诊断标准。

总起来说，按前引的 3 种诊断标准（ICD-10、DSM-Ⅳ、CCMD-3），"强文"所举病例不能诊断为精神分裂症。如果强迫症不足以囊括病人的全部临床期，则可以另加一个诊断，如分裂型障碍。ICD-10 中 F21 分裂型障碍列举了 9 条症状，"强文"的病例完全可以"对号入座"，细节这里就不说了。

参考文献

［1］Cooper J E，et al. Psychiatric diagnosis in New York and London. London：Oxford University Press，1972.

所谓"被精神病"

刘教授的文章（见《中国心理卫生杂志》2011 年第 26 卷第 1 期）说，所谓"被精神病"是指把正常人错误地诊断为精神病，使其被送入精神病院，进行强制治疗。这一说法可以讨论。其实，"被精神病"在我看来并不限于"正常人"，也包括神经症病人、人格障碍者等，一句话，非精神病病人（non-psychotic patient）较之"正常人"更容易"被精神病"。

刘教授的文章从精神卫生立法和实施以及医疗卫生机构的管理体制着眼讨论，这当然必要，也很迫切，但还不够，因为"被精神病"涉及的问题远不止于此。

打个不恰当但并不算离谱的比喻，精神病病人（psychotic patient）有点儿像儿童。儿童患者，不由父母做决定去治疗（所谓 medical paternalism），难道要由儿童自己做主？不少儿童患病治疗的悲剧是由他们父母的无知而非缺乏爱心造成的。人们常说的"病急乱投医"就包括这类情况。

20 世纪 80 年代一位美国精神科医师〔他在美国国家精神卫生研究所（NIMH）任职，来我们医院算是两家人才交流〕告诉我，在他们那里，只有当病人有严重危害别人和（或）自己（指自杀）倾向的时候，并且由两家医院各一名精神科医师签名，才能强制住院和强制治疗。这对维护病人人权也许可称完善，但不良后果也不少见。很多典型精神分裂症病人既不危害别人也无自杀倾向，就是死活不肯吃药打针，医师眼看着他们错失治疗良机，终至不治，徒叹奈何。人权？治疗权？似乎两难。

经精神科医师正确诊断处方，父母给病人"暗服"抗精神病药，这算不算侵犯了病人的人权？

不少医师由于业务水平所限，"好心办坏事"，把非精神病病人当精神分裂症病人治，不仅无效，还治出一堆副作用。这种"被精神病"就不是立法可以解决的。刘教授一定知道，我国有不少属于"赤脚医生"水平的精神科医师，也就是已故于清汉教授所说的"氯丙嗪大夫"。

"被精神病"还涉及精神病学观点问题。

《从一例病态嫉妒谈超价观念》[1]所报告的病例，可诊断为 paranoia，而英美精神科医师们一直把这种病的主要症状视之为"妄想"。我根据 Jaspers[2]的观点，认为这不是妄想，而是超价观念。这里观点的分歧直接涉及治疗。如果是妄想，当然应该用抗精神病药，而超价观念用药是无效的。不仅无效，而且用药后导致后果严重。所报告病人经 20 多年追踪，由于未用任何抗精神病药，医生又把情况向病人丈夫作了详细解释，丈夫遂不把妻子视为精神病病人，结果病人一直保持了良好的社会功能，夫妻关系也得到改善。若视之为妄想，给予抗精神病药，或强制住院，那结果会完全两样。英文精神病学教科书一般不承认Jaspers的超价观念，硬将其说成是妄想。Campbell[3]编的《精神病学词典》也拒不收录超价观念（over-valued idea）这一词条。

按《ICD-10 精神与行为障碍分类》[4]，也有把非精神分裂症诊断为精神分裂症的可能，因为该书在精神分裂症的诊断指南中说，两个"不太明确的（less clear-cut）"症状可以等同于一个"非常明确的（very clear）"症状。说白了，两个不典型或可疑的 Schneider[5]的一级症状（first rank symptom，FRS）可以等同于一个典型的 FRS。这不是给精神分裂症诊断扩大化撕开了一个大口子吗？

按医师行业里的老传统，医师们在诊断上宁愿"错向安全的一边（error to the safety side）"，例如把消化性溃疡错诊为胃癌是"错向安全的一边"，而把胃癌错诊为消化性溃疡麻烦就大啦！精神科医师中宁愿精神分裂症诊断扩大化而不愿漏诊可能的精神分裂症的人恐怕不少。抗精神病药滥用与"被精神病"有密切关系。

当然，恶意的"被精神病"也有。江西卫视《格力传奇故事》栏目不久前就讲述过这么一个故事。这个故事涉及精神科诊断的效度问题。

可见，"被精神病"是一个很复杂的问题。

参考文献

[1] 许又新. 从一例病态嫉妒谈超价观念. 临床精神病学杂志，1993，3（3）：183-184.

[2] Jaspers K. General Psychopathology. Chicago：the University of Chicago Press，1963.

[3] Campbell R J. Psychiatric Dictionary. 6th ed. Oxford：Oxford University Press，1989.

[4] World Health Organization. The ICD-10 Classification of Mental and Behavioural Disorders：Clinical descriptions and diagnostic guidelines. Geneva：World Health Organization，1992.

[5] Schneider K. Clinical Psychopathology. New York：Grune and Stratton，1959.

关于英汉翻译及有关问题——
与曾文星先生商榷

　　曾文星先生一向关注国内的心理治疗，令人感佩。这次又专文论述有关英汉名词的翻译与使用，立意甚佳，但所谈到的一些具体事例却颇有可商讨之处。现不揣浅陋，略陈管见，以求教于曾文星先生和广大读者。

　　曾先生文章一开始就谈到不同文化对亲属的不同称呼，这个例子举得很好，恰恰说明翻译的问题，很大程度上是文化问题，而非字面问题。而后，曾先生郑重其事地辨析"like（喜欢）"和"love（爱）"的不同，生怕年轻男女交往时发生误会，这种菩萨心肠可能令人感动，但笔者却忍俊不禁。英美人恋爱的情况笔者不清楚，只在电影和小说里见过，似乎未见因"like"和"love"混淆而闹误会之事。近来听到一句歌词："我爱你，爱着你，就像老鼠爱大米。"快餐店里有"I'm loving it"的广告词，似乎也未见误解。尽管内地还有不少地方"比较保守"，但"爱"与"喜欢"混用，在当今青年男女的交往中，一点儿问题也没有。要是换到"授受不亲"的时代，"喜欢"也是要惹大麻烦的。希望从字面对应而在另一文化中确切规定词语所表达的含义，看来是不会成功的。

　　曾先生文中特别提到"automobile"，说"汉语里所称的汽车这个名词是不正确的"（第3段），后来更加强调它是"错误的名词（如华人对automobile称的汽车）"（倒数第2段）。这就涉及了语言学的一个基本问题，不得不说。

　　国内权威的《现代汉语词典》[1]有"汽车"和"机动"两个词条，下面分别引用并加以讨论。

> 【汽车】用内燃机做动力，主要在公路上或马路上行驶的交通工具，通常有四个或四个以上的橡胶轮胎，用来载人或货物。（请注意，"汽车"不被视为外来语，而"菩萨"释义后括弧里注"梵 bodhi-sativa"以示语源。）

　　这里有一个问题必须明确。曾先生难道忘记了"名无固宜，约定俗成谓之宜"（语出荀子[2]）这条语言学的基本法则？"汽车"一词在汉语里已使用了一百年左右，早已为说汉语的人普遍接受和习用。并且，它是按汉语造词法制造

本文原载于《中国心理卫生杂志》2011年第24卷第8期565—567页

的。到了今天，它跟英文"automobile"已成了两件事。每一种语言都有它自己的发展规律（包括创用新词，其中的一组叫做外来词、翻译词、译借词之类）。"汽车"这个词是汉语语言学研究的对象，它跟洋人称之为"automobile"的汽车制造工业及其历史是两件事。举一个例子。瓷器为中国人所发明，英语称之为"china"或"chinaware"，这是说英语的人的事，是英语语言学的事。如果有人说，中国还有其他很多发明，把瓷器称为"china""不正确"、"错误"，那会使语言学家哭笑不得。这里正好印证了著名丹麦语言学家"Jespersen"的一句话：语言，就像创造它的人一样，是个古怪的东西。通俗地说，所谓"古怪"，就是没法跟它死抠道理。曾先生却偏要跟它讲道理，良可叹也。

按曾先生的语言理论，"atom"（英文里指"原子"，但原义为不可分割）早已"不正确"和"错误"了。英文为何不改？请曾先生三思。如果死抓住"循名责实"不放，那么，我们可以说，洋人一开始把汽车叫做"automobile"就"不正确"和"错误"——没有人驾驶，它自己会动吗？

【机动】利用机器开动的：机动车。

可见，机动车是跟人力、畜力车等相对而言的，含义很广：蒸汽机车、电瓶叉车、电动车、烧汽油的汽车等，都包括在内。曾先生说，"汽车"错了，应该叫做"机动车"。这和上面引述的汉语对机动车的释义不符。这里涉及一个基本的逻辑问题，用逻辑术语说，机动车是一个属概念，汽车是一个种概念，即汽车这个概念是机动车这个属中的一个种。

曾先生说，"就文化（culture）这个词来说，当初法国学者创立这个名词时……"这里的"创立这个名词"是根本错误的。英语"culture"来自中古英语，最早源于拉丁语，原义是耕种、耕作。说"culture"这个词是法国学者所创，就像说"capital（资本）"这个词是马克思所创和"relativity（相对）"这个词是爱因斯坦所创，同样错误。倒是化学家创造了不少新名词。词和概念是两件事情，前者属于语言学，后者属于逻辑。

有一种情况值得重视，自清末士大夫感叹中国处于数千年来未有之大变局以来，这变化现在仍在继续，并且更加广泛而深入了。不论洋人说好说坏，中国处于迅速变化之中却是普天下的共识。政治、经济、社会、文化等的剧变，直接而快速地表现在语言的变化上。曾任文化部部长的作家王蒙有言：汉语处于无序状态。电脑打字，错别字成堆，令人恼火。笔者有一篇文章里的"前沿"被印成"迁延"，相去十万八千里。更有甚者，网络讹用蹿红，"杯具"

（悲剧）等竟成为部分网民的通用语言。

一般而言，在语言的变化中，词汇尤其是语义变化大而且最快，语法变化小而且最慢。明了这一点，在汉语译名统一上，我们就不能急于求成。大背景如此，语言翻译的工作要有耐心。可以各抒己见，等待时间作最后的裁决吧。笔者书架上有 4 本英汉心理学和精神病学词汇的书，从 1978 年出版的到 2000 年出版的，时间跨度近 30 年。可见，国内学人自改革开放以来一直在重视这项工作。诚然，这些书里的某些汉译名词不一致，这是几乎不可避免的。为节省篇幅，就不一一列举了。怎么办？还是那句话，由时间的考验来定夺，任何个人或团体都不能"我说了算"。记得多年前，当时英国首相丘吉尔在美国机场发表谈话中说"It is me"，引起了轩然大波。结果当然是不了了之：公说公有理，婆说婆有理。除了已死的语言以外，所有语言都在变，只是快慢、性质有所不同而已。

以上的话，涉及语言学的基本概念，若不加以澄清，只是就字面意思讨论，实在是"扯不清"。因是言之，"吾岂好辩哉，吾不得已也。"

下面，就曾先生文章里提到的几个专业术语谈一谈。

有些名词可以有不止一种译法，各有千秋。如"unconscious"有人译成"潜意识"，有人译成"无意识"。

"Attachment"，曾先生译为"黏密"，这是一种新译名。笔者从中文文献里见到的有"依恋"、"依附"、"亲附"等几种。哪一种为绝大多数人所接受和使用，还是那句话，只能由时间来判决。

曾先生说"repression""是在潜意识的状态与过程里发生的"，这完全正确。但说"repression 是指把难受的情感、欲望或回忆遮盖、摆放到潜意识的境界"，这话的措词却有疑问。按弗洛伊德，"repression"自始至终是不为当事人所觉察（意识）到的，它本身也不可能成为意识的。如此说来，"难受的"当然是意识的，因为没有意识就谈不上"难受"，"repression"怎么能跑到意识里来"遮盖"它们呢；如果"回忆"的内容原先是意识的，那就只有通过"suppression"一类的机制才能进入"unconscious"；"摆放到"也意味着某事原在别处（当然只能是意识），是从别处"摆放到"（请曾先生注意"到"这个词）"unconscious"里来的；再者，"遮盖"一词用在这里也不确切。笔者认为，对"repression"这一类精神分析的基本概念和术语，最好引用弗洛伊德的原文来定义或解释，并且翻译成汉语时要特别审慎地措词造句，以免走样，引起误解。为了维护精神分析理论的严谨，曾先生大概不会反对吧。同理，"Oedipus complex"的原形是在"unconscious"里面的，要不是弗洛伊德的

"发现"，我辈迄今也不会知道有此等事。所以，还是直译（指"Oedipus"用音译，人名、地名用音译，这是通则）为好，免得横生枝节，也有利于"倒译"（把汉语译回去成英语）。

曾先生认为，"empathy"的汉译名里只有"情"字不对，"empathy 可以翻译为'同理心'"。这就令人费解了，难道"-pathy"的意义不是"情"而是"理"？"empathy"的字义是"走入（进入）对方的感情世界"，在精神科特别指进入患者带有个人独特性的（哪怕是扭曲的）感情世界。"empathy"翻译为"同理心"，显然很靠近中国的俗语"人同此心，心同此理"，强调的是带有普遍性的共同方面。但这容易误导为常识的理解，恰恰没有进入患者带有个人独特性的感受，这就和英文原文的意思背道而驰了。也许，曾先生坚守弗洛伊德以"空镜"态度对待病人，但笔者认为即使如此，治病助人的情意总是有的，而单纯或主要用"理"来对待病人的"理"，却是蹩脚的治疗者，不论他的理论多么高明。更何况，"empathy"一词并非弗洛伊德的个人财产。Jaspers 在《普通精神病理学》[3]的总论里就多处讨论了"empathy"及有关问题。把"empathy"译成"同理心"，就像把"neurosis"译成"心理症"一样，只体现了一部分人对概念的一种观点，其他持不同观点的人无法接受。我们必须时刻记住：语言是公器。现在不少人对"neurosis"持生物-心理-社会医学观点，他们很可能不同意把"neurosis"译成"心理症"。

不妨把问题说得更透彻一些：曾先生是精神分析的信徒，而中国很多精神科医生却不是。这就涉及曾先生文章里更加根本性的提法。

曾先生认为，"跟注重疾病而'静态'描述症状与诊断的描述精神医学作区别"，"dynamic psychiatry 宜直译为动态精神医学"。似乎精神病学只此两家，一动一静。这不仅片面，且易引人误入歧途。描述为什么只能限于"静态"而不能描述"动态"？Piaget 的儿童心理发展理论，不正是动态变化规律的总结吗？只是没有把变化的动力归因于来自心理现象本身而已。而精神分析，恰恰是在心理概念内部探讨变化的动因（如来自"id"的冲动）。从这个角度说，翻译为"动力"或"力动"反而更确切些。

说穿了，曾先生的上述动议，很难说是出于什么动静之分，倒是让人觉得用弗洛伊德那套"unconscious"理论解释就是"动态"的，其他一切理论、观点、方法都是"静态"的。精神分析者有权把自己那一套称之为"动态"，却无权把其他一切贬为"静态"。事实上，不用说精神病学，仅就心理治疗而言，除了精神分析以外，理论和方法已经有很多种。曾先生强调"动态"以区别于他所谓的"静态"，似乎想使读者都跟着弗洛伊德走。其雄心可勉，实际上恐怕做不到。当然，笔者对曾先生坚信弗洛伊德理论的心理和传教士般的精神是理解和尊重的。前人有言，"吾爱吾师，吾尤爱真理"。请曾先生恕笔者的直言。

前面提到的 4 本精神病学辞书，其中之一是夏镇夷主编的《英汉精神病学词汇》[4]。它在某些名词的某些汉译后面紧跟着加一括弧，内书"精神分析" 4字，即（精神分析）。这说明，在精神分析这个特殊的领域里，汉语意义和汉译应是如此。此法甚为可取。随便举一个例子："complex"在精神分析里译为"情综"、"情结"等，但在一般医学里它的意义是"症状群"，跟"syndrome"的意义相近。

为避免冗长，曾文所举其他名词就不一一讨论了。敬请曾先生和读者批评。笔者倒是很同意曾先生在另外场合提到的对"hypochondria"一词的翻译，曾先生认为应当译为"虑病"，而非通用的"疑病"。的确，很多患者并不怀疑自己有病，无论是坚信还是害怕，总之总是思虑有关疾病的问题。但"名无固宜，约定俗成谓之宜"，既然"疑病"的译法已经被普遍采用，要改也难。

最后，提一点个人看法。对精神分析专用术语之汉译名词统一，现在为时尚早。理由是，现在内地经过严格精神分析训练的合格精神分析师寥寥无几，这方面的专业文章（译作除外）也少见。涓涓小流尚未成形，将来文章多了，汇成江湖，名词统一的条件便成熟了。

参考文献

[1] 中国科学院语言研究所词典编辑室. 现代汉语词典. 北京：商务印书馆，2002.

[2] [清] 王先谦撰. 沈啸寰，王星贤点校. 荀子集解. 北京：中华书局，1988.

[3] Jaspers K. General Psychopathology. Chicago：the University of Chicago Press，1963.

[4] 夏镇夷. 英汉精神病学词汇. 北京：人民卫生出版社，1981.

"Empathy" 译名的商榷

【编者按】 "Empathy"是心理卫生工作中的一个重要的概念,它有特殊的、来自美学领域的历史渊源。如何翻译这个术语,几十年来一直没有定论。表面上是翻译的问题,背后隐含了关于概念的讨论,特别是不同领域内概念内涵的变迁。本次讨论从"empathy"的翻译谈起,逐渐展开到心理治疗中的内涵介绍,不仅为了讨论译名问题,更重要的是希望有助于澄清这个基本又容易混淆的概念。本次讨论由许又新教授的一篇文章发端,继而得到其他几位作者的积极回应,在此一并致谢。今后,我们希望不同专业背景的研究者针对心理(精神)卫生领域的不同主题,进行类似形式的讨论,以活跃学术空气,激发学术创新。

"Empathy"一词系直译自德语"einfühlung",义为"feeling in"。大家对词根译作"情"并无异议;而对"ein-"或"em-"的汉译却有不同意见,兹申述之。

"Einfühlung"一语系德国人 Theodore Lipps (1851—1914) 所创[1]。Lipps 是一位心理学家,同时又是美学理论家。他用"Einfühlung"的意思是说,审美者把他的情感投入到审美对象中去,而没有这种情感投入就谈不上审美。

《简明牛津词典》第 5 版[2] 对"empathy"的解释是:"The power of projecting one's personality into (and so fully comprehending) the object of contemplation",即将本人人格投入到沉思的对象中去(因而充分理解)的能力。

《简明不列颠百科全书》中译本第 15 版[1] 有下列词条:"神入(empathy)或译情感移入,一种想象自己处于他人的处境,并理解他人的情感、欲望、思想及活动的能力。该词创于 20 世纪早期。特别用于美学体验。最明显的实例或许是演员或歌手觉得自己化身为所扮演的角色。观众也通过一种精神内注作用,觉得自己已置身于他在观察或沉思的艺术品中。"

朱光潜在《文艺心理学》[3]一书中,把这个词译为"移情",是恰当的。但由于在翻译精神分析著作时已将"transference"译作"移情",朱氏的中译名遂不为当代心理治疗界所采用,这是完全可以理解的。"Empathy"一词原来标示的是一个美学概念,心理治疗者把它移用于心理治疗中,因此汉译时我们

本文原载于《中国心理卫生杂志》2010 年第 24 卷第 6 期 401—402 页

不能数典忘祖。也就是说，心理治疗者翻译这个词能兼顾心理治疗和审美活动（体验和理论），才是上策。

近来，有人将"empathy"译作"共情"，就不能视为上策，因为作为审美对象的东西可以是无生命的，如何能"共"？辛弃疾的《贺新郎》一词中有："我见青山多妩媚，料青山见我应如是。"青山无情，"应如是"只是诗人的审美体验，并非青山与诗人"共情"。

有不少带"共"字的成语，如同舟共济、荣辱与共、共识等。这些都是指双方共同努力的情况。在心理治疗中，至少在开始时，治疗者对患者有"empathy"，但患者或来访者却往往没有共同的体验，因此谈不上"共情"。所谓双方共同卷入，照例是治疗者努力甚至良苦用心所要达到的境界，也绝非每位患者或来访者都能做到的。显然，双方共同卷入（在情感上）跟"empathy"不同。

"Empathy"的要义之一是，审美者或心理治疗者的主动或主观努力。但我们不能要求患者都有同样的理解（指 empathic understanding）。可见，常常"共"不了。

老的译名"神入"可谓得"empathy"之神，但恐怕很难为当代心理治疗界所接受。如《简明牛津词典》所述，既然投入（projecting… into）不可少，且前缀"em-"也有"in-"之义，将"empathy"译作"投情"，似乎可取。我们既可以对"青山"投情，当然也可以对人投情。"投"字确实能体现审美者或治疗者的主动性。

"Empathy"不仅用于美学和心理治疗，还广泛用于精神病学。Jaspers 的《普通精神病理学》[4]总论在多处讨论了对患者投情的重要性。Jaspers 要求医生把"自我"暂时搁置一边，不带任何理论和价值观地进入到患者的人格和内心世界里去。没有这种设身处地的投情过程，精神病患者的很多症状是无法弄清楚的，尽管患者常常并不与医生"共情"。这是笔者（作为一个精神科医生）反对将"empathy"译作"共情"的一个重要的理由。精神分裂症初期，在不少患者看来，别人的行为都显得离奇古怪，因而患者把健康人（而不是他们自己）视为有病。德国精神病学家 Wernicke 称此现象为"transtivismus"（义为转让、让渡），要求这种状态下的患者和我们"共情"，岂不可笑。

在精神病学实践中，投情有不同的情况：①对于患精神分裂症这类疾病的患者，医生可以投情，这是指可以体验患者的病态的体验（如被控制体验），但患者（阴性症状明显者尤著）并无理解别人的需要与动机，别人不理解他，他也不感到委屈或抱怨，似乎无动于衷。简而言之，患者无投情能力。②在某些事情上，尤其是不涉及症状和患者苦恼的事情，医生和神经症患者可以互相投情，达到沟通。但神经症患者很难设身处地去理解别人的难处和痛苦，认为别人的痛苦跟他的比起来简直不算回事，他是世界上最痛苦的，也认为他的病"世界罕见"、"唯我独有"，有时问医生见过他这样的病没有，甚至说"我宁愿得癌症"。此种心态来源于不被理解、不被重视的感受。神经症患者对别人的快乐（如节日心情）一般尚能理解，他至少还没有忘掉过去的快乐，还不到无动于衷的地步，他渴望恢复到过去无病时的状态而苦于不能。简而言之，患者的投情能力是很有限的。

总之，将"empathy"译作"共情"只适用于心理治疗的部分情况，而译作"投情"，则适用于审美体验、心理治疗和精神病学3个领域，后者优于前者是明显的。

在"精神病理学"[5]谈到"社会性退缩"时，有这样一小段：就社交而言，精神分裂症患者可以说是"不欲"，回避者是"不为"，而痴呆者则是"不能"。因此，这情，即使有些患者始终不与我"共"，我却坚持不懈地"投"，否则有愧为精神科医生。

参考文献

[1] 不列颠百科全书公司著. 中国大百科全书出版社编译. 简明不列颠百科全书（中文版）. 15 版. 北京：中国大百科全书出版社，1985：153.

[2] Fowler H W. Concise Oxford Dictionary. 5th ed. Oxford：Clarendon Press，1964：397.

[3] 朱光潜. 文艺心理学. 上海：复旦大学出版社，2009：59.

[4] Jaspers K. General Psychopathology. Chicago：The University of Chicago Press，1964：63，113，304.

[5] 许又新. 精神病理学. 长沙：湖南科学技术出版社，1993：244.

读《临床精神病理学》的几点意见

【主编按语】　水至清则无鱼。在学术领域，没有学术批评，没有不同意见，也根本谈不到学术发展。这正是我刊设立"争鸣"这一栏目的初衷。在本期中积极参与争鸣的是两位年过八旬的老先生，他们也是我国当代卓有声誉、广受尊敬的精神病学教育家。精神病理学是临床精神病学的基础，是精神科医生认识精神疾病的桥梁。学习精神病理学，既需要有一定的心理学和行为学的知识，也应该具备一定的哲学和文学的素养。在以美国 DSM-Ⅲ 为代表的菜单式精神疾病诊断标准风行世界之后，精神病理学的地位一度沦为为诊断标准拼凑症状条目。在神经科学快速进步的今天，需要重申精神病理学的重要性，个体的心理和行为表现应该有更为客观和可靠的描述。希望广大读者能够从本文中体会到学习精神病理学的精妙之处，也能感受到老前辈们孜孜以求的治学态度。——于欣

　　中国内地精神病学界几乎没有不同学术观点公开的争论，这不利于学科的发展。读刘协和教授的《临床精神病理学》[1]，对他在体系化上做出的努力深为感动，同时也对美国的认知学说不胜慨叹，因而撰此文谈一些不同意见。我希望，刘教授或其他同行也将撰文进行讨论或辩驳。我的意见主要有以下5个方面。

一、分类

　　先简单谈一点历史。

　　1958 年，Wolpe 发表《应用交互抑制的心理治疗》[2]，推动系统性脱敏以及多种行为治疗方法的发展，取得了可观的疗效。从 20 世纪 70 年代起，行为医学逐渐从心身医学里分化出来。1978 年《行为医学杂志》（英文）创刊，标志着行为医学的进一步发展。

　　从上述背景就不难理解，为什么 ICD-9 (1978)[3] 第 5 章标题为"精神障碍"而 ICD-10 (1992)[4] 同一章标题却变成了"精神与行为障碍"。精神与行为并列，乃学界不同观点的一种折中。

《临床精神病理学》第 9 页（本文此后不再提书名，只说"此书"，或干脆只提页码，指的就是这本书）说："精神障碍……大体上可分为心理异常和行为异常两大类。"这种一分为二的做法，可能源于 ICD-10 第 5 章的标题，也可能是前述行为治疗和行为医学发展影响的结果。但作为一种分类，不可避免要出现尴尬，因为"精神"与"行为"不能截然分开，没有"精神"就不成其"行为"。

举例说，"个体行为异常"（第 95 页）这一大类别里有一个小类别"性心理障碍"（第 123 页），"行为"和"心理"就不是"两大类"了。"性功能障碍"（第 121 页）放在"个体行为障碍"（第 95 页）里有些尴尬，因为像阴茎勃起和阴道痉挛等生理功能实在算不上行为。

这种分类混乱，当然不能归咎于此书作者，如 ICD-10（1992）中 F50～F59 标题的中心词是"行为综合征"，下面的小类别里却包含睡眠、性功能等算不上行为的生理现象。

问题在于，有些混乱是可以避免的。

意识障碍和肌阵挛这两个概念之间不存在种属关系，但在"意识障碍"（第 9 页）这个大类别里却出现"肌阵挛发作"（第 15 页）这么一个小类。

"个体行为异常"这一类别里出现的第一个小类别是"运动障碍"（第 95～111页，共 16 页），这是种属颠倒的谬误，因为所有骨骼肌的收缩都体现为运动（movement），而行为只是运动中的特殊一类。

谈到此，不能不提 DSM-Ⅳ（1994）[5] 之用心良苦和高明之处。在 DSM-Ⅳ里，所有精神障碍分为并列的 16 组（第 17 组"其他"不算），睡眠障碍和性功能障碍都是 16 组中并列的、独立的类别，这就避免了将生理现象硬塞在行为里的尴尬。

此书的分类有两个层次：第一个层次是心理和行为二分，上面已讨论过，不赘；第二个层次是，心理分为状态、能力、过程和特征 4 类，行为分个体行为和社会行为两类（第 9 页）。下面讨论心理的四分法。

此书明确指出，状态、能力、过程和特征是心理的 4 个维度（dimensions）（第 9 页）。"维度"一词来自物理学，通译为"量纲"，如基本量纲为长度（L）、质量（M）和时间（T），即通用的 CGS 制。在精神病理学里，所谓维度并不是可测量的变量，而只是从不同方面或视角来考察、分析症状的一种方法。既然是一种方法，当然可以应用于很多现象。举一个简单的例子。

记忆：①是一种状态，如"一下子想不起来"和"忽然一下子又想了起来"是记忆的两种不同状态；②是一种能力，如痴呆病人记忆能力很差；③是一种过程，如第 31 页所说"记忆包括识记、储存、回忆或再认 3 个阶段"，既然有阶段之分，当然是一个过程；④是一种特征，如个体心理差异一定程度上在于记忆各不相同。

一言以蔽之，几乎每一种精神障碍都可以从 4 个维度去分析，而此书却将 4 个维度作为分类的 4 个类别，这就不可避免地要出现混乱和随意性（如记忆被视为能力而非过程）。

对维度的定义也有问题。如"心理状态是指在觉醒时个体心理功能所处的状态"（第 9 页）。从字面上看，"状态是……状态"，犯了同语反复（in terms of tautology）的谬误。定义中"在觉醒时"明显不对。此书心理状态有"嗜睡"（第 10 页）和"昏睡"、"昏迷"（第 11 页）等，这些都是"在觉醒时"么？显然，昏迷也可以是一个过程，如从轻度的意识浑浊，经过昏睡、浅昏迷逐渐进入深昏迷。

一般言之，状态指心理的横断面。如果临床相稳定少变，持续相当长时间也可以称之为状态，如偏执状态、强迫状态等。

过程一般指心理的纵断面，也就是把心理放在时间轴上加以分析。如病程分析是一个很好的例子，也是临床常用的方法。

能力通常指心理的效应（作用、影响），即一种心理功能对其他或整个心理功能的可能效应。例如，记忆能力太差势必妨碍思维的进行，也容易使人在行为中丢三落四，或者提笔忘字。反之，抽象、概括和想象等能力强则有助于记忆的提高和加强。

特征通常指个体与个体之间心理上的异同。特征也可以视为个人某种持久的状态或能力，以及逐渐发展形成的稳定的行为模式，这正符合维度分析的本意：什么心理都可以从不同的维度去进行考察和分析。

总体来说，此书对精神症状的分类是不成功的。当然，归根到底，这不能归咎于此书的作者。前已提及，ICD-10 的分类就有很尴尬的地方。可以说，任何人对精神障碍和症状进行作为一种逻辑方法的分类，都不会成功。因此，在精神障碍和症状的分类上，我们要注意的是：

1. 必须明确，医学中的分类几乎都不是严格逻辑的。内、外、妇、儿、神经、精神等分科，谈不上逻辑，却成了我们分类工作上的大框框。非逻辑的并不等于没有价值的。非逻辑的分组（grouping）是为医学实践服务并促进其发展的。

2. 有系统的理论观点指导分类当然很好，但目前还难以做到。不过，我们可以把大家难以接受的混乱降到最低限度。此书对神经科知识的介绍值得赞许，但把运动障碍等神经科症状硬塞在精神与行为障碍里，却扰乱了公认的分类。在 ICD 里，第 5 章是精神与行为障碍（F00～F99），第 6 章是神经系统疾病（G00～G99）。DSM 也不包含神经科病。其实，介绍神经病学知识可以另辟一章，此书的分类混乱就可以避免。

3. 在学术观点上，目前的分类只能取折中的办法，这是为了发展国际共同语言。例如阿尔茨海默病同时出现在 ICD 第 5 章和第 6 章里，就是一种不得已的折中。

二、结构分析

此书第 160 页对精神分裂症的结构分析就是把症状分为 3 组：① 核心症状；②基本症状；③ 附加症状。按第 168 页，核心症状是诊断所必要且有特征性的症状，而其他症状则否，似乎说得明确而清楚，其实，问题是隐藏着的。

第 160 页"基本症状"的第一组为"认知障碍：主要包括注意障碍，……"。然而，Andreasen 和 Black[6] 把"社会性不注意"（social inattentiveness）和"在测验中不注意"（inattentiveness during testing）列为阴性症状的一组。可见，此书并未对注意障碍作进一步的分析。显然，注意障碍可以是阳性症状（如与妄想相联系的注意增强），也可以是阴性症状（如上述的"不注意"）。

"基本症状"的第二组为"情感症状：主要表现为对周围环境不相称的……情感反应"。这跟"核心症状"中"阴性综合征"的"情感倒错，傻笑之类不可理解的情感反应"有什么根本区别？只是措词不同，充其量严重程度不同而已。

"基本症状"中的"抽象思维障碍"也和"注意障碍"一样，没有进一步的描述，如果描述它"无目标导向，无意义，不连贯，不可理解"等特点，也就成为"瓦解症状"了。实际上，精神分裂症的抽象思维障碍是颇具特征性的。

此书所谓的结构分析是就诊断的必要性和特征性而言对症状的分组和列举。仅就此而言，也有不少地方可以讨论。

第 161 页把"精神运动性抑制"列为抑郁障碍的"基本症状"，即这个症状对诊断抑郁症既非必要也没有特征性。然而，DSM-Ⅱ（1968）[7] 就抑郁症的诊断说："以严重的心情抑郁和精神运动性迟滞为特征。"这符合 Kraepelin 所描述的躁狂抑郁性精神病的抑郁发作。目前被诊断为抑郁症的病例往往是病人有"抑郁"心情就算，是个异质类别，并且可以相当轻，也可以严重。要明确其临床意义，还得进一步细分。

第 162 页把一次惊恐发作硬分为"恐慌"（算"核心症状"）和发作时的内心体验（如窒息感、失控感、濒死感）和自主神经功能症状（这些算"基本症状"），恐怕是对症状的人为割裂。

第 163 页把"回避行为"列为恐惧障碍的"基本症状"，也就是非诊断所必要。其实，没有任何回避行为的恐惧，一般够不上临床诊断。换言之，没有回避行为的恐惧不是神经症，而回避愈显著或严重，病例就愈典型。

第 163 页把"对强迫症状感到苦恼或焦虑"列为"基本症状"，也是把同一症状跟同时发生的内心体验割裂开来的做法。临床上，没有苦恼或焦虑的强迫照例程度轻，对心理社会功能也无妨碍，一般被视为一种人格特质。

第 164 页躯体化障碍，据 Campbell 所著的《精神病学词典》[5]，躯体化（somatization）一词系 Stekel 所创，而弗洛伊德称之为"转换"（conversion）。DSM-Ⅳ将伪神经科症状（pseudo-neurological symptom）列为躯体化障碍诊断所必需的症状之一[5]449。此书的"核心症状"和"基本症状"都没有提到这个歇斯底里特征性症状，令人遗憾。国内对"躯体化障碍"诊断过宽，跟忽视伪神经科症状有关。

问题的关键是，精神病理学中结构分析的主要成就目前仍限于综合征，即构成综合征诸症状之间关系的分析。所谓共病中此病与彼病之间的关系，即共病的结构分析所知尚少。综合征跟综合征以外（即病人有但不属于综合征）的症状之间的关系，也是结构分析任务之一，做得也少。而最基础性的工作，即症状的结构分析，几乎是个空白。其实，幻觉、妄想等症状都有它一定的结构，即组成要素，并不像 19 世纪初所理解的原子（atom，义为不可分）那样。

举一实例。精神分裂症的阴性症状，它们有什么共同特征，我们还可以描述。如心理社会功能严重低下和心理学的缺陷，阳性症状有什么共同特征呢？Schneider 就承认，他所谓的一级症状并不是什么理论性的概括，而只是临床经验：如果能排除器质性障碍的诊断，一级症状可以成为精神分裂症的诊断根据。一级症状已被 ICD-10 所采纳，成为精神分裂症诊断标准的一部分。然而，思维鸣响（Gedankenlautwerden）和妄想知觉同属一级症状，有什么共同特征？似乎没人说得清楚。Schneider 的《临床精神病理学》[9]出版迄今已经过去了半个多世纪，我们的认识仍停留在 Schneider 的水平，并无进展。共同特征尚且说不清，更不用说单个症状的内在结构了。这样说来，结构分析这篇大文章，我们还没有破题呢。这不是泼冷水。老者将逝，年轻学子们，任重而道远啊！

三、人格改变

ICD-10 里有一组障碍，"F62 持久的人格改变，不是由于脑损害或疾病所致"。这是根据 K. Jaspers 的观点划分出来的一个类别。

在 Jaspers 的《精神病理学总论》[10]一书的最后有一个"总索引（general index）"，其中有一个条目："人格改变，基本问题：人格的发展还是过程？"这一条目下还有 10 个子条目，内容涉及该书几十页的篇幅，可见 Jaspers 对发展与过程之分的重视。确实，这是 Jaspers 的一个基本观点。

用 Jaspers 的话来说，"过程"指疾病过程，它包括各种器质性疾病，Kraepelin 所描述的早发性痴呆以及躁狂抑郁性精神病，它是某种躯体疾病（尽管我们对这些疾病的病理还不清楚），而精神障碍是疾病过程的表现。"发展"与"过程"性质完全不同，它是人们生活经历中人格的偏离或变异（包括神经症等所谓心因性障碍）。Jaspers 认为，疾病是只能用病因加以说明的"过程"，而"发展"是可以理解的——结合病人的生活经历和对生活事件的心理反应可以理解人格如何发生如此这般的偏离或变异。

此书第 94 页却说，"但作者认为人格改变既发生在脑病之后，就应该归入人格改变这一大类"。此书作者忽视了脑病所致的人格改变是脑病过程的一部分，已归入 F07 这一类别里，而 F62 明确标出"不是由于脑损害或疾病所致"。此书第 94 页显然混淆了两类性质完全不同的人格改变。但作者并未说明他笼统归于一类这样做的理由，而只是说"应该"。对国际精神病学界共同接受的 Jaspers 的观点（体现在 F62 这一类别的划分上）也未免太不把它放在眼里了。

四、症状等级

第 183 页将症状等级排列如次：

器质性（包括精神活性物质）损害症状——精神病性症状——抑郁或躁狂症状——神经症性症状——躯体症状——人格症状。

接着说，"处于上位的症状可以包容下位各种症状，但处于下位的症状不包容上位的症状"。

其实，症状之间并无包容不包容的问题，因为上述次序中处于任何两个位置的症状都可能同时出现在同一病人身上。

此书作者要说的也不是症状彼此包容与否，而是一定等级的精神障碍的诊断对症状的包容与否。例如，精神分裂症的诊断跟焦虑并不矛盾，可以包容，而神经症的诊断则不允许有妄想，不能包容。

不是什么症状等级，而是诊断等级制。明确了这一点以后还是有不少问题可以讨论。

1. 神经症病人和人格障碍者不少有药物（包括抗抑郁和抗焦虑药）、烟、酒等精神活性物质依赖。对于这些病人，两个诊断都必要，而治疗时，在帮助病人戒除物质的同时，还要有针对神经症或人格障碍的治疗。

2. 躁狂抑郁性障碍完全可以有精神病性症状，这是精神病学界公认的。在 ICD-10 里，F30.2 躁狂，伴精神病性症状；F32.3 重度抑郁发作，伴精神病性症状。这不是很明白吗？Marneros 等编写的《精神病性连续统》[11] 就是讨论这个问题的。假如像此书作者所说精神病与躁狂抑郁等级分明，就谈不上什么连续统了。

3. 抑郁症，按目前诊断标准如此宽松、患病率如此之高（是内源性抑郁 3‰～4‰的 10 倍以上）来看，它和躁狂并不处于同一诊断等级，它的等级要看症状和病程等临床特征来定。此外，不少慢性抑郁病人已有酒精依赖，对于这些病人的治疗也要双管齐下。

4. 据 Sims（Neurosis in Society，1983），神经症病人中有 5.8% 在病程中出现一过性精神病性发作。这种发作并不能否定神经症的诊断。

5. 人格障碍诊断确定无疑的人完全可以患其他各种精神障碍，后者的出现不能否定原有的诊断。例外当然有：进行性脑器质性病可以破坏原有的人格；精神分裂症出现严重缺陷，原有人格障碍特质也会消失。

6. "躯体症状"处于"人格症状"的"上位"。这等于说，患躯体疾病就不能诊断人格障碍，这是错误的。人格障碍者对躯体疾病并无免疫性。否则，患一场感冒或者腹泻，人格障碍就不存在了，岂非笑话。解决这个问题的办法是多轴诊断。此书作者重视神经科和内科病，作为一位医生，全面关心病人，这是令人尊敬的。但在学术或理论上，我们还是得看到，躯体症状，从根本上说，不在精神病理学的领域之内。

7. 诊断等级制是精神科特有的问题。眼结膜炎、屈光不正、白内障、青光眼，这些性质大不相同、严重程度差别很大的病，可以发生在同一个人身上。眼科如此，内科其他各科也如此，唯精神科例外。例如，一位焦虑障碍患者可不可能患精神分裂症？有过争论。本文作者认为，从理论上说，这是可能的。但在临床实践中，焦虑障碍和精神分裂症在时间上不能挨得太近，否则，医生就有理由视焦虑为精神分裂症的前驱期症状。那么，相隔多长时间才有足够的理由说病人先后患两种不同的精神障碍呢？这是一个没有定论和遇到具体病例时值得讨论的问题。诊断慢性支气管炎，尤其是老年人，必须排除肺癌的诊断。这并非两者不可能并存，而是如果有肺癌就得考虑手术切除和放疗、化疗等。如果治疗早，癌变根除后，炎症也就成为治疗的主要对象。这跟精神科的等级制诊断是性质不同的两件事。也许，问题的根源在于，许多精神障碍的诊断几乎完全靠症状而没有"硬"指标。

五、理论取向

第 59 页说，"意志是认知活动进一步发展的结果"。这话反过来说也有道理：认知的发展是要活下去的意志的结果。由于要活下去，就必须适应环境，也就有必要发展认知去把握环境。新生儿有怎样的认知？难说，但到嘴里的东西就吸，这种吸吮的本能驱力（instinctive drive）却十分明显。

第 159 页说，"认知功能障碍作为精神分裂症的精神病理学基本结构之一，较长时期被忽视"。"基本结构之一"，说得很好，但之二、之三呢？在此书中却似乎找不到。重认知而轻其他，显然可见。

当前的认知学说是行为主义的反题（antithesis）。认知学说受电子计算机的影响很大，这是众所周知的。行为主义强调环境对行为反应的决定作用。电子计算机相反，它的"行为"取决于它本身的硬件和软件，不论春夏秋冬和周围的人事如何变化，计算机不受影响。

至于认知"较长时期被忽视"，也不全是事实，并且忽视和重视，背后有不同的理论取向。

事实是，早在 20 世纪 30 年代，心理学家 Vigotsky 就用分类测验（用的是不同颜色和形状的木块而非卡片），对精神分裂症的认知（主要是思维，尤其是分类）做很多测验。此后也有不少学者进行过研究，包括卡片测验。本文作者在 20 世纪 50 年代到 60 年代初也曾追随这些学者做过一些工作，结论与上述学者们的大体一致：就测验结果说，精神分裂症与脑损害的思维障碍并无根本区别；单纯着眼于认知，尤其是认知测验，并不能得出什么有重大价值的结论。本文作者在《精神病理学》[12]183-184 已对此讨论过，此处不赘。威斯康星卡片测验应视为 20 世纪 30~40 年代研究的继承和发展。历史恐怕不好一笔抹杀。

值得一提的是，正反两个命题都有道理，讨论就容易涉及哲学的领域。我们还是回到传统的共识（common sense）上来。Campbell 的《精神病学词典》（1989 年第 6 版）[13] 有一词条 "conation"，条目下面有这样一句话："许多心

理学家区分了三类心理功能：认知的、情绪的、（广义）意志的"。这本词典
2009 年第 9 版仍保留这个词条，内容只字未变。20 年只字不变。可见，传统
的共识不容忽视。

《精神病学综合教科书》[14]可以视为当代美国学术观点强有力的一种代表。
这书的第 3 章题为"诸心理科学的贡献"，谈的几乎都是认知。此书还说，精
神分裂症以认知紊乱为特征（characterized by disordered cognition）[14]1432。对
精神分裂症的情感意志障碍简直视而不见，也未免视 E. Bleuler[15] 的"情感淡
漠"为无物。

尤其引人注目的是："认知包括注意、记忆、语言、定向、学得的技巧性
动作（praxis）、执行功能、判断以及问题之解决（problem-solving）"[14]1152。
乍看起来，令人迷惑：认知怎么能这么说呢？仔细一想，豁然开朗，如果把人
脑看做计算机，那么，上述关于认知的说法就是完全可以理解的了：

1. 计算机确实能进行非常复杂和技巧性的操作（praxis），这当然只能是
它的认知，因为计算机既没有情绪也没有意志。

2. 计算机语言是软件的构成要素，视语言为认知的一部分也就可以理解。
然而，跳出计算机来看世界，情况就完全两样。语言是一种社会现象，这是学
界的共识。语言不是心理（尤其不是认知）的一部分，一个人关于语言的知识
和使用语言的能力才是心理的一部分。

3. 上述"认知包括"诸项中没有感知觉，这是理所当然，势所必至。因
为计算机不需要感知觉，它所需要的是指令。谈到指令，不得不指出计算机和
人的一个根本区别：计算机只能接受一套指令，若给予两套不同的指令，它就
会"乱套"（北京方言）；人却不然，人同时接受两套指令，即生物学指令和社
会指令。这也是人的本质所在：生物性和社会性的矛盾统一体。

电子计算机给了我们启发，使我们对脑的功能的认识有所提高，这是好
事。但是，我们一定要记住电子计算机和人的根本不同。计算机没有生命，它
的硬件和软件都是人给设计、制造和安装的。如果不给它电源，它就跟桌椅板
凳一样，一动不动。电子计算机是被动的。人的主动性是任何高明的认知学说
都无法解释说明的。美国有人过分强调认知无疑是学术上的一种偏颇，不
可取。

在本文作者看来，此书受了美国认知学说明显的影响。本文所引此书第
59 页和第 159 页两处只是举例。其他地方还不少，值得思考和讨论。

Jaspers 的《精神病理学总论》有颇多哲学的话头，深奥难懂。但使人感
到，他提出了认知学说所看不到的东西。就拿状态、能力、过程和特征四维度

来说，总让人感到还缺了点什么。Jaspers 关于广义意志的讨论，此书根本不提。心理，作为一种进行着的活动，"生生不息"，就蕴含着某种我们还不大理解的内在推动力。此书将意志归于心理能力之中。意志这种"能力"跟其他能力不一样。通俗地说，它是推动一切能力发挥作用和发展的"能力"或动力。理论上有这么一个东西，我们又所知很少，就更值得重视，避而不谈怎么进步？

参考文献

［1］刘协和. 临床精神病理学. 2 版. 北京：人民卫生出版社，2010.

［2］Wolpe J. Psychotherapy by Reciprocal Inhibition. State of California：Stanford University Press，1958.

［3］WHO. Mental Disorders：Glossary and Guide to Their Classification in Accordance with the Ninth Revision of the International Classification of Diseases. Geneva：WHO，1978.

［4］WHO. The ICD-10 Classification of Mental and Behavioural Disorders. Geneva：WHO，1992.

［5］APA. Diagnostic and Statistical Manual of Mental Disorders，4th edition（DSM-Ⅳ）. Washington DC：American Psychiatry Press，1994.

［6］Andreasen N C，Black D N. Introductory Textbook of Psychiatry. Washington DC：American Psychiatry Press，1994.

［7］APA. Diagnostic and Statistical Manual of Mental Disorders，2nd edition（DSM-Ⅱ）. Washington DC：American Psychiatry Press，1968.

［8］Campbell R J. Psychiatric Dictionary. 9th ed. New York：Oxford University Press，2009.

［9］Schneider K. Clinical Psychopathology. New York：Grune and Stratton，1959.

［10］Jaspers K. General Psychopathology. Chicago：the University of Chicago Press，1963.

［11］Marneros A，Andreasen N C，Tsuang M T. Psychotic Continuun. New York：Springer，1995.

［12］许又新. 精神病理学. 长沙：湖南科技出版社，1993.

［13］Campbell R J. Psychiatric Dictionary. 6th ed. New York：Oxford University Press，1989.

［14］Sadock B J，Sadock V A，Sadock P R，et al. Kaplan & Sadock's Comprehensive Textbook of Psychiatry. 9th ed. Philadelphia：Lippincott Williams & Wilkins，2009.

［15］Bleuler E. Textbook of Psychiatry. New York：Macmillan，1924.

心 理 治 疗

心理治疗关系

　　心理治疗可定义为一种特殊的人际相互作用过程，也可视为一种特殊的人际关系。自从 H. S. Sullivan（1953）提出精神病学的人际学说，上述观点在理论上已经得到广泛认可。J. Frank（1971）研究了所有成功的心理治疗起作用的 6 个共同因素，其中第一个就是病人与治疗者建立了强烈的、带有情感的信任关系，T. B Karasu（1977）把所有的心理治疗分成三大类：动力的、行为的、体验的。果真如此，那么可以说，如果缺乏积极的相互作用的人际关系，任何心理治疗技术都不会产生长久而深入的疗效，不论它是动力的、行为的、还是体验的。

　　值得一提的是，现代心理治疗是从弗洛伊德精神分析开始的，在近一百年的发展过程中，治疗种类虽然日益繁多，但治疗关系和人际相互作用始终是理论和实践的共同核心问题，而这直接或间接来源于弗洛伊德（1914）对"移情"和"阻力"的强调及其影响。这里所谓间接影响，意思是说，抛开"无意识"理论不谈，"移情"和"阻力"所涉及的现象和事实就是人际相互作用和人际关系，只是弗洛伊德采用了一套独特的概念和术语罢了。

　　本文讨论的是，起心理治疗作用的人际关系的特殊性是什么？根据文献和临床实践可以概括为一句话：心理治疗关系是新的、亲密的、建设性的人际关系。下面就这种关系的 3 个方面作简短的讨论。

一、新的人际关系

　　所有精神障碍都表现有人际关系障碍，精神障碍是在人际相互作用过程中发生发展起来的，也只有通过人际相互作用才会走向康复。长期不愈的神经症病人与他们的重要关系人早已陷入了恶性循环，因此心理治疗不能重复病人已有的人际作用模式。所谓新，就是这个意思，假如神经症病人能够借助已有的人际关系解决他们的心理困难，心理治疗作为社会的一种专业便几乎没有存在的必要了。

　　新的人际关系有 3 个基本要求。

本文原载于《中国临床心理学杂志》1993 年第 1 卷第 1 期 8—10 页

1. 不批评

父母普遍地喜欢批评训斥他们的子女，甚至没完没了，严重者非打即骂。这在我国尤其如此，长辈对已成年的晚辈往往也摆脱不了这种关系模式。这是神经症和人格障碍的一个重要社会根源。心理治疗本身必须从根本上扭转病人的这种人际关系。批评无效的道理简单易懂：神经症和人格障碍病人是很难接受批评而改变态度和行为模式的，闻过则喜和从善如流的人根本不需要心理治疗。我们这个世界还缺少批评么？何需心理治疗者多嘴！举个例子，病人抱怨说："我的丈夫不关心我。"治疗者的一种恰当的反应是："你的苦恼我完全可以理解，因为我们都需要配偶更多的关心。"对于病人的抱怨，批评是容易的，例如，"自知者不怨人（《荀子·荣辱》）。"可见，你一个劲儿地抱怨丈夫，说明你缺乏自知之明。然而，批评说教很可能使病人不快，甚至引起敌意，至少也容易感到不被理解而多少有些委屈。把病人的抱怨变成（reframing）需要，不但可以化消极为积极，也可以与病人争取到共同语言，还可以促使病人进一步思考：怎样才能使我的需要得到满足？抱怨者照例并不明确，至少不坚持用行动去满足自己的需要，因为他们禁忌多，顾虑多，怕挫折失败，怕犯错误，怕丢脸，等等。所以只好怨天尤人，推卸对自己的幸福或苦恼的责任，回避内心的现实。既往不咎，病人多喜欢后悔，只有治疗者牢固地确立了既往不咎的态度，才有助于病人从后悔中解放出来。

2. 不包办代替

这主要指不代替病人作选择、作决定。道理也很简单，包办代替不能促进病人成长（独立自主、发挥潜力），而只会助长依赖。神经症病人常问：我该怎么办？应该做的和乐意、喜欢做的两者严重分歧或尖锐对立，正是一种神经症性心理冲突。因此要帮助病人明确自己的需要。精神上有什么需要，自己却不知道，这是怎么回事？满足需要究竟存在哪些内在的阻碍？这些都是要帮助病人弄清楚的。方法是启发病人思考，而不是提供现成的答案。行为如果与病人真实的需要没有什么联系，行为治疗如果不尊重病人的主动性，便难免驯兽术之讥。

3. 不偏倚

Anna Freud（1936）说得很清楚，治疗者对病人心理的诸要素需同等地和客观地给予注意。对冲突的各方面要保持等距离立场。这是不容易做到的，因为这跟我们处理日常人际关系的态度大不相同，所以需要特殊训练。举例说，病人既想离婚，又不想离婚，十分苦恼。治疗者对这样的人生大事，尽管不可能没有自己确定的道德观和主张，但对病人的心理冲突双方却必须保持中立。只有这样，交谈才能深入，才有可能深入到病人的内心世界里去，弄清表面冲突背后根本的生活态度的冲突或性格冲突。例如，患得患失的心太重，照例是不安全感和完美主义人格特质的一种表现，或者病人对配偶的冲突态度只不过是未成年前对父母两价性依赖（既高度依赖又强烈不满）的转移。上面引的虽然是精神分析观点，但非评价的态度也同样是现象学心理治疗（如存在分析、咨客中心治疗、格式塔治疗等）的必要前提和条件。

二、亲密的人际关系

亲密的人际关系，一般地说，不是短时间内可以发展起来的。可以说，整个心理治疗也就是发展关系的过程。这里只能对几个关键性的概念作简短的介绍。"接受"是充分宽容对方的短处和缺点，同时又重视或欣赏对方的长处和优点。亲密关系意味着互相接受。"理解"的操作性定义是，治疗者把对方说的话用自己的语言再表达出来，得到对方的认可。"尊重"意味着把人的可有可无的属性（如美貌、学问、才能、金钱、地位等）搁置一旁，而把人作为有体验、有思想感情、有追求和世界上唯一值得尊重的活生生的存在去对待。通俗地说，我为什么尊重你？因为你和我一样是人！"投情（empathy）"的定义是，暂时抛开自我而与对方认同。通俗地说，"投情"指设身处地、将心比心地去体验对方的体验。举例说，如果病人身体不适的诉说还未说完，诉苦还远没有"尽兴"，医生便急于下诊断或作出心理学的解释，那就与病人完全缺乏"共同的体验域"，根本谈不上"投情"。就病人而言，如果他能无顾虑地畅所欲言，不论说什么也不担心被轻视或被拒绝，他从治疗者那里得到帮助并不感到难为情或欠了人情债，那么可以说病人与治疗者的关系是亲密的。

三、建设性的人际关系

也许，恩爱夫妻是世界上最亲密的二人关系，但却不一定是建设性的，因为恩爱夫妻有可能陷入二联性精神障碍以及接近或类似这种障碍的情况。有时，病人依赖治疗者，达到迷信或崇拜的程度，治疗者欢迎病人依赖他并因此感到满足，这种关系可以相当密切，却不是建设性的。建设性意味着，促进病人自我理解，增进病人的自尊自信、独立自主以及有利于潜力的发挥，病人能够把他与治疗者的关系以及发展关系的经验成功地应用于其他人际交往之中。

精神障碍的真正进步总是包含病人态度的某种转变。神经症性态度主要有：依赖，自卑（优越感），完美主义倾向，渴求被爱而不主动地去爱别人，对自己不接受（否认、回避、借口、苛求等），对别人有攻击性（敌意、怨天尤人、挑错、指责、嫉妒）等。从效应上说，如果人际关系促进了上述态度的转变，那么，关系便是建设性的。

为了发展治疗关系和产生疗效，治疗者的态度是根本性的。对病人的体验漠不关心，便不大可能对病人有什么帮助。然而，强烈的助人动机可能使治疗者急于求成或持急功近利的态度。当交谈进行不顺利时，治疗者更容易急躁。人们公认，良好的治疗气氛是以病人感到轻松、随便为指标。强烈的助人动机和眼看着病人受苦且交谈无进展，却要求自己心情轻松，这一尖锐的冲突是对心理治疗者的一个考验，一个严峻的专业考验。很多病人一心只想从治疗者那里得到帮助，却几乎不能体验到交谈本身的价值和乐趣。这常常是与治疗者本人未能很好解决手段与目的之间的冲突有关。还有不少病人在心理治疗当时自我感觉良好，一离开治疗者便是另一种心情，甚至不知所措。有时这与治疗者的下述情况有关：治疗者未能把心理治疗工作整合为生活的一个组成部分，他们接触病人时在扮演一定的角色，既不大自然，也不真实。一个人愈是不健康，愈是倾向于滥用防御。有些医生对病人过于客气，显然也是防御。有些治疗者强调技术而轻视关系，他们以通晓心理机制而自豪，总是对病人的症状进行解释，却觉察不到机制的解释已经成了一种防御，把自己包裹起来。这种治疗者避免与病人发生真正的沟通，他们害怕勾起自己的心理冲突。

下面简单介绍两个最一般性的技术要点。

1. 倾　听

耐心、专心而关心地听病人讲话，是一切心理治疗最基本、最重要的方面。不要过早提供解释，因为很可能会把病人想说的话给堵了回去。澄清病人的体验必须先于解释。在情感体验未澄清以前，一切解释都只是理性的和对病人不起作用的。另一原则是，解释的深度必须与治疗关系发展的水平相称。总之，倾听是促进病人自我理解、发展治疗关系和把治疗推向深入的主要途径。如果说，心理治疗失败的根本原因在于未能发展良好的治疗关系，那么关系的发展受阻最常见的情况是，在接触的初期，治疗者没有耐心、专心又关心地倾听病人讲话。顺便一提，倾听可以使病人感到受尊重和有人在关心他，这本身便有治疗作用。每个人都有被理解的需要，倾听可以满足病人这种需要，达到治疗的目的。同时倾听又是把治疗推向深入的手段。

2. 善于提问

尽量询问病人事情的经过和病人的感受如何。避免问"为什么"，以免病人感到治疗者在追究责任，也免得给病人推卸责任大开方便之门。

　　下面从 Greenson（1967）摘引某病例的一次分析，因为它对不搞精神分析的人也有启发性。病人问治疗者："你结婚了没有？"治疗者笑着反问病人："根据你的推测和想象，你认为我结婚了没有呢？"病人犹豫片刻后说，他有两个矛盾的想法，其一是，治疗者是单身汉，热爱工作，跟病人一起生活感到充实；另一个想法是，治疗者已婚，和妻子、孩子们过着愉快的家庭生活。病人进一步主动地说，他希望治疗者已婚，因为这有利于帮助他解决他的性问题。治疗者一直感兴趣地注意听病人叙述，接着他向病人解释，为什么不回答病人的提问却反过来问病人，因为这样可以更多地理解病人。只有这样做才对病人有利。治疗者说，他今后还会这样做。病人感动得热泪盈眶。停了一会儿，病人说，他过去接受过另一位治疗者大约两年半的精神分析，但许多个小时都在双方沉默不语之中白白浪费了。开始阶段病人提过很多问题，但前任分析者一概不答，也不解释为什么不回答，只是沉默不语。病人感到受了蔑视和羞辱，便用沉默不语作为报复。病人说，他看不起他的前任分析者，认为他过分拘谨和假装正经。同时，病人又因手淫而自责，便把自责"投射"到了前任分析者。病人认识到，他与前任分析者的关系完全重复了他与父亲的关系。病人与父亲之间充满了敌意、不信任和报复，病人把分析者与父亲"认同"。这些"无意识机制"都是前任分析者向他作的解释，病人认为很有道理。这个病例说明，缺乏新的、亲密的、建设性的人际关系，即使解释合理、病人完全同意，病情也并不出现明显进步。

参考文献

[1] Frank J. Therapeutic factors in psychotherapy. Am J Psychotherapy，1971，25：350.

[2] Freud A（1936）. The Ego and the Mechanisms of Defense. Hogarth，revised English edition. 1986：28.

[3] Freud S. On the History of Psychoanalytic Movement. Standard edition. 1914，14：1-66.

[4] Greenson R R. The technique and practice of psychoanalysis. International University，1967，1：199-201.

[5] Kaplan H I, Sadock B J（editors）. Comprehensive Textbook of Psychiatry. 5th edition. 1989，2：1556，1568.

[6] Karasu T B. Psychotherapies，an overview. Am J Psychiatry，1977，134：134，851.

[7] Rogers C R（1951）. Client-centered Therapy. Constable，reprinted 1986.

[8] Sullivan H S. The Interpersonal Theory of Psychiatry. Norton，1953.

现实——心理治疗的一个基本概念

在现代心理治疗的文献中，弗洛伊德第一次提出现实（reality）这个概念。在1911年发表的一篇文章里，弗洛伊德首次讨论了心理活动的两个原则，一为快乐原则（the pleasure principle），一为现实原则（the reality principle）。快乐原则是指导人之初心理活动的唯一原则，即个人只顾个体需要的满足，尤其是本能需要的即时满足，因为不满足给个体造成紧张、不安甚至痛苦，满足则给个体带来快乐。随着社会对个人影响的加强和积累以及身体的发育，一个新的原则即现实原则逐渐起着日益增长的作用，这一成长过程便是社会化过程，也是个人和社会的整合。可见，弗洛伊德所说的现实指的是社会现实，可以理解为主要是调节个人行为的各种社会规范。如果个人只顾眼前的快乐，完全忽视社会规范，个人将受到来自社会（首先是父母）的制止甚至惩罚。因此社会原则也可以视为时间原则，即个人在满足眼前需要的同时必须兼顾长远而持久的个人利益。健康成长的标志之一是，意志在时间上的整合，即在意志的选择、决定和行动中短暂的眼前利益和长远而持久的利益之整合为一。社会化或意志整合的第一步是延迟满足。在良好的教养情况下，父母或其他年长者利他主义的爱使儿童感到安全、温暖和舒适，这样便抵消了遵从社会规范而延迟满足所造成的不快。不良的教养导致快乐原则与现实原则的冲突。显然，不论牺牲快乐原则，还是牺牲社会原则，都是不健康的甚至病态的。不良教养有两种极端的情况：一种是无原则的溺爱和放纵，使儿童耽于享乐而不顾社会规范，但这迟早要受到社会的惩罚，因为父母只在家庭之内享有几乎绝对的权威，而儿童一旦走出家庭，父母便不可能一手遮天了；另一个极端是，冷冰冰的纪律使儿童过分压抑个人需要而屈从于社会规范，其结果是不快和痛苦。当然，两个极端交替出现的父母也不少见，即有时溺爱放纵，有时则施以无情的惩罚。

神经症的特征之一，是过分的压抑或自我否定性压抑，这是惩罚或害怕可能的惩罚造成的恶果，也是缺乏利他主义的爱和奖励的结果。自我否定意味着抹杀个人的情欲，回避内心的现实，不接受真实的自我。因此，正视现实，作

本文原载于《中国心理卫生杂志》1998年12卷2期118—119页

为心理治疗的一个操作性概念，意味着去压抑（de-suppression）——觉察个人的情欲，理解个人的情欲和接受真实的自我。

J. Laplanche 和 J. B. Pontalis（1973）指出，弗洛伊德从来不曾对"现实检验（reality testing）"和现实原则的关系作过前后一贯的理论性说明。这就给许多心理治疗理论家对现实这一概念的阐释造成了混乱。心理分析的理论本文不讨论。我们可以而且必须明确的是，现实检验指的是一个人清楚地区别主观的心理活动与社会现实的能力，这是区分神经症和精神病的重要标准之一。在神经症的心理治疗中，我们所强调的正视现实，首先指面对个人内心的现实（internal reality），主要指个人的情欲，包括体现情欲的幻想。心理分析的领悟（insight）说的主要就是这件事。

除了上述的以外，面对现实还有若干其他的含义，它们对心理治疗也很重要。

面对现实的另一含义是采取行动，尤其是人际交往的行动。

别人的行为构成"我"的社会现实，"我"的行为使"我"参与到社会现实当中去，正是基于这一显而易见的道理，我们说采取行动意味着面对现实，而经常犹豫不决，无限期地拖延行动的实施，很少与人交往，也就意味着回避现实。

神经症病人往往长时间纠缠于各种不快经验的思考之中而很少行动，这是可以理解的。情欲本身无所谓善恶，别人也不可能对某人的内心活动本身有直接的了解，而行为总是影响着他人，所以行为有好有坏。神经症病人对别人的态度和评价十分敏感，受不了轻视、忽视、拒绝和批评。这使得病人误以为独自苦思冥想似乎万无一失，而采取行动就要冒一定的风险。然而生活的真理是，有所得就必有所失。有所得而不付任何代价，这是从来没有过的事，将来也不会有。人生不可能没有风险，我们不能因噎废食，因此心理治疗必须帮助病人懂得，只有行为才能创造价值，只有行为才能满足心理的需要，只有行为才会给人带来成就和满意感，只有行为才能使人体会到生活的充实和意义。

面对现实的又一含义是承担责任。

社会要求每一个人对他的行为负责，而神经症病人普遍具有强烈地逃避个人责任的倾向，这就使病人与社会处于冲突之中。神经症病人心理冲突的社会根源便是如此。

神经症性逃避责任的形式之一，是把个人的不快归因于客观环境、他人、遗传或疾病，表现为怨天尤人，这意味着把原因和责任这两个不同的东西混为一谈。任何一种行为都有它的原因，这是行为的自然观。无情的社会现实是人必须对自己的行为负责任，社会不允许神经症病人把他们的责任推得一干二净。在这里，巴甫洛夫的条件反射学说帮不了神经症病人的忙。W. Glasser（1965）将负责任视为心理卫生和心理治疗的一个基本概念，道理在此。

心理治疗必须帮助神经症病人明确，我们无须对自己的情欲和胡思乱想负责，我们的责任限于我们的行为（包括不作为）。这是由于，任何人也不能凭意志的努力直接消灭自己的情欲和胡思乱想，但我们都能直接控制自己的言语器官和四肢的活动。意志的能动性表现之一是，我们能够通过行为间接改变自己的心理状态（包括不快的情绪体验和胡思乱想）。

神经症性逃避责任的另一种形式是，对过去后悔或对未来担心害怕，纠缠于过去和未来，唯独抹杀了现在。投身于现在，也就意味着对现在的行为承担责任，也就是面对现实。不负责任当然有所得，但所失更大，它使人丧失独立自主精神，丧失自信和自尊，不能体验到真正的自由，无法满足个人的基本需要。

神经症性逃避责任还有一种隐蔽的形式，这就是长期或经常沉溺于有关义务的思虑之中。占领病人心理舞台的是对父母及配偶或子女的义务、对职业和社会的义务等，总之病人感到他未能履行义务，因此背上了沉重的包袱。心理治疗必须帮助病人懂得，在一定条件下对别人不履行义务并非精神障碍的特征，而一般对自己的行为不负责的人则无疑是一个不健康的人；神经症病人只有先争取做一个心理相对健康的人，才有可能进一步成为一个道德高尚的人。严格地说，用义务取代责任，沉溺于这种思虑是一种自欺。

面对现实还意味着在与人交往中投入情感，健康的情感生活便是如此。

神经症性逃避现实的一种重要表现形式是，与人交往时不投入情感，没有情感卷入，至少，情感是肤浅的或不大真诚的。

自卑、耻感、不安全感、内疚等，使神经症病人尽量避免与人交往，即使交往也不敢或不愿袒露自己的内心世界，诗人勃朗宁夫人（E. B. Browning，1806—1861）说过："不带同情心的观察便是曲解。"病人不理解别人，也就无法真正理解自己。

不能与人建立休戚与共的情感关系，个人便是孤立的和易受伤害的，甚至会感到随时都处于威胁和危险之中。而如果借助于防御机制排除了不快的情绪体验，病人便有可能感受到生活是不真实的，甚至刚做过的事却没有完成感，也可能出现人格解体。

可见，神经症病人的唯一出路是，跳出自我封闭，广泛而有重点地深入与人交往，发展与别人的情感关系，在交往中学会分担别人的忧愁和痛苦，共享别人的快乐与成就，这便是面对现实的态度和生活方式。A. Angyal（1965）关于神经症性孤立状态（state of isolation）以及不承诺或不履行承诺（non-commitment）的讨论，是有关这方面的重要文献之一。

综上所述，面对现实有 4 个方面的意义：面对情欲，采取行动，承担责任，投入情感。作者认为，不论心理治疗的理论如何分歧，描述地说，或者作为操作概念来说，现实总是心理治疗的一个基本概念。至于采用什么策略和技术帮助病人面对现实，不同的心理治疗当然彼此各异，但那已不在本文的讨论范围之内了。

参考文献

［1］Angyal Andras. Neurosis and Treatment. New York：John Wiley and Sons，1965：72 - 73，156 - 189.

［2］Freud Sigmund. Formulations on the Two Principles of Mental Functioning. Standard edition. Vol XII. London：Hogarth，1991：213 - 226.

［3］Glasser William. Reality Therapy. New York：Harper and Row，1965：13 - 21.

［4］Laplanche J，Pontalis J B. Language of Psychoanalysis. London：Hogarth，1973：38.

心理治疗与学习

让我们假设，人刚生下来时好似一张白纸，上面什么也没有。作为社会的一员，人的心理，包括心理活动过程和心理状态、智力和人格特性等，不论正常或异常，也不论健康或病态，都是学习的结果，这样，神经症性心理冲突是学习的结果，心理治疗也是一个学习过程。基于这一假设，本文提出学习有3个不同水平的构想。

一级学习是经验的积累，同时我们也发展出了一套判断好坏的标准和衡量价值的尺度。

动物模型大概有它本身的价值，但应用起来不仅随专业不同而异，也难免仁者见仁，智者见智。在本文中，我们把动物实验看做一种寓言，用它来帮助理解人的心理。这样做的好处是，不至于有混淆不同层次（生物学层次、心理学层次等）或范畴（物质和意识）的危险。

巴甫洛夫在实验中将铃声与食物的呈现多次相结合，狗便学习到铃声是食物的信号，这是学习的一种基本形式，是在重复之中的学习，所学到的也是重复，即铃声与食物两者之间某种关系的重复。假如在任何瞬间这个世界总是崭新的，毫无重复，学习就会成为不可能，经验也毫无用处。狗形成了条件反射以后，如果铃声不再继之以食物的出现，如此重复多次，条件反射便逐渐减弱终于完全消失。这也是重复之中的学习，同样是基本的。孤立的一个条件反射，形成和消退都是容易的。

下面再看另一种不同的实验。

经过两个序列的实验，狗学习到，圆形是食物的信号，椭圆形是电击的信号。鉴别这两种信号是重要的。电击信号一出现，狗立即把它的后腿缩回去以避免痛苦，而食物信号出现时，除了分泌唾液和胃液外，狗无须有所作为，只是等待进食罢了。实验者将椭圆形逐渐接近圆形，到长径与短径之比为 9∶8 时，狗出现反常行为，狂吠乱动不已。这就是所谓实验性神经症。它发生的前提是，狗已经牢固地形成了两种条件反射。这意味着，狗确信圆形和椭圆形有原则性的不同。图形一出现，狗就立即认定，这是一种必须进行鉴别的处境。

本文原载于《临床精神医学杂志》1992 年第 2 卷第 2 期 117—120 页

即使鉴别的精细程度超过了狗的能力，它仍然坚持进行鉴别。这种实验的喻义在于，实验者给狗灌输了一套信念，而它无力改变这些信念。

其实，并不是只有狗才这么想不通，人也有类似的情况。自古：忠臣出于孝子之门。某人从小和父母发展了深厚感情，对父母竭尽孝道。实际上，父母的利益和他的利益也完全一致。后来，书读多了，他学习到，忠和孝是一致的，所以在做官时，他对皇帝竭力尽忠。当他发现，皇帝的所作所为对社稷黎民明显地有害，他便向皇帝进谏，终于遭到诛九族的悲惨下场。这是超级的"想不通"。A. Bavelas 的实验提示，某些错误的学习发生后人们是很难改变的。实验的大致情形如下：

请受试者坐在一个台子面前，台上装置有若干按钮。实验者告诉受试者："你可以以任何次序按这些按钮，如果次序正确，电铃就会响。"受试者开始任意按按钮，譬如说，他按了 50 次，电铃响了，受试者接着再试，这一回按 45 次电铃就响了。他受到了鼓舞，继续努力。可以看出，尽管成绩有波动，但总的趋势是按按钮的次数在减少。当受试者按 20 次电铃就响时，实验者宣布实验到此结束，并且告诉受试者："按按钮的次序与电铃响不响之间没有任何联系。"此时，受试者睁着两只大眼盯着 Bavelas 说："你说谎！"这话当然正确，因为实验者说的话前后自相矛盾，至少其中之一必是谎言无疑。事情的真相是：Bavelas 开始时说了谎，而在实验结束后说的却是真话。实际上，电铃是由模拟学习曲线的装置带动而响的。然而，受试者就是不相信真话。他不信按按钮的次序与电铃响不响无关，受试者极力为他的观点辩护，这通常是一种相当复杂的理论，里面包含不少这样的句子："如果……，就应该……；但是……，则……；然而，……"受试者确信，他的理论来自实践并且指导他走向成功。不论 Bavelas 怎样指出他理论中的漏洞和谬误，以理服人，受试者始终不接受。显然，一个人从亲身经验中得来的信念是很难改变的，即使根据并不充分，推理也有一些不合逻辑的地方，都并不妨碍信念的确立。纠正受试者错误信念的有效办法，是请受试者主持实验，让他看看另一位受试者将构思出一种跟他多么不同的理论，而相同之处是同样确信不疑，不能被说服。

二级学习的要点是信念和生活态度的改变。当然在二级学习过程中，仍然有经验的积累。在一级学习水平上，我们有一种错误的想法：经验是万灵的，什么时候、什么场合都用得上。到了二级学习水平，我们开始感到迷惑，过去的经验有时成功，有时却碰钉子。二级学习一旦成功，人们的心里便换上了另一杆秤或另一把尺子。不言而喻，原有的秤和尺子无须抛弃，有时候还是用得着的。生活告诉我们，在不同的时候和不同的社会处境下，我们可以甚至必须持不同的态度。人生的某些悲剧，似乎跟这件事有关。

甲乙两人谈恋爱。后来，甲不干了，所以乙大受刺激，终日品尝着失恋的苦果。照例，乙认为，甲是爱他的，那是真的，后来其所以变卦，一定是由于某种客观原因，不能怪甲。其实，另一种情况也是可能的：甲原先是试探性的，甚至是欺骗性的，是在假心假意玩弄异性，后来明确宣布不爱乙倒是说了真心话。有人说，恋爱有点像猜谜语。然而，当对方先后告诉你两个不同的谜底，你怎么能一口咬定前者是真、后者是假呢？原来关键在于，失恋者一直真心实意地爱着对方。这就可以理解：有了"我爱你"，"你爱我"很容易成为一种自身证实的信念。遗憾的是，生活中并没有像 Bavelas 那样简单易行的办法可以有效地改变人们的信念。心理治疗中的困难在很大程度上是与此相联系的，因为心理治疗者企图改变病人基于经验确立起来的某些信念和生活态度。

在 Bavelas 的实验中，当第一位受试者看到第二位受试者有跟他完全不同的理论且同样不接受纠正时，他的错误信念便迅速崩溃。但这只是事情的表面。更根本一些的原因是，受试者的信念对于他来说并没有什么切身的利害。如果受试者是一位死要面子不认错的人，鸡毛蒜皮也要跟人家争个高低，那么，他就不大可能从 Bavelas 的实验中学习到什么有益的人生哲理。他的耻感很可能变成愤怒，痛斥实验者故意捉弄人，是侮辱人性尊严的无耻行径。可见，二级学习中涉及的问题远不止于一般所说的切身利害。有人通过游戏能看到社会规范的约定俗成，有人则只是玩玩而已，还有人把游戏看得过于认真，常常玩得很不痛快，甚至打架。

不妨拿动物实验作为寓言再来看看。

巴甫洛夫的狗相信，铃声与食物之间存在着客观的必然联系。一听到铃声，它就等待食物的到来，除了不自主的分泌以外，它没有任何行动。狗被系在实验台上这一客观约束使他确实不能有什么作为。经验也反复告诉它，努力是不必要的和徒劳的。可见，它是无为主义者，是道家。

B. F. Skinner 的老鼠奉行的却是一种积极进取的儒家哲学。他相信，食物的出现是他行动的结果。事实也确实如此。如果他不去拨动杠杆，就始终得不到食物。心理学家中曾经流行过这样的笑话：当实验老鼠跑回窝里时，它得意忘形地对同伴们说，"妙极了！我已经把心理学家训练得非常成功了，每次我一拨动杠杆，他们就送给我一盘美味。"

我们每一个人的信念，归根到底，都是客观世界在我们身上所做的"实验"的产物。这就叫做唯物主义。无神论者不相信自然有什么意志和目的。但谈到社会，却不能说得这么干脆。因为群体由活生生的人所组成，而人是有意志和目的的。不过，这里有一个要点跟动物实验不同。对于"社会实验"来说，我们每个人既是受试者，同时也是实验者。但是，我们必须有勇气承认，个人首先是而且主要是受试者，因为个人对于"社会实验"所起的作用太微不足道了。缺少任何一个人甚至许多人，"社会实验"的长河不会有任何根本性的改变。历史唯物主义也许就是这么个意思。

有这样一种人，他们善于见风使舵。"社会实验"一变花样，他们马上跟着转向，随机应变，真可谓八面玲珑，可爱之极。这种人不得神经症，大概没有问题。然而，我们并不欣赏这种人，也许还送给他们一个恶谥，称之为市侩或势利眼。这种人早就把"社会实验"看透了："三十年河东，三十年河西。"可是，很多人却认为这种看法过于肤浅而短视。他们相信，"社会实验"不管怎么变来变去，其中或背后总有某种不变的东西。这不变的东西是什么呢？文天祥说，这东西叫做"正气"。他的《正气歌》太古色古香了，现在青年人也许大多难以读懂，我们还是换个说法吧。

人与人相处，只要不是萍水相逢，不是仅一面之缘随即天各一方，也不限于"小利害，仅如毛发比"，就会有共同的愿望：我不希望你变心，你也不希望我变心。基于共同愿望而产生的相互之间的承诺，是人际关系中非常普遍而不变的东西。社会的实际道德规范当然也变，但这种变化与其说是深刻的，毋宁说是表面的，并且变化之中贯穿着不变。野蛮人和文明人的行为规范大不相同，但还是有同一性，人类学家对此写过很多文章。也许，道德是文化中最持久的一种东西，大概只有很少几样东西（例如语言）跟它一样地长寿。这并不难理解，因为没有道德，社会就会瓦解，人类就会灭亡。

二级学习对于成年的初学者之所以十分困难，就在于已形成的诸信念中蕴含着确定的道德判断。因此，与其说我们不能改变，毋宁说我们不愿意改变。要神经症病人学英雄，那是苛求。好心的医生也许希望病人把自己变得圆滑世故一些，别再那么死心眼儿，因为这样可以减轻病人的痛苦，且不说病人能不能，首先他就不愿意。

有些人对日常生活应付自如，有些人却总是陷于心理冲突之中，关键在哪里？大家的看法很不一致。有两个重要因素在起作用似乎很明显：一个是年龄，如果儿童少年时期在二级学习水平上有过不少成功的经验，以后即使碰到重大的事件或问题，也比较容易解决；另一个是父母的教养（作用可以是正的或负的），它起的作用很大也是没有什么可以怀疑的。许多神经症病人给我们留下的印象是，他们在待人接物方面还处于儿童少年阶段。随着年龄的增长，他们难道没有积累任何经验么？当然不能这样说。他们之中不少人已经大学毕业，学到的知识经验还少么？关键不在这里。在待人接物方面，成功的经验使健康人学会了怎样去学习，而神经症病人失败所伴随的焦虑、恐惧、耻感或罪感使他们"学会了怎样不去学习"（O. H. Mowrer 著，《Learning Theory and Personality Dynamics》，New York：Ronald Press，1950 年，第 526 页），这就比健康的儿童更糟糕。病人把失败归之于父母、老师、同学、社会环境、大脑或身体有病等，总之，他们"学会了怎样不去学习"。不少成年人学习英语失败也有类似情况。这不能简单地归之于不用功。关键在于，他们似乎从来没有体验过学习的甜头和进步的喜悦。学习英语对于他们简直是一种苦差，这就难怪他们要把失败归因于年纪大了，记忆力太差，工作家务太多而且分心，年轻时没有打好基础，等等。总之，这些言之成理的借口，表明他们"学会了怎样不去学习"。这只是一个比喻，因为不识 26 个字母的人完全可以是精神健康的，而待人接物方面问题愈多愈严重，精神就愈不健康。

在二级学习的水平上，我们发展了多种不同的信念和价值尺度，这就随时有发生心理冲突的可能。生活琐碎方面的冲突也许只是使人扫兴和感到烦恼，不致造成持久而严重的精神痛苦。如果处境迫使我们对势不两立的重大价值进行选择，我们就有可能陷于神经症性心理冲突之中。

三级学习的产物花样很多：发展某种哲学体系，皈依某种宗教，奉行唯美主义，拼命追求政治权力，等等。但多数人却把多种价值加以整合，面对丰富多彩的现实生活，既勤于实践，也能接受人生和自己的局限性，这大概就是所谓健全的常识，尽管谈不上什么体系，每个人却各有特色，是货真价实的三级学习的产物。

神经症性心理冲突可以理解为停留在二级学习水平上去解决这个水平无法调和的信念或生活态度之间冲突的渴求。因此，心理治疗的任务就是和病人一道进行三级学习。作者并不相信，特殊的哲学体系对心理治疗是必要的。但是心理治疗者对人生哲理体会愈多，思路会愈开阔，看问题会愈敏锐，治疗效果也许会好一些。无疑，跟病人谈论哲学，那是费力不讨好的。人生哲理只有翻译成病人可以理解的语言才会起作用，人生哲理也唯有跟病人的体验相结合才会在病人的心里生根。实际上，成功的心理治疗总是使病人学到或体会到某种健全的常识，某些超出二级学习水平的东西。如果站在病人同样的学习水平上，心理治疗者很可能会跟病人扭成一团，纠缠不清，难解难分。值得我们引以为戒的是，我们在日常处理人际关系时，常不免受着二级学习中冲突的拖累，而这种习以为常的生活态度或行为模式完全有可能带进治疗关系之中。搞精神分析的人必须先接受系统的精神分析，道理就在于此。作者主张，心理治疗者必须在治疗病人的过程中对自己进行反思，理由也在于此。

西格蒙·弗洛伊德——一些回忆和展望[*]

　　1933 年会见弗洛伊德时，我才 28 岁，而他已经 78 岁了。在我眼里，当时的弗洛伊德相当老了。我脑子里总是保留着他的一个形象，那是一张大家都熟悉的照片，弄得很出名的一种姿势：坚定而有些迟钝地站着，手里拿着一支雪茄，双眼盯着来访者。我见他时，他个子显得矮小而有些萎缩，身高也许不超过 1.68 米，体重恐怕顶多也就 50 公斤，口腔癌已经使他很清瘦，而一口假牙不断地折磨着他。他面色苍白，神情紧张而严肃，待人直爽坦白并表现深切的关怀。他绝口不谈琐碎事，只说他必须说的话，并且说得很简练，解决事务问题快而有条理。他说："如果你想学精神分析，那只有一个办法，就是亲自接受分析。如果你能支付诊金：每小时 150 奥地利先令（约合当时美金 20 元），我的女儿或者我本人可以给你分析。"我得问一问我的赞助者。第二次会见时，我告诉弗洛伊德，对于亲自接受分析我有顾虑，因为我对精神分析理论还有些怀疑。他说："这没有关系，每个人都能从分析中得到他所能接受的东西。"接着，他举个例子说明，精神分析很高贵，只有有福气的人才能有这种体面。我当时对此立即感到不满。但是我还是继续往前走，我的赞助者同意提供诊费，让我接受 4 个月的分析，弗洛伊德同意了。这一段经验的细节见之于我的一本书——《接受弗洛伊德分析的片段》。

　　弗洛伊德是个什么样的人呢？我个人对弗洛伊德的总的反应是积极的。他风趣，异乎寻常的敏锐、幽默，对日常事件通情达理而且坦率，尤其是，非常富于人情味儿。没有人会把他看做拒人于千里之外和心不在焉的，也不会感到他是令人望而生畏地博学或者迂腐。在维也纳人们常说："弗洛伊德第一，上帝第二。"但是弗洛伊德这个人没有任何神性的东西，弗洛伊德完全生活在这个世界里，喜欢他的雪茄、他的家、纸牌戏和他的朋友；只要他认为是件好事，他总是随时准备战斗；他说话平易，无畏地诚实，即使对自己的弱点也一样。他是中欧传统最令人赞赏的代表，现在我能说得出的关于他最坏的话，就是他常常有错误。但是，如果你能容忍他，那他就是很好的伙伴。

本文原载于《中国心理卫生杂志》1987 年第 1 卷第 3 期 137—141 页

[*] 本文由 Joseph Wortis 著，许又新译，许迪校

现在，我来谈一谈我的一些深刻的回忆，这有助于勾画出弗洛伊德这个人的特点。

我的赞助人 Ellis 写信给我，说他的朋友女诗人 Hilda Doolittle 在维也纳，要我去看看她。弗洛伊德跟这位女诗人很熟。我说，我不想见生人，因为我有点害羞。弗洛伊德说："你应该去见她。不要管你的害羞。"跟人们的印象相反，弗洛伊德有时会给人直截了当的父亲般的忠告。他告诉我："青年人害羞是完全正当的。在一个人还没有检验过他的力量和在这个世界上确定他的地位以前，害羞是很自然的。"有一次他对我说过："人们认为青年人没有德行，真理恰好相反。只有在青年人中你才能找到德行，一个人越老就越坏。老太太是最坏的。"但是，他又补充说："老头子也并不比老太太好多少。"

弗洛伊德有一种激烈的、不屈的品质。举个例子，有一次我听了青年博士 Lorenz（动物行为学家）的讲演。事后我想把听到的讲给弗洛伊德听。他毫不客气地马上制止说："你为什么要让我听这些？对他的那一套，总有一天我会告诉他我的看法。"一天我在街上碰见 Stekel，跟他交谈了我与弗洛伊德相处的经验。Stekel 说："弗洛伊德是个伟大的人，我坚持要我的所有学生读他的著作。"我把这次谈话如实地复述给弗洛伊德听了。弗洛伊德说："多谢 Stekel 的好意，不论我对他怎样，他总是宽恕我的。"当时，维也纳流行反犹太主义，犹太人自己也常常屈服于这种影响，但弗洛伊德却不，他高傲地昂着头。他说："我不信教，但我喜欢犹太人在巴勒斯坦的故乡。我所有的子女都跟犹太人结了婚，这并不是因为我反对家庭里有非犹太人。事情是自然而然地发生的。犹太人有优良的智慧传统。你看一看，许多犹太人是诺贝尔奖金获得者。"我说，犹太人智力发达过分，而体育运动却不行。弗洛伊德说："完全不对，现在犹太人有机会参加体育运动，他们也干得很好。"

有一次我告诉他，由于他对我的某种个人的批评，我心里很不痛快。我说："你这个人太厉害了。你了解得这么多，应该宽容一些。"弗洛伊德说："完全不对，仅仅由于你了解不多，不能构成原谅的理由。我给你讲个故事……"接着他便背诵了他的寓言故事中的一个，他总是用这些故事解释他的论点。他的儿子在柏林学建筑，一次带了一位女士晚会，一位男子对待那位女士粗暴。他的儿子谴责了那男子，那男子却理直气壮地说："你知道你在跟谁说话？我是俾斯麦伯爵。"对此，他的儿子说："这是一种解释，但绝不是原谅的理由。"

有一次我提醒弗洛伊德，人们把他看做天才。他说："这是反对我的一种最新形式。他们说我是天才，然后说我的梦的学说是错误的，力比多学说是错误的，如此等等。假如他们说因为我的梦的学说和阻抑学说，所以我是天才，我就不在乎。但实际上完全不是这么回事。"

弗洛伊德总是无条件地相信，人类活动的动力是个人动机，而不是通常的社会价值观。他认为人们并非为抽象的事业而工作，他们是为自己而工作。他还告诉我一位犹太人的故事。这位犹太人被迫入伍，在军队里一直表现不好，他的长官知道他聪明能干，终于给他提出这样的忠告："如果你想在军事上有成就，你就去买支枪一个人自己去练。"我不同意弗洛伊德的说法，我认为："政府办邮政办得很好。"而弗洛伊相信，私人办邮政绝不会比政府坏。

我与弗洛伊德相处时最根本的不和，是我不能接受他的许多观点以及得出这些观点的方法。我做了个梦，梦见在剧院里正观看一个场面。弗洛伊德说："这是观看性行为的一种人所熟知的象征。"我真不懂这是什么道理。我还梦见人们排队往一栋房子里走。弗洛伊德说："这表示孩子们正从子宫里出来。"因为接受分析的人必须诚实坦白，我说："这似乎太牵强附会了。"我梦见在厨房里做鸡蛋。弗洛伊德说："你当然知道蛋代表什么。"我抗议道："教授先生那是煎好了的蛋。"我又接着说了几个梦。弗洛伊德说："同一个夜晚所做的梦都与同一个主题有关，这是一条规律。"我问道："这条规律在北极也是真的吗？那里的夜很长啊！"弗洛伊德生气地说："上那里弄个明白去！"

在比较平静的交谈中，弗洛伊德把各种不同的观察带上某种一般的性质，有时不能令人信服，他的有些概括，在我看来，都是流行的观点，只不过是用相当技术的语言表述而已，并且除了弗洛伊德的世界观和个人观察以外，什么根据也没有。举个例子，他认为："男人和妻子之间的平等关系是不可能的。由于不平等不可避免，最好是丈夫占上风。"

弗洛伊德有一个奇怪的毛病，就是非常坚持心理学的观点，对于他的观察领域之外的因素和影响，他作出理论的让步那真是太少见了。有一次他跟我谈到狩猎本能的遗传，说是从古老的经验传下来的。我说："教授先生这就意味着获得性的遗传，生物学家现在都对此表示怀疑的。""让生物学家管他们自己的事去，我们有我们的科学。"弗洛伊德有些激动地喊了起来："我们不能跟着生物学家白操心！"

再谈谈他关于妇女的意见。弗洛伊德从合理的假设开始：每一种性别都在基本程度上是两性的，从体质和发育的潜在可能来说都是如此。但是女孩子倾向于被动，而男孩子主动。他认为由于女孩子驯服，比男孩子容易接受大小便训练。我能找到的一个有关研究（Robert Schoell-Kopff，1915）说，在 2～2.5 岁，84%的男孩子和 92%的女孩子经过大小便训练。女孩子略占优势，但很难作出什么概括。Doll 也提出女孩子 1～2 岁主动提出上厕所比男孩早，但大小便自理的年龄两性相同（3 岁）。如果说小女孩生来就比较驯服，那就还需要更好的证明。常识认为，妇女心理学由两方面的因素所决定：一方面是体质，内分泌和生理特征上的天赋，这些特征影响女性的神经功能、肌肉的力量、精力及能动性等；另一方面是，妇女在所处的社会或文化的组织和结构中所担任的角色：战士或是以家庭为生活中心的人，生产者或是寄生者，医生或是护士等。在美国，女医生只占少数，而在苏联，医生大多都是妇女。妇女就业人数在美国近几十年增长得很快，将来还会增多，这些情况对妇女的特点和思维习惯不发生重大影响那是不可思议的。然而，在弗洛伊德的《精神分析引论新篇》论述妇女心理学的一章里完全不提生理因素，只是偶尔提了一下"社会约束"，几乎完全用阴茎嫉妒这样一个论点去解释妇女的心理学。

　　大量其他实验数据未能证实大小便训练的类型与人格变异之间存在弗洛伊德式的关系，尤其是涉及由顽固、爱整齐秩序和吝啬组成的所谓肛门性格三特征（Caldwell，1964）。实验室数据，一般地说也与弗洛伊德的下述观点矛盾：去势焦虑是男性意识和道德意识形成的原因（Hoffman，1963）。这只是一些零散的例子，说明弗洛伊德是怎样把不能证明的而且有明显错误的假说混杂在一起，一点也不考虑如何处理已有的事实。现在我们还不能公正地对待弗洛伊德的许多其他特殊的学说，比如他的无意识概念、本能学说、力必多的发育、梦的学说、伊底帕斯情结、转移等。我的结论是：弗洛伊德的学说有许多似乎是有道理的，有些是真实的，所有的都可以见之于特殊的病例，但大多数对人类心理学并无普遍适用性。它们缺乏社会关联性，它们是从家庭生活的特殊结构中或者从弗洛伊德所处的时代和阶级里的妇女的特殊地位推论得来的，也是从对性欲的过分关注或掩盖以及高度竞争性社会关系中推论出来的。毫无疑问，弗洛伊德倾向于根据少数个案而作出大胆的概括。假如弗洛伊德具有恰当的历史感，并且对社会组织的不断变化的模式加以考虑的话，他就会把他那机敏的和天真的观察跟比较广泛的社会环境条件联系起来。实际上他的做法却恰好相反，在仔细观察了向他求治的病人后，他把古代社会和当代历史都错误地解释为是他的病人的特殊而简单的延伸。说弗洛伊德否认这些外在因素的力量，那是不正确的。他认识到这些，但他认为它们只起次要作用。在弗洛伊德写的典型的一段文章里，他宣称："几乎不可理解在涉及现实人类反应时，怎么能忽视心理因素。这不仅因为这些因素在经济环境的确立过程中，已经起了作用，并且即使按照这些经济环境，人们也只能任凭他们的本事行事——自我保存本能、女子的攻击和爱的需求、趋乐避苦的冲动等。社会学是研究社会中人的行为的，所以只不过是应用心理学而已。"

现在美国精神分析的流行已经进入到我们的文化、社会和公众生活的每一个领域，它的惯用的手段是普遍忽视理性和客观原因在社会生活中的重要作用，而相应地强调用无意识中模糊不清的、复杂的和主观的力量去解释一切。当帝国主义之间激烈竞争导致第一次世界大战爆发时，弗洛伊德发展了他死亡本能的古怪概念，用与生俱来自我破坏和攻击冲动去解释战争现象。此外他还附和他的同胞的观点，认为他们这一方是"最少违反文明的原则"。但是，他的可怕的因果观是间接的和生物学的，而非直接的和现实的。第二次世界大战后，当第三次世界大战似乎迫在眉睫的时候，我们的陆军大臣 Forrestal 对和平前景也抱同样悲观的观点，在公开演讲中他谈到战争的不可避免性，因为人类有与生俱来的攻击本能。这样一来，人们普遍热衷于对无意识的研究，以此逃避困难，或避免面对不快的日常生活现实。

弗洛伊德对当时流行的精神分析大多是不满意的。他告诉我："你们美国人精神分析太多了。他们所谓的精神分析我根本无法回答……我对美国无赖（Crooks）所做的一切不能负责。"但是，即使是被一般人漫画化了的精神分析的某些主张，根据美国精神卫生联合委员会做的调查，人口的 20% 在某个时期自认为有某种神经崩溃，但其中只有 1/5 的人把他们的问题归之于外在原因（Am J Psychiatry，1960，p. 166，p. 782）。烦恼的心理学解释在中产阶级中特别常见。许多受过教育的美国人这样想："我感到孤独，与人隔绝，不愉快。生活中的好事情似乎从我身边溜走。为什么我的行动不能使我的需要得到满足？我内心里模糊的期望究竟是些什么？我为什么害怕？我过去的经验是怎样把我弄成现在这个样子的？我的母亲过去对我做了些什么？"对于这些人，精神分析有着特殊的吸引力。它把人们的恐惧和期望的神秘性质跟无意识的神秘连在一起，当人们感到根据个人生活史分析不出所以然的时候，精神分析使他们得到满足。它特别强调早期亲子关系而使人们的内疚感得以消除。尤其是，精神分析大部分对人们来说是真实的和有说服力的。这究竟错在什么地方呢？情况很简单，尽管主观感觉表明，我们是独立的心理学的实体，事实上我们同时又都是社会经验的产物，也都是生理学天赋和条件的产物，包括过去的和现在的，片面地过分地强调主观心理学是注定了要导致误解的，而如果这种心理学以有限的临床观察为基础，只是一种假说而没有实验的证实，它就是错误的和加倍地引人误解。

精神病学研究涉及人类心灵的活动及其异常，它所处理的材料较之整形外科、心脏病学和其他医学专科要复杂得多。它跟哲学、意识形态，甚至政治，都有非常密切的关系。由于其复杂性，它不可能用干净利落的和结论性的实验解决它所有的问题。这就是为什么其往往成为最粗野的理论和最荒唐的实践之愉快的游猎场。这也说明为什么它有时候会得到人们最蔑视的拒绝。如果因此而作出结论说我们享有无限的自由去沉溺于异想天开或幻想，那就是错误的。我们的理论的一部分应该由实践加以证实，我们的任何一个理论都不应该跟已确定的事实相抵触。至于其余部分，我们必须在可能正确的假说的基础上去开展研究。长期的经验告诉我们，负责任的和严肃认真的精神病学家的不同学派之间的差别往往更多的是强调的重点不同，而较少是完全互相排斥的观点。我认为：现在精神分析学家们观点的最突出的特征在于他们所强调的事情。精神分析的所有派别，包括弗洛伊德主义甚至许多反弗洛伊德的心理治疗家，最突出的一个共同特征是：一方面过分强调主观心理学，另一方面忽视生理学和社会经验。

　　现在实际上所有精神病家都同意有 3 类因素：生理学、社会经验和主观心理学，可在精神障碍中起作用，而对于某一个特定的病人这个或那个因素可能起决定作用。而精神分析家最善于在他所碰到的病例中寻找和发现（或自认能发现）主观心理学的方面。必须公正地说，弗洛伊德较之他的许多追随者来说，还是不那么走极端的。在弗洛伊德的时代，能够供他利用的生理学知识是很少的。从这个角度去重读弗洛伊德最早的文章是有趣的，例如 1893 年发表在《神经病学杂志》上用法文写的文章《器质性和歇斯底里性运动瘫痪的比较研究》，他阐述了这样的观点：器质性瘫痪跟皮质某个区域某一条末梢神经的分布相一致。否则那就是观点或情绪因素造成的，也就是歇斯底里性质的。当时他不可能知道基底节的病灶也可以造成运动障碍并且与神经分布不一致，更不用说弥散性皮质病变、脑炎后的病变、酒精中毒性脑变性、脂肪变性及末梢性肌肉障碍、神经衰弱性抑制状态，以及许多种生理症状都跟神经分布不一致。弗洛伊德用他的动力心理学填补当时神经病理学的空白。与此类似，那时的神经病理学家满脑子装的是魏尔啸（Virchow）的细胞病理学，寻找精神病的细胞学基础而徒劳无功；或者，根据症状去企图建立精神障碍的正式的和表面的疾病分类学（如 Krafft-Ebing 的性精神病态）。弗洛伊德也带着发育心理学而走进这个领域。按当时的情况说，弗洛伊德总的说来代表了历史的进步，还必须说清楚一点，随着弗洛伊德早期心理治疗成功的希望未能实现，他调整了他的观点。

　　当我接受弗洛伊德分析时，我同时还在马堡神经病学研究所钻研神经解剖，弗洛伊德蔑视地问我："你是不是认为从显微镜里可以看出性障碍的某种改变？"我无力地回答：垂体和视丘下部也许跟它有关。这表明弗洛伊德基本上是对的。尽管脑子里装的全是心理学，弗洛伊德确实相信，精神活动的生理学基础将来是会弄明白的。有一次，弗洛伊德对我说："年轻人，如果你想在精神病学里寻找你将来的出路，那就研究生物化学吧。前途就在那里。我们精神分析家可以观察和描述精神患病过程中心灵所走过的道路，但是推动心灵沿着这种道路走的力量却是我们所见不到的，那研究生物化学的，下一步就是要发现它的本质。"尽管弗洛伊德感兴趣的领域是心理学，他并不过分屈从于心理学观点，在早期著作里他权衡了心理学因素和所谓体质因素，得出这样一条规律：精神创伤愈强大，则体质因素就愈小，反之亦然。

从弗洛伊德著作的整体中，我们可以抽象出 3 个要素：①一种方法学和研究工具，②一种治疗，③一种心理学体系。如果方法涉及个人思想、冲突、发展和动力等的长期和仔细的研究，这种方法在这里是可以用的。实际上这是一种微观心理学，它对我们的必要性正像显微镜对病理学家之为必要是一样的。不幸的是，精神分析家强行占用了这种工具，因为这种工具很好，并且跟精神分析特殊而常常是错误的理论应该并无必然关系。作为一种治疗，用弗洛伊德对我讲的话来说："精神分析大部分还只是个愿望。"而弗洛伊德较之他的追随者对疗效的评价要谦虚得多："主要适用于较轻的神经症……它对早发性痴呆和偏执狂的疗效是可疑的……将来精神分析也许会作为一种研究无意识的科学，较之作为一种治疗方法更受到重视（'精神分析'，见《大英百科全书》第14 版）。"

作为一种心理学体系，在我看来，精神分析特别经不起批判。简单地说，弗洛伊德理论是在实验室方法还几乎没有触及人类心理学的时代发展起来的。现在当然不同了，可采用现代研究技术的全副武装：比较动物行为学（comparative ethology）、精巧的统计学和电子计算机、电生理学、现场人类学（field anthropology）、巴甫洛夫生理学等。在真正科学的基础上建立心理学已经成为可能。这样一来弗洛伊德建筑物的许多基石，例如本能学说就必须让位。在行为研究领域里，现在越来越多的实验工作者，对于作为与生俱来的行为模式的本能这个术语是持高度批判性的。举一个例子，Schnierla 认为"本能"这个术语应该从科学词汇中删除掉，除非它指的是，导致物种典型行为的发育过程。一旦离开由可靠事实形成的坚实基础，任何事情都认为是可能的，弗洛伊德早年曾被他的朋友 Fliess 所迷惑。Fliess 是一位奇怪的算命家，他认为：生命过程取决于 28 与 23 这些数字。晚年，弗洛伊德对心灵感应术越来越注意。他的最后的一本著作《摩西与一神教》充满着极端的猜想。用科学方法从弗洛伊德体系中可以拯救多少东西出来，我不知道，但是我觉得它会变得面目全非，而留下的最美妙的遗迹将会变成历史的纪念碑。

但是，现在在我们美国，精神分析运动已经抓住了人们的兴趣和虔诚，这不只限于许多精神病学家，还有心理学家、社会工作者和有教养的阶层。在我看来，这个运动总的说是利少弊多。这个我只限于简单地谈谈跟精神科服务工作的关系。Srole 和他的助手们最近做了一个重要研究，题为《大都会的精神卫生》。研究发现在纽约市人口的典型大样本中，45％有中度到重度精神科症状，其中大约有一半人有相当严重的功能障碍。只有 18.5％的人经精神病学家检查认为是健全的。Lapouse 和 Monch 也有类似的发现，在校儿童中将近一半有 7 种或 7 种以上的恐惧、烦恼或其他精神科症状。成年人口中只有 1％～1.5％得到了精神科保健，儿童受益更少。接受治疗的成年人一半在公立医院；在其余人中，每有 1 人上公立门诊看病，就有 4 人找私人开业的精神科大夫看病。在美国现有的14 000名临床精神科医生中，2/3 主要属私人开业，而公立医院和诊所则医生不足。尤其是，私人开业的精神科医生集中在大城市里，而以加州及纽约州的大城市为最。

我相信，这种情况能解释精神分析的流行，实际上也能说明各种心理治疗在美国的流行，因为这类治疗适合私人开业的要求。多年来我一直在做调查，询问各种讲演的听众、医生、社会工作者等，发现几乎总是至少 2/3 有教养的成年人，自认有神经症和欢迎精神分析。可见，在公众需要与专业工作之间有一种联系。可是，这样造成的服务并不能满足公众真正的需要。

弗洛伊德无意识概念的分析和重建

弗洛伊德认为："抵抗，阻抑（repression），无意识，性生活的病因学意义，以及幼儿期经验的重要性等，构成了精神分析理论结构的主要组成部分[1]。"不难看出上述五者之中阻抑和无意识两者在理论上是更加根本性的。

阻抑[2]有以下两个不同的意义：

1. 阻抑意味着阻止或遏制，而这主要是针对各种本能驱使的。阻抑作为一个过程，或阻抑过程本身，完全是"无意识的"，"不能变成意识的"。难怪弗洛伊德说，"我们从阻抑的理论中获得了无意识的概念[2]。"

2. 阻抑是体现一个人的动机和目的的一种心理活动。受阻抑的情欲和观念一般不会消失，尽管它们是无意识的，却总在活跃着，因而对意识的心理有重大影响，并且受阻抑的情欲和观念可以变成意识的。

弗洛伊德的六大门徒（即戒指门徒[3]）之一，匈牙利的 S. F. Ferenczi 对阻抑这个概念曾有过误解，这误解曾使弗洛伊德大为震惊[2]。可见，阻抑确实是一个难以把握的概念。不过，如果我们不自限于心理学的概念框架，便可以看出，阻抑原来是生理学概念和心理学概念的混合物。这就是说，阻抑的上述第一个意义实际上说的是生理学的抑制（inhibition），而第二个意义则是多种不同学派的心理学可以接受的概念，即意识的压抑（suppression）。

不妨以遗忘为例作简短的说明。

弗洛伊德在"过失心理学"[4]里举了不少关于遗忘的有趣的事例，其中颇多启迪心智之处，但他全都说成是由阻抑造成的，同时又是一定动机和目的直接造成的。然而，实际上，遗忘总是包含记忆随着时间的推移而退色以至消失的成分，这是谁也无法否认的。显然，这个成分是自然的，是机体和脑所固有的，不是人为的，也就不能说它抱有什么动机和目的。

在现代科学的广阔领域里，所有科学的特殊独立门类无不以层次的界定作为理论思考的前提。如果不顾这个前提，譬如说，把宇宙万事万物都直接归结为基本粒子的运动（这叫做还原主义），便会只剩下一门科学，其他的科学就全都被取消了。举一个例子，对于"说话"这件事，语言学、心理学和生理学三者对它的研究采用了不同的概念系统，是不容混淆的。

生理过程与心理过程是分别属于两个不同层次的概念，因此，我们不能把它们混为一谈。例如我们可以说，暂时性神经联系是联想这一心理活动的生理基础，却不可以说，暂时性神经联系就是联想或者包括联想。可见，把生理过程的抑制和意识的压抑混淆在一起构成的阻抑是一个非科学的概念。

在讨论有关无意识的理论时，我们必须明确，本文所说的意识和无意识实际是意识的心理和无意识的心理的简称或缩写。说生理过程是无意识的，跟说地球运动是无意识的一样，都是废话。不仅如此，忽略了心理这个词，还有可能引起哲学上的麻烦，例如把无意识说成是"客观存在"。

弗洛伊德区分了两种无意识：描述性（descriptive）无意识和动力（dynamic）无意识。

描述性无意识是意识的派生物，也就是说它原来本是意识的。由于遗忘、注意的改变、暗示和自我暗示、习惯形成或自动化以及压抑等，意识的心理变成了无意识的。"意识的（conscious）"一词的原意是"觉察到的"、"知道的"（参见《简明牛津词典》，第 5 版，1964 年）。除了这一点以外，描述性无意识具有意识的心理的全部特征，并且描述性无意识可以变成意识的。这种意义的无意识，即使与精神分析在理论取向上根本对立的现象学学派也是承认的[5]。

动力学无意识是弗洛伊德所特有的概念。近几十年来，凡是接受动力无意识这个概念的，都属于动力学派。

动力无意识有以下两个不同的意义：

1. 动力无意识与描述性无意识根本不同，它不是意识的派生物，相反，意识倒由它变成。

2. 动力无意识对本能的驱使和原始的情欲进行加工改造，可以塑造出各种复杂的和高级的情欲和观念。

意识由无意识发展而来，这在理论上是无可反驳的，因为人不是一生下来就有意识的心理。个人心理有它自己的发生过程（ontogenesis）。婴儿心理是尚未充分发展的心理，它是无意识的，可以称之为发生中的无意识心理（the ontogenetic unconscious psyche），简称发生无意识。这相当于上述第一个意义下的动力无意识。显然发生无意识不具有动力无意识的上述第二个意义。

弗洛伊德把无意识形象地喻为照相的底片，而意识则是底片冲洗印制出来的照片[4]，这时强调的是无意识对意识的决定。但是，没有意识的中介或参与，社会对个人的复杂影响和高水平的塑造作用怎么能进入到无意识里面去呢？

弗洛伊德谈到意识由动力无意识发展而来时，他的动力无意识只不过是发生无意识的别名，而当他把成人的各种情欲和观念说成动力无意识全具备时，他把动力无意识又等同于描述性无意识了。正是由于把描述性无意识的各种情欲和观念误置于发生无意识之上，也就是把成人心理强加在儿童身上，这才使男幼儿普遍背上了俄狄浦斯（Oedipus）情结的重负，女幼儿则一概受到了伊莱克特拉（Electra）情结的拖累。

只有在人际相互作用和社会影响之下，个人意识的心理才得以发展。也正是由于有了意识及其派生描述性无意识，而不是发生无意识本身，本能的满足才获得了复杂多变的形式和丰富多彩的内容。猿猴没有人的意识，它们的本能活动也就只限于呆板的形式和简单的内容。不是无意识的阻抑与无意识的本能驱使互相对抗，而是意识倾向于压抑本能因而导致本能的反抗。不是动力无意识使自己合理化或升华，而是意识及其派生物描述性无意识使本能驱使合理化或升华。由于没有人类意识，猿猴的本能只可能受抑制，根本谈不上什么压抑，也不可能合理化或升华。

以上的讨论可以简化为两个公式：

阻抑＝抑制＋压抑

动力无意识＝发生无意识＋描述性无意识

这就是本文作者对弗洛伊德上述两个基本概念的剖析。

重建无意识概念还有很多工作要做，但是先决条件是承认无意识概念的重要性，承认弗洛伊德理论需要批判地加以继承和发展。

一旦意识出现，发生无意识是否便消失了呢？恐怕未必。各种精神病理状态和人格障碍告诉我们，发生无意识在成人心理中可以十分突出。即使是相对健康的成人，发生无意识也不一定完全整合到了意识里。

如果把描述性无意识仅仅看成像保存在仓库里的货物一样，原封不动，那是错误的。弗洛伊德关于动力的概念提示我们，意识的心理被压抑成为无意识的以后并不停止活动，一方面描述性无意识的各部分在相互作用着，描述性无意识的情欲和观念总是力图要表现出来，另一方面意识的心理也在不断影响着描述性无意识的活动。

转换（conversion）的机制尽管不清楚，仍然可以挖掘出有价值的症状描述。一个人在面临某种生活处境时产生了强烈的情绪，接着情绪消失了，与此同时，出现了某种身体症状，例如瘫痪，病人对瘫痪处之泰然，甚至记不起诱发的生活事件和相应的情绪反应，这就叫做转换性症状。显然，这样描述的转换性症状是歇斯底里的一种典型表现。这只是一个例子。可见从弗洛伊德的理论中挖掘出其中隐藏着的症状学财富，是值得我们去做的。当然，没有临床经验，这种任务是无法完成的。

A. Angyal[6]指出过，弗洛伊德偏好概括，他强调的是特殊，而实际上暗指的却是一般。按照这一分析，我们可以把弗洛伊德的若干理论构想看做隐喻，例如俄狄浦斯情结是一种隐喻，它是亲子三人关系甚至一切三人关系的一个隐喻。这样一来，在解释学（hermeneutics）的指导下，我们完全有可能从弗洛伊德理论中挖掘出很多有价值的东西来。

发生无意识和描述性无意识两者加在一起也没有穷尽无意识这一概念的全部内容。至少还有一种无意识，可以称之为方面无意识。这意思是说，意识的心理总是同时有它无意识的方面。以读书为例，我们的知觉当然是意识的，但这主要限于知觉的内容，而形成映象这一知觉过程在很大程度上却是无意识的。同样，读书时的思维过程部分地也是无意识的，我们只能意识到思维过程的若干片段和它的最后产物。从这个意义上说，意识心理的无意识方面乃是心理学研究不可忽略的一大片领域。20 世纪五六十年代前苏联和我国出版的心理学教科书讨论思维时，在很大程度上用逻辑学取代了心理学，这跟视无意识为不祥之物的思潮是相联系的。

概括一下，本文所谓无意识概念的重建，意味着无意识这个概念有着丰富的内容，尚有待挖掘。至少无意识的心理有三：发生无意识、描述性无意识、方面无意识。梦是一种特殊的情况，本文未讨论。

人的心理有意识的和无意识的两个方面，这触及了人性的根本问题。作者把这个问题归结为心理的双重决定，可以表述为以下两个定义：

客观存在通过感官对心理的决定，叫做反映（reflection）。

客观存在不通过感官对心理的决定，叫做衍生（derivation）。

人的心理既是反映的，同时也是衍生的，说心理是大脑的属性或产物，只是衍生这一概念之不确切的表述。显然光有大脑是产生不了心理的。反映和衍生只能在我们的抽象思维中加以明确的区分，实际上两者相互作用、密切结合而不可分割。

患精神疾病时的整合不良，使我们有可能看到两个基本过程这一特别突出的情况。经验丰富的精神科医生根据病人的特殊精神症状，能够准确地推断出病人的大脑发生了某种病变，也就是推断衍生出了故障。当然，病人的反映也不可避免地同时有问题。

衍生导致原发性体验。最好的例子是疾病过程引起的特殊原发性体验，而反映则赋予原发性体验以观念的内容。这一观点对精神病理学具有重要性。在对器质性精神障碍和心因性障碍进行鉴别时，人们客观上采用了这一观点。

去大脑动物的假怒（sham rage），关在笼子里挨饿的鸟的真空反应（vacuum reaction，向空中啄食，像有动物飞过一样，实际上什么也没有）等，可视为衍生的动物模型。按现代精神病学，内源性抑郁可说是衍生的，就像动物的假怒一样。

所谓意志自由的体验是一种原发性体验（K. Jaspers 又称之为"基本现象"[5]），也就是衍生的，而反映则赋予它以观念的形态。因果观来自经验和理性，是反映的产物，而衍生则给因果观灌注了活生生的体验。康德关于意志自由和因果决定论的二律背反，并非像他所说的那样，是什么理性自身的二律背反，而是理性与原发性体验的矛盾。理性相对保全的精神分裂症患者可以丧失意志自由的体验，出现被动体验和被控制体验，可以说明这一点。

衍生对个人来说是先验的。先验意味着物种在演化过程中积累的经验通过遗传凝结在机体的结构以及结构所固有的功能之中。幸亏大自然并不采纳经验主义，否则，我们每个人都只好从阿米巴那样的认识和活动水平做起。

巴甫洛夫的心理学是一种没有"目的"的心理学，而弗洛伊德的心理学是一种极端的目的心理学。20 世纪 50 年代末和 60 年代初这两种心理学在作者内心造成的冲突是本文写作的契机，尽管当时这种冲突被极"左"思潮赋予了阶级斗争的观念形态。现在回顾起来，真是意味深长，也不胜今昔之感。

参考文献

[1] 张雾明等译. 弗洛伊德自传. 沈阳：辽宁人民出版社，1986：51.

[2] 林尘等编译. 弗洛伊德后期著作选. 上海：上海译文出版社，1986：160-165，210-212.

[3] 波林著. 高觉敷译. 实验心理学史. 北京：商务印书馆，1984：23-56.

[4] 弗洛伊德著. 高觉敷译. 精神分析引论. 北京：商务印书馆，1984：23-56，232.

[5] Jaspers K. General Psychopathology. Chicago：The University of Chicago Press，1964：11，57.

[6] Aagyal A. Neurosis and Treatment. New York：John Wiley and Sons，1965：89.

谈谈亲子关系

　　人之初，性本弱。的确，得不到别人的喂养和保护，婴幼儿便无法生存。这就促成了婴幼儿对父母的依恋。依恋是成人社会情感的根苗，是健康的成长过程中不可缺少的环节。它通常在五六个月至九十个月开始明显地表现出来，而在一岁半至两岁半达到高峰。依恋不出现的常见原因有 3 个：①孩子有大脑发育障碍或缺陷；②父母或他们的代理人并不真正爱孩子，如很少接触，不爱抚孩子，不跟孩子交流情感等；③代理人更换频繁。从来没有过依恋的孩子长大后有可能成为冷酷无情的人，甚至走上犯罪的道路。

　　依恋可以逐渐发展为利他主义的爱和独立自主精神，也可以转变为焦虑、抑郁或怨恨等不良的心情。如果童年的依恋一直持续下去，它就成了依赖（缺乏自信和独立性），这在我国青少年是一种相当常见的情况。

　　美籍华裔人类学家许烺光在谈到美国文化时讲过这样一件事：他的外孙女刚刚 3 岁，一天这小孩到他家做客，由于小孩反复摆弄一件东西使许生气，许便让她住手。这小孩拒绝道："可我喜欢它。"其实，并不只是在美国文化中生长的小孩如此，我国生长的小孩也常常这样，不同的地方也许在于，美国父母对子女比较民主，能够宽容孩子犯上，鼓励孩子独立自主，而我国父母对子女不听话照例予以训斥，甚至严厉的惩罚，这就阻碍了独立自主精神的发展，助长了依赖心理。

　　许多心理学家认为，3 岁左右是一个关键性年龄段，这时，个人意志第一次以鲜明而顽强的形式表现了出来。有时，孩子故意跟大人作对：吃饭时你给他汤匙，他要筷子，你给他筷子，他要汤匙。"我要嘛"和"我不嘛"是他们的口头禅。孩子一边准备做某一个动作，一边大声说："你看，我会……"典型地表达了孩子要自我表现的意志。这里潜伏着亲子冲突的可能，父母必须意识到这种危险，妥善处理。除非有必要进行保护（例如孩子的行为很可能会伤害他的身体），就不要干预，更不要跟孩子作对。有些父母过于刚愎自用："我就不相信制服不了你这个小家伙。"这往往会把事情越弄越糟。到了青少年期，他们跟父母发生尖锐冲突就难以避免。要不然，他们会成为胆小怕事的懦夫或

本文原载于《中国心理卫生杂志》1992 年第 6 卷第 3 期 109—111 页

猜疑过敏、郁郁寡欢的女人。

因此，要训练孩子某种行为使之成为习惯时，必须有耐心，循序渐进，不可操之过急，最好尽可能采取讲故事和做游戏的形式，用奖励孩子强化他的行为。有所为必须有所不为，这就是说，一段时间的训练要有一个重点，对其他行为则暂放宽要求或不予计较，使孩子不致感到自由受限制和左右为难。

实际上，这并不只是依赖性和独立性这两者所占比例多少的问题。孩子有依赖的倾向，同时也有独立自主的倾向，父母处理不当，孩子会产生内心冲突，其严重的形式表现为：对父母过分依赖，同时又对父母非常不满。如果后者一直受着压抑，便有可能导致神经症。

所谓家规往往有很大的任意性。随机调查几十个家庭，我们便发现各家的家规很不相同，甚至相去甚远。合理的家规包括两部分，一部分是父母的行为准则，另一部分是子女的行为准则。实际上亲密和睦的家规只是一种默契，是日常思想情感不断交流的结果，是通过亲切对话相互协商而产生的。当然，这是一种理想，矛盾是不可避免的，一旦问题出现了，最好的办法是大家坐下来商量讨论，加以解决。父母和子女年龄不同，权利和义务当然不同，这一点只要讲道理，子女是能够理解的。举例说，由于睡眠的需要不同，父母可以晚一些就寝，子女却应该早些去睡觉。又例如，父亲为了与外国人进行业务交往，有必要添置一两套西服，而上大学的男孩却无须穿西服、系领带。

人们常说，天下哪有不爱自己子女的母亲。其实并不尽然，高尔基说过（大意），生养孩子是母鸡也会做的事，但教育孩子却并非所有的母亲都会。父母对待子女最容易犯的一种错误是，凭一时的情绪或个人的好恶评判子女的行为，心情愉快时，父母倾向于放纵子女，即使他们显然错了，也照样亲昵夸奖；而心情很坏时，孩子便动辄得咎，没有错也要挨训。这样，孩子怎么会有判断对错好坏的客观标准呢？孩子为了得到夸奖和免于惩罚，只好看父母的颜色行事，独立的自我便无法发展，长大往往成为过分爱面子和追求虚荣的人，对别人的评价甚至于不负责任的议论十分敏感。

封建宗法社会的遗毒仍然盘踞在我们做父母的心里。鲁迅先生说过，中国的子女只是他们父母"福气的材料"。所谓望子成龙，出发点和目的照例是为了父母自己，使自己脸上增添光彩，补偿自己的失落感（例如，十年动乱失却了学习的机会，夫妻感情不和，事业没有成就），为了将来子女的报答，等等。望子成龙的心愈切，对子女的占有欲和控制欲也愈强烈，这就导致不良的教养：过分干预子女的行为，限制子女的自由，把观点强加于子女，要求驯服听话，唠叨指责没完没了，老是算旧账，包办代替式的过分保护，视子女如同个人财富而生怕丢失，培养依赖心理，对子女的身体健康过分焦虑而忽视他们精神的需要。一旦控制失效，便产生对子女的怨恨，显然，这样的教养很容易使子女性格不健康，甚至发生精神障碍。

愤怒是一种正常的情绪。滥施惩罚和控制太严可以剥夺孩子愤怒的能力，这后果是严重的，如果愤怒是孩子合理要求得不到满足或正当权益受到侵犯的反应，那是合情合理的。成人的正当防卫能力和敢于与邪恶斗争的勇气就从这里发展而来。反之，孩子长大便会成为怯懦、退缩、优柔寡断、自卑、心情抑郁苦闷的可怜虫。值得注意的是，父母对子女的愤怒和反抗行为进行惩罚，往往可以得到社会强有力的支持，致使父母误以为惩罚是正义的。其实，这种支持只不过是"天下无不是的父母"这种封建说教的一种表现，是扼杀人性的刽子手。当然孩子的愤怒可以是没有道理的，这时父母首先要想到：我们对孩子有没有不合理的愤怒？如果父母从来不曾对子女任意发脾气和无理指责，对付孩子这种情绪也就很容易，父母自然会耐心地跟孩子讲道理，使愤怒平息下来。有时，父母故意不理孩子的怒，把注意力转移到另一件有趣的事上去，孩子感到愤怒达不到他的无理要求，也就不再发脾气了。在此还要顺便提一下，在子女面前承认错误不但无损于父母的权威，反而会促使孩子也勇于自我批评，这有利于长大成为一个诚实的人。

好奇心是孩子最可贵的品质之一，人类的一切发明创造都根源于此，因此父母必须格外慎重地加以维护和培养。可以说，幼儿和小学教学的关键就是培养孩子的学习兴趣。与此相反，我国自古以来提倡苦学，什么"头悬梁，锥刺股"，这样的说教真是太多了。其实从根本上说，苦读乃是不良的教学内容和方法的产物，因为人生来有好奇和学习的天性。一两岁的孩子开始牙牙学语，几年之后，什么都会说，这语言的知识和技巧怎么来的？还不是学来的。可我们青少年记几个外语单词为什那样困难？除了教学方法有问题以外，主要是由于他们的好奇心从小不断受到粗暴的干涉，甚至被扼杀了。他们从小在斥责甚至体罚下念书，长期被迫去学一大堆他们并不感兴趣的东西。一位家长即使教会了孩子不少知识，但如果摧残了孩子学习的兴趣，败坏了读书的胃口，那仍然是犯了大错。显然，望子成龙心切的父母很容易犯这种错误。

我们有些父母是过于近视和功利主义的，十年动乱时想方设法让孩子参军，20世纪70年代末逼着孩子考大学，80年代极力怂恿孩子念"托福"出国，近几年则鼓励孩子走发财致富的道路。这样的父母不可能培养出高尚情操的下一代。不少父母抱怨："好不容易把他们拉扯大，现在翅膀硬了，把我们撇到一边了，只顾他们自己享受，唉，生儿育女真是没有意思。"可是，这怪谁呢？种瓜得瓜，种豆得豆。这是我们言传身教的结果啊。父母需要的是反思而不是抱怨子女。

亲子之间的沟通是怎么强调也不为过的。按理说，亲子之间的关系应该是亲密无间和真诚的。实际情况却常常并非如此。很多青少年有什么想法和欲望都从来不对父母说，这确实令人遗憾。这里，有必要区别借口（托词或遁词）和真实的理由这两件不同的事。举两个例子：孩子对母亲说："隔壁王家 7 点已经吃完了饭，妈，你看，都 7 点半了，您的饭还没有做得。"这是借口，而理由是"我肚子饿了"。母亲对儿子说"北京是全国的政治、文化中心，条件好，你要努力学习，争取将来留在北京工作，这对你的事业和前途是非常关键的。"这是借口，理由是"妈妈舍不得你离开我"。如果父母和子女都习惯于借口而很少谈自己的真实理由，沟通便不可能，并且容易造成亲子冲突。一个外国作者详细讨论了借口，现录其主要的 10 类如下：①以唯一合理的选择为借口；②以江山易改本性难移为借口；③以过去的经验为借口；④以对未来的推测为借口；⑤以道德教条为借口；⑥以为别人着想为借口；⑦以社会环境或身体情况为借口；⑧以别人或大家都这样为借口；⑨以是明摆着的事实为借口；⑩以命运或必然性为借口。这个摘录虽不完全，但大多数借口离不开这 10 类。为什么我们要用借口代替或掩盖真实的理由呢？也许是害怕指责惩罚或丢面子，也许是长期压抑情欲而不自觉地把自己美化了，也许是为了封住对方的嘴或企图报复，也许是为了推卸责任，情况是各式各样的。但我们需要思考的是，做父母的为什么不能对子女敞开胸怀，这能算是真正的爱么？真实的理由尽管不一定就是好的或正确的，但是，人谁没有错呢？亲子之间尤其需要互相宽容，而自欺欺人却是绝对不可取的。

父母还必须认识到，孩子只有从小并且经常和同龄人在一起，才可能学会真正平等待人，与人相处达到互相理解和互相尊重，也才能发展社交兴趣和技巧。从小一直在父母或姥姥、奶奶身边长大的人很少可能有健全的性格。

父母阻碍青少年子女和异性交往是错误的。如果一位青年跟陌生异性接触几次便堕入所谓情网，那最可能的原因是，这位青年人过去跟异性同龄人接触太少了。贾宝玉从小跟一群女孩子厮混，但他真正爱的只有林妹妹一人，这个故事很有启发性。比一比几百年前的曹雪芹，我们难道不觉得惭愧？所谓怕孩子学坏只是个借口，真实的理由是既不相信子女，也不相信自己。

最糟糕的是亲子互相抱怨指责，这是冲突尖锐化的表现。冰冻三尺，非一日之寒，这就只有双方从头做起，学会互相沟通。

上面谈的着重在父母。最后对青少年说几句，以免引起误解。青少年必须明确原因和责任是两回事，不能混为一谈。很可能，你的不良心情和坏习惯的主要原因是父母教养不良。但是，你把责任完全推到父母身上，能解决什么问题？并且，按照你的理论，父母难道不能将责任推到他们的父母身上去？一个青年激动地一边拍着胸脯一边对母亲说："是的，我承认，我是个坏孩子，学习成绩不好，各方面表现都不好，难道我就没有看电视和小说的权利？"现在的青年人权利意识比上一代强烈，这是件好事，但责任心和义务感薄弱不能不说是一种相当普遍的欠缺。作者真诚地希望这位青年在维护自己合法权利的同时，也想一想自己应负的责任和应尽的义务。青年人对过去可以不负责任，既往不咎，但必须对自己的现在和未来负起责任来。苦恼和痛苦要靠自己去摆脱，愉快和幸福要靠自己去创造，这就叫做对自己负责。后悔和怨天尤人都是有害无益的。不错，你的父母很封建，但你完全可以在不断的自我塑造和自我完善的过程中对父母施加有教益的影响。假如真像某些青年所说的那样，天下乌鸦一般黑，那么，你们搞不好跟父母的关系，将来走向社会，你们的领导也全都是跟父母一样，也许比父母更凶，因为他们可以采取行政命令和借助法律的强制措施对付你们，你们怎么办？有些青年人对父母失望，根本不愿意跟父母搞好关系，这是逃避现实，将来很可能会受到现实加倍的惩罚。不履行义务，便没有资格享有相应的权利，想不付代价而有所得，世上没有这等便宜事。这个道理，还不能自食其力的青少年们，请你们三思。

耻感、神经症与文化

【一】

耻感，即感到自己可耻，是一种痛苦的体验。这种痛苦可以强烈到什么程度，"二桃杀三士"的故事也许能够说明。据《晏子春秋》，齐景公手下有三名勇士——公孙接、田开疆、古冶子。由于三士对齐相国晏子无礼，晏子便设计要除掉他们。晏子请景公差人送两个桃子给三位勇士，要他们按功劳分桃。公孙接打虎有名，自认功劳大，抢先挑了一个桃子。田开疆带兵打过胜仗，拿了另一个桃子。古冶子拔剑而起，慷慨陈词，历述跟随景公以来的丰功伟绩。二人自愧不如古冶子，感到可耻，便都自杀了。古冶子耻于独生，也自杀了。

其实，文献中类似的例子很多，这里就不再抄书了。近几年来，高考落第自杀的，女青年受骗失身自杀的，甚至干部评级提薪未能如愿而自杀的，屡有报道，大抵都是强烈的耻感造成的悲剧。

【二】

临床观察表明，许多有神经症性心理冲突的病人承认他们过于争强好胜，过于爱面子，并且认识到这跟他们得病有密切的关系。

假如争强好胜仅仅是为了精神上的愉快，那么，这就不成其为问题，因为：①可以给人带来愉快的活动种类很多，争强好胜不成，换一种方式就是了；②在所有单纯为了追求愉快的活动中，当时间太长或者精神太紧张，以致愉快锐减或转变为痛苦时，人们自然会减少或停止这种活动，或者，干脆改变方式，从事另外一种活动。

然而，事实上，尽管病人认识到，过分争强好胜给自己造成了难以摆脱的精神紧张，并且使脑力效率下降，甚至造成了头痛和失眠等症状，病人却欲罢不能。对此唯一合理的解释是，如果放弃争强好胜，他们就要感到更大的痛苦。实际上，他们一旦意识到落后于周围的人或有可能被人瞧不起，便感到强烈的痛苦，而这种痛苦比精神紧张、头痛、失眠等更为难受。这提示，这种过

本文原载于《中国心理卫生杂志》1988年第2卷第3期125—127页

分争强好胜的人也就是耻感强烈的人。症状出现以后，病人对病的焦虑代替了耻感。把失败和不如人归因于病，也使病人免于耻感。这样一来，所谓恶性循环，也就是神经症心理冲突，便持续了下来。对病的焦虑掩盖了耻感，使病人缺乏自知之明。

追求自豪（或叫优越感）的愉快和避免耻感的痛苦，是双重动机的一种常见形式，也是前神经症性行为（pre-neurotic behavior）的常见特征。可见，耻感在神经症的精神病理学中很重要，至少对一部分病例是如此。

【三】

A. H. Buss（1980）[1]关于社会性焦虑的分析很有参考价值。下面就按照Buss 的框架并结合作者的临床观察从 3 个方面加以分析：素因、诱因、后果。

人们感到自己可耻的难易、强烈、程度是不同的，这可以视为患神经症的一种素因。

害臊、发窘、社会恐怖、怯场（听众焦虑）等，这些都跟耻感有密切的关系，可总称之为社会性焦虑。容易产生社会性焦虑的人常被称之为过分"自我意识的（self-conscious）"。他们倾向于把自己当做周围人注意的对象而不断进行自我分析，尤其是分析自己的缺点和短处。把这种性格跟 C. G. Jung 的"内向"等同视之是不正确的，因为内向外向之分只涉及意识指向自己还是别人，而并不特指注意的是自己或别人的哪些方面，也不特指用是非善恶观去看自己或别人。正确的说法是，容易产生社会性焦虑的人只是内向的一个亚型。内向的人完全可以是非神经症性的，例如分裂样的人格。

一个人愈是容易感到自己可耻，就愈是倾向于代偿性地自我评价过高。自我评价过高可体现为用力所不及的高标准苛求自己，表现为过分争强好胜，虚荣心强，特别好面子，而行为的双重动机之一便是使自己免于耻感。缺乏自知之明是一种常见情况，就是只看见自己行为的双重动机之一，而看不见另一个。

有所谓烙印的人容易对羞辱过敏。所谓烙印，至少有以下 3 种情况：①身体缺陷或相貌丑陋；②个人有不名誉的历史，如有过偷窃行为并且有人知道；③不能由本人负责的身份烙印，如本人是私生子等。显然，有所谓烙印的人更加需要爱与尊重，但实际情况往往恰巧相反。

耻感不是生来就有的。人类学家告诉我们，人们对什么事感到可耻，以及各种耻感的强烈程度如何，是文化决定的。在中国，男子性无能使人感到可耻，女子性冷淡却很少引起耻感。就同一文化而言，父母感到什么事最可耻，对子女的耻感影响很大。

上面谈的是素因。

使人感到自己可耻的诱因，最常见的有：

1. 失败：使自己或参考群体大失所望的行为，在竞争中失败。

2. 任何不符合道德规范的行为被人揭发或当场被抓，如不正当的性行为、说谎等。

3. 怯懦无能（尤其是男子），众所不耻的自私行径，当这种行为清楚地暴露在别人面前时，往往使人感到可耻。

4. 性的耻感：在文明社会里，公共场合暴露生殖器是可耻的，女子对所谓不贞较男子更加强烈地感到可耻。在我国，女子不育过去一直是件可耻的事。由于封建礼教对性行为的过分约束，甚至手淫也可以引起强烈的耻感。

不论原因和内容为何，耻感经验对一个人的精神卫生所造成的后果几乎总是不好的，严重时甚至是很坏的。

首先，它造成自卑，或使自卑感加强，当然也损害自信。

由于在知情人以及可能的知情人面前感到无地自容，病人倾向回避社交，导致社会性适应困难，甚至与社会隔绝。与新相识者交往时，病人唯恐"不光彩的"历史被对方知道而遭到鄙视，而隐瞒历史又感到对朋友不忠，这无疑是一种沉重的精神负担。

对耻感的压抑往往导致过分代偿，表现为完美主义，如过分争强好胜，吹毛求疵等，也可以表现为对别人的评价过敏，甚至把赞赏歪曲为挖苦讽刺。

耻感体现了个人与社会的矛盾。假如大家都恬不知耻，社会将不可想象。可见，耻感为社会所必需，但耻感对于个人来说却是痛苦的。心理治疗的一个重要步骤，是启发病人觉察到自己的耻感。"知耻近乎勇。"在意识里清清楚楚地看到自己的某种行为是可耻的，病人自然会加以改正。这里的所谓勇，其中一层意思亦可以理解为，勇于承认错误和勇于改正错误。缺乏自知之明导致盲目的代偿，这种代偿倾向于过分而妨碍人际关系。如果耻感实际上来源于幼年的某种行为或经历，有了自知之明便有可能使病人不再感到可耻。当然，心理治疗可以有不同的方法。

【四】

W. W. Meissner（1978）[2]复习了精神分析学派有关耻感的观点。弗洛伊德强调内疚而几乎不谈耻感。在他看来，耻感充其量只是童年焦虑与成年内疚的一种中间过渡形式，它本身并没有什么精神病理学上的重要性。

耻感发展的年龄比内疚早。当成人对幼童的光屁股形象说"羞，羞，羞"时，幼童就开始发展起他的耻感了。而内疚一般要到青春期或以后才有，但弗洛伊德的看法并不完全对。耻感也有层次，其高度发展可以延续到成年，而这种成人的内疚往往不发展。

更重要的是，内疚和耻感是两种不大相同的情感。内疚源于害怕惩罚，是社会惩罚的内在化，是精神上的自我惩罚；耻感源于害怕被抛弃和被孤立，是社会性嫌恶的内在化，是自己嫌恶自己。诱发内疚的是危害别人的行为，或者违反了宗教教义或道德原则；诱发耻感的是使参考群体失望的行为（如球员在比赛时使球迷们失望的行为）。内疚者自认有罪；耻感直接来自别人的嫌恶或鄙视，完全可以并不自认为有罪，他也许只是自认倒霉或者后悔不该被抓，甚至用"窃国者侯，窃钩者盗"一类的说法为自己辩护。因此，内疚是无法逃避的；而可耻的行为是外在的，行为者完全可以使自己免于耻感。只有脱胎换骨式的彻底改造才能消除内疚；而耻感有可能通过调整外部行为而消除。内疚的反面是问心无愧与内心的平安；耻感的反面是自豪或优越感。内疚的社会作用是使人接受信仰，心服口服地服从信仰的权威；耻感的社会作用是使人在行动上从俗、从众，有所规范。

【五】

中西文化差异之点甚多，基督教的原罪观念与儒家的强调知耻大概是其中之一。

孟子认为人生来就有"羞恶之心"，这也是他主张人之性善的理由之一。新中国成立前，我们有许多的"国耻"和"国耻纪念日"，很能说明我们是知耻的民族。"礼义廉耻，国之四维，四维不张，国乃灭亡"，说这话的管仲并非孔孟之徒，更说明"耻"在我国文化中的重要地位。

基督教文化的要素使我们可以理解，为什么弗洛伊德那么重视内疚而忽视耻感。然而，不懂得耻感在精神病理学中的重要性，便无法了解至少相当一部分神经症病人的心理。

耻辱文化的大众形态就是面子。鲁迅先生对我国人的讲面子有深刻的分析，视为"国民性"的一种。他在《说面子》（载于《且介亭杂文》）里写道："但近来从外国人的嘴里，有时也听到这两个音（引者按，指'面子'），他们似乎在研究。他们以为这一件事情，很不容易懂，然而这是中国精神的纲领，只要抓住这个，就像24年前的拔住了辫子一样，全身都跟着走动了。"《简明牛津词典》第5版有"lose face"一语，说是"源于汉语丢脸"。可见，面子这个概念对西方人说来是件舶来品，从上述引鲁迅先生的话看来，"面子"真可以说是我们的"国粹"，难怪外国人"很不容易懂"。

有人说："日本是耻的文化，西欧基督教是罪的文化[3]。"这话颇有见地。如果说日本是耻的文化，那中国可说是耻的文化之尤者。这一点，日本作者安岗秀夫[4]就承认过，说是谈到"那程度的高下和范围的广狭"，日本是远不如中国的。也就是这位安岗先生，在谈到中国的民族性时，特别着重指出了两点："过度置重于体面和仪容"，"泥虚礼而尚虚文"，但我们自己对此却往往习焉而不察。

因此，在对中西神经症进行跨文化研究时，耻感和内疚这两种心理是值得作比较性分析的。

参考文献

[1] Buss A H. Self-consciousness and Social Anxiety. San Francisco：Freeman and Co，1980：148 - 164.

[2] Meissner W W. The Paranoid Process. New York：Jason Aronson，1978：631 - 638.

[3] 内沼幸雄. 羞耻的构造. 红伊园屋书店，1981：35.

[4] 转引自：鲁迅. 马上支日记//鲁迅. 华盖集续编. 北京：人民文学出版社，1973：115 - 116.

心理治疗现状的简短述评*

近几十年来，心理治疗发生了很大的变化。4 个方面的趋势或特点似乎是显著的：①普遍化，②多样化，③疗程的缩短，④整合的倾向。不难看到，这 4 个方面是密切相联系的。

一、普遍化

心理治疗的从业人员迅速增多，求助者的人数也越来越多，求助者们涉及问题的种类几乎无所不包，治疗涉及的专业领域也在日益扩大。

最初，求助者限于精神科病人，问题只限于精神症状本身。逐渐地从精神障碍扩展到了人格问题，以至各种人际关系，特别是家庭成员之间的关系如夫妻关系、亲子关系等。

一方面，心理治疗从临床医学扩展到了预防医学（如高危人群的咨询）和康复医学（如调动病人的主动性和积极性，处理功能缺陷造成的各种心理困难）；另一方面，心理治疗从精神科扩展到了临床医学各科，联络精神病学和巴林特（Balint）小组随之发展起来。心理治疗和咨询已经渗透到了基层保健和社区精神卫生之中。由于服务对象扩大了，心理治疗已从医学延伸到医学领域之外。确实，心理咨询一开始就超出了医学的范围。心理学家、教师和教育工作者、社会工作者，各种社会服务专业人员都参加了进来。

二、多样化

在 20 世纪 30 年代，精神分析和心理治疗几乎成了同义语。近几十年来不论是理论还是技术都越来越多样化了。据美国 1980 年出版的《心理治疗手册》（R. Herink），目前人们采用的心理治疗方法已经有 250 种以上，当然这里边鱼目混珠的不少。不过，《精神病学综合教科书》第 4 版（1985）系统地介绍的主要心理治疗类别也有 20 种左右。

面对这一形势，我们的任务首先是学习，然后是结合我国实际情况加以应

本文原载于《中国心理卫生杂志》1991 年第 5 卷第 1 期 35—37 页

* 此文是中国心理卫生协会心理治疗与心理咨询专业委员会于 1990 年 11 月成立大会上的发言

用，在应用过程中开展研究，不断改进和提高，同时进行理论的探索。

三、疗程的缩短

经典的精神分析治疗是旷日持久的，往往要持续一两年甚至好几年之久，这是大家熟知的。早在第二次世界大战前，弗洛伊德的嫡传弟子 Ferenczi 和 Rank 等人就致力于缩短疗程，主张治疗者应该起积极主动的作用。第二次世界大战期间，为了使战争神经症病人尽快回到战场上去，短程治疗曾盛极一时。20 世纪 60 年代以来，短程治疗已经形成了一股强大的力量。在实践上，短程治疗开始面向社区，从单纯的矫正转向预防，考虑中下层人民的需要，确认有限的治疗目标为可取，而在理论上，精神分析逐渐被自我取向的（ego-oriented）心理治疗所取代。短程治疗的先驱者有 M. Balint、D. Malan、J. Mann、P. Sifneos、H. Davanloo 等。

D. Malan（1963）的短程治疗为 10～40 次，J. Frank（1974）的短疗程治疗为 3～6 个月。一般说来，疗程不超过 6 个月，或者治疗总次数不超过 50 次（以平均每星期 2 次计），都属于短程治疗。

目前，短程治疗主要已经不是出自治疗者的愿望和意图，而是实际形势造成的。B. Rosen（1986）对于 97 9000 个病人的调查发现，每位病人平均接触治疗者 4.7 次。由此可见一斑。有人把长程治疗称之为理想的治疗，而短程治疗则叫做现实主义的治疗。事实上即使治疗者想进行长程治疗，早期脱落率还是很高。

据 A. Lazare 等（1972），第一次交谈后的脱落率超过 50%。其他许多研究也有类似的结果。总之，一次治疗后的脱落率很高。因此开放性一次性治疗值得大家重视。其所以叫做一次性治疗，意思是说，治疗者必须想到病人看一次病后不再来了，因而尽量利用这仅有的宝贵时机对病人施加影响，并且结束交谈时要"打上句号"。其所以是开放性的，因为病人有可能再来，所以治疗者应向病人明确表示，一次性治疗对病人的帮助有限，如果病人愿意，欢迎他再来。

B. L. Bloom（1981）推出的一次性治疗的 12 条经验是有参考价值的。简单介绍如下：

①要有强烈的时间观念；②不要野心太大；③鼓励病人情感的流露；④谨慎地积极（指积极主动地去探索并理解病人的内心世界）；⑤不要过分重视诱因；⑥把事实性查询（提问）控制在最低限度；⑦避免谈话走上岔道；⑧不要过低估计病人的坚强性；⑨不要过高估计病人的自我觉察；⑩辨认出一个焦点

问题；⑪探索然后试着提出解释；⑫利用交谈启动病人解决问题的过程。

四、整合的倾向

据 D. Smith（1982）的调查，美国心理治疗者所采用的方法分布如下：

任选治疗 41%，精神分析 11%，认知行为治疗 10%，咨客中心 9%，行为治疗 7%，其他 22%，可见，任选治疗是最常采用的心理治疗。

"Eclectic"一词按《简明牛津词典》（第 5 版），指古代哲学家从各种学派挑选他所喜欢的观点，也指普通人从各种不同的来源随意借用意见或观点。因此，"eclectic"一词在学术界的名声是不好的。

有人称之为实用性治疗（pragmatic psychotherapy；R. Driscoll，1984）。论者甚至把它归之于美国生意人的"consumerism"（译成中文大概是"用户第一"或"顾客至上"的意思）。

A. R. Mahrer（1989）称之为心理治疗的整合或整合性心理治疗。确实，所谓任选治疗并不只是方法和技术上的，它还不可避免地涉及若干重大的理论问题。

整合（integration）至少有 6 个不同的意义：

1. 超级理论框架（super framework of theories）：这在目前还只是一种理想。

2. 把多种学说整合成为一种新的学说：这方面已有不少努力和成就。例如，J. Masserman（1946）的学说被视为一种"冲突模型，它是行为主义命题和精神分析命题的合金"。又例如，R. May 阐述了，存在主义和精神分析源于相同的文化背景，因而在对人性的理解上是密切联系的（见《Existence》，第19—20 页）。H. F. Erlenberger 认为，现象学研究和精神分析研究是相得益彰的，因为从不同观点形成的两个焦点可产生立视效应（stereoscopic effect）（见《Existence》，第 117 页）。L. Binswanger 在他的病例报告中把存在分析跟精神分析作了详细比较，指出两者的类比或平行关系（见《Existence》，第314—328 页）。

A. Freud（1972）写道，精神分析处于"革命和几乎是无政府状态"已经有相当长的时间了。她还把"僵化"跟"无政府"并提，说明两者互为因果、互相加强。确实，弗洛伊德的许多概念现在已经变得相当灵活了。

3. 共同语言：这也许是理论整合最有希望的实际步骤。

J. Dollard 和 N. E. Miller（1950）是把精神分析概念翻译成行为主义术语的先驱。"力必多力量寻求满足（libidinal forces seeking gratification）"相当

于"驱力削减过程（drive reduction process）"。弗洛伊德广泛地运用"象征"去解释人类的行为，而 Dollard 和 Miller 则代之以环境中的"线索（cues）"："线索决定着什么时候一个人发生反应，以及作出什么样的反应"，"在一定环境下学会某种反应的难易程度，取决于现存的线索引起该反应的概率"。

弗洛伊德（1914）写道："任何研究路线，只要它承认移情和阻力并且把它们作为工作的出发点，那么，它就有权自称为精神分析，即使得出了与我本人不同的结果。"如果我们把移情和阻力作为现象加以描述定义，各种心理治疗就跟精神分析有了重要的共同语言，看来，这是办得到的。

4. 技术整合：这是整合性心理治疗最常见的形式，分析治疗家与病人商讨可供选择的行为方案，行为治疗家坐下来与病人谈心，都可以视为技术整合。整合可以是纯粹战术性的，甚至于是权宜的，也可以是战略性的，后者意味着把一种理论观点贯彻到另一种治疗技术之中，例如把移情贯彻到行为矫正的实际操作之中。病人的精神障碍有许多方面，各适应于某种治疗技术，同时，问题也有不同的层次，如行为的、体验的和无意识的，在逐渐深入的治疗过程中或者治疗的不同阶段，涉及不同层次当然可以采用不同的技术。

5. 按诊断安排相应的治疗：这是医生最熟悉的思维和工作模式。但是，要完满地做到这一点需要 5 个分类系统：①精神障碍的分类，②病人人格的分类，③病人社会条件和处境的分类，④心理治疗方法的分类，⑤治疗者的分类。有了这样 5 种分类，还必须确立 5 种变量互相调配的原则，才能指导实践。

6. 治疗有效的共同因素或共性：大量研究表明各种不同的心理治疗总体疗效并无显著差异，也没有发现任何一种心理治疗独特地优于其他治疗。这使人想到不同心理治疗的疗效来自它们的共同因素或共性。

可能的共同因素有以下 6 个：

（1）矫正性情感体验：J. Frank（1986）提出了精神崩溃假说（demoralization hypothesis），意思是说，神经症病人和其他求治的精神障碍病人有一共同之点，即他们都感到沮丧，对自己的困境感到无能为力。H. Bruch（1974）认为，症状各异的病人有一共同之点，他们的"重心"都不在自己身上，总是以某种方式放在别人身上，心理治疗帮助病人形成自己的"重心"，这就导致自信和自我支配，认识到自我的真实存在而自豪，固守自我，按自己的生活目标去寻求满足。

（2）病人-治疗者关系：精神障碍总是表现为人际关系困难或带有破坏性。各种心理治疗都意味着与病人确定某种建设性的人际关系，这就直接有利于精神障碍的缓解或消除。多种心理治疗有一个假设性前提：即使问题源于早年的创伤性和混乱的生活经验，也可以通过某种全新的、亲密的人际关系而得到矫正。

（3）提供另一种生活态度：供病人选择的另一种生活态度隐含在治疗者的言谈表情举止和职业态度之中，也体现在与病人对问题的讨论之中，一句话，在整个治疗过程中，治疗者的生活态度活生生地呈现在病人面前，这当然会影响病人。

（4）从事新的有效行为：鼓励和支持病人从事新的有效的行为，可以是公开的和直截了当的，包含明确的建议和具体的指导，也可以是含蓄的、间接的和暗示性的。

（5）随时准备接受社会影响：心理治疗意味着对病人施加某种社会影响，这给病人接受其他社会影响提供了示范和经验。在各种形式的集体或小组治疗中，社会影响更加突出。

（6）意识扩大性自我探索：不论是精神分析、认知治疗，还是存在分析，都给病人提供了扩大意识领域的机会，这就推动了自我探索，增进了自知之明而有利于建设性地处理内心世界的问题。

不难看出，各种心理治疗都多少包含上述 6 个因素，只是不同的心理治疗侧重点不同而已。例如，精神分析重视意识扩大性自我探索，行为治疗重视从事新的有效行为，存在分析重视调整生活态度，咨客中心治疗重视矫正性情感体验，交往分析重视病人-治疗者关系，集体心理治疗重视社会影响，如此等等。

看来，根据病人的情况，灵活而有效地运用上述一个或多个共同因素，是整合性心理治疗的一种切实可行的策略。

我国心理治疗的现状和对策

改革开放十多年来，心理治疗（包括治疗性咨询）作为一种精神卫生服务已经有了很大的发展。从事这项工作的人员日渐增多，使用的方法日趋多样，在群众性传媒中被讨论和利用的频率愈来愈高。然而，用当代学术标准来衡量，我们仍不得不承认，我国心理治疗尚处于"初级阶段"。这从《中国心理卫生杂志》十年来收到的和刊出的有关心理治疗的稿件便可以清楚地看出。

一、目前的主要问题

1. 接受国外的信息少，培训督导不足

20 世纪 80 年代以来我国出版发行了不少编译著作，将国外几种比较重要的心理治疗流派介绍给了我国读者，但大多限于基本概念和理论要点，主要描述和讨论操作过程和技术细节的书则犹如凤毛麟角。经常阅读原版心理治疗专业期刊和专著的人为数极少，这在客观上是由于精神卫生机构订购的外国杂志种类太少，远不能反映心理治疗的新进展。在举办过的讲习班中，几乎缺乏实践能力的培养，且多为短时间一次性的，缺乏由浅入深和理论结合实践的系统性。在这种条件下，治疗者即使求知动机很强，也无从获得系统性的培训和提高。治疗者得不到在实践中连续有效的督导，彼此间很难交流经验，也容易发展不良临床风格而不自知。不少精神科医生甚至对心理治疗产生了各种误解和偏见，或者认为心理治疗"不过如此"，或者认为西方那一套在我国"根本行不通"。

2. 缺乏共识，理性交流受限

心理治疗是内容和形式均丰富多彩且理论资源深厚的一大领域。在西方国家，专门培训和研究机构林立，专业期刊众多，仅家庭治疗的杂志在 1992 年就已达 80 多种，由此可见一斑。虽然迄今并没有普遍公认的理论，但不同学说之间也已发展了相当多较规范的共享概念，用以对共同关心的课题进行心平气和的有效讨论。对比之下，我国至今还没有专门的心理治疗的特殊研究范

本文原载于《中国心理卫生杂志》1997 年第 11 卷第 1 期 9—10 页

* 此文系应《中国心理卫生杂志》纪念创刊十周年之约而作，第一作者为许又新，第二作者为赵旭东（昆明医科大学第一附属医院）

式，即由这一领域的概念和假设所组成的较具社会人文性和阐释学（herme-neutics）特点的视野和参照系。加上前述训练不足的弱点，我们可运用的操作性概念很有限（"话语空间"狭窄），不足以描述心理治疗过程中出现的各种现象（包括病人心理的和治疗者心理的）。国内杂志上发表的文章主要是疗效的报道，读者无从得知起作用的操作过程和心理变化的关键性细节。我们不乏优秀的临床治疗家，但由于术语概念体系尚未建立，他们的经验无从推广，工作大多停留在直觉体验的层次，未能提炼而形成连贯的理论性表达，治疗者之间也就缺乏共识性理性基础。这种情况在过去多次专业性会议上已鲜明地表现出来，通俗地说，也就是"一个人一个调儿"。

3. 职业化程度和生存能力低下

迄今为止，我国正式的职业分类中还没有"心理治疗师"这样的职称。虽然已经有了全国性学术组织，制订过专业人员资格和伦理准则的草案，但并无约束力。与缺乏正规培训制度相应，还没有执照制度。无执照制度便无法保证服务质量，无从规定收费标准。现在各地收费混乱，但都缺乏法律的和经济学的依据，不体现劳动价值，也不反映市场供需关系。一般地说，专门从事心理治疗者经济上不能自立，工作只能停留在慈善事业性质的业余水平，在精神卫生领域处于边缘地位。西方国家的情况与此根本不同。正是由于有了法律的、社会的和经济的基础，才促成了西方心理治疗的蓬勃发展。

二、关于对策的几点设想

1. 要重视"理解的心理学（verstehende psychologie，understanding psychology）"

我们虽然常常提到新的医学模式，但大多未能领会，新的医学模式不仅只是内容的扩展和深化，更重要的是思维方式和认识论的更新，我们往往还局限于精神的物质基础和直线性因果决定论这种传统生物学的认识论范围之内。理解的心理学要求我们力图弄清楚心理内在的以及心理和社会环境、生活事件之间的有意义的联系（verstandiche zusammenhange，meaningful connections），要求研究者对此有投情的（empathic）理解。例如我们理解到从某种情绪产生出某种特殊的感知体验和信念，这样的研究不可能是纯客观的，因为研究者是"参与的观察者"，它的观察和理解本身也成了研究的对象，且影响着研究的结果。

在承认精神活动有其物质基础的前提下，我们应该看到，心理治疗更多地属于理解的心理学的领域，这就需要与之相应的研究范式、概念和术语。如果

统计学的 P 值仍然要过多地挤占活生生的"人"的位置，心理治疗就会无"心理"可言。近 50 年来，理解的心理学已经从心理活动本身扩展到了人际和社会研究的范围；由系统论、控制论体现的循环因果思维方式超越（并非取代）了传统生物学最为倚重的直线因果思维方式。对于多因素之间共时性、多向性、回复性的互动作用（interaction），人们正在寻找有效的描述方法和干预手段。这种努力的成就虽然尚不尽如人意，但在家庭治疗等若干流派中已有硕果。我们不能因心理治疗的研究方法还不够成熟或对它不熟悉，就因噎废食，止步不前。要真正懂得理解的心理学，需要把自己投入进去体验并在体验中学习（to experience and to live to learn），然后再研究。

2. 正规化建设，提高专业人员素质

这里所说的"素质"包括业务素质和自身心理卫生素质。主要途径不外院校教育和毕业后的继续教育。在医学本科生的医学心理学和精神病学教学中要增加心理治疗内容，少数院校已设精神卫生系，心理治疗更应成为一个重点。综合大学及师范院校心理学专业学生目前有关心理治疗的学习分量偏少，且毕业后从事心理治疗者很少，即使有，处境也不佳，既有前述体制性因素，也因为所学知识技能与临床需要相距甚远。如何使他们毕业后成为心理治疗的一支重要力量，是值得思考的问题。可喜的是，20 世纪 80 年代以来培养的硕士、博士正在引入西方理论技术和发展本土化的心理治疗方面发挥重要作用。他们之中的不少人已有较专门化的取向，在探索新路上相当主动、自觉，但尚未形成有效的专业性网络。毕业后的专业培训或继续教育有两个目的：一是改变业余治疗师占优势的局面，提高"无师自通者"水平；二是保证此领域的可持续发展。我国的培训应由片段、一次性的讲习班向连续培训模式发展，而且教学内容和方式都需大幅度改善，否则质量很难提高。现有的函授、刊授培训方式，覆盖面广是其优点，但需克服缺乏实习和督导的弱点，要将重点放在实际工作上。

1988 年以来昆明、青岛和杭州举办了 3 次讲习班，并促成心理治疗与心理咨询专业委员会诞生的"中德心理治疗合作计划"，使我国同道初步体会到了连续培训的优点。一个新计划目前正在启动，这就是将在 1997 年 3 月开始的持续 3 年的"中德高级心理治疗师连续培训项目"。此项目耗资逾 300 万人民币，由德国著名治疗及培训专家首次用国际标准对中方学员培训（设精神分析、行为治疗和催眠、家庭治疗 3 个小组）。这种培训最重要的特点是小组封闭式教学，即对同一批学员在多次集中授课和其间的独立工作进行重在实践的连续督导和理论强化。这个项目的实施将在建立交流网络和督导制度方面起推动和示范作用，并与今后的执照制度接轨。

3. 以实力赢得"市场"和效益

作为临床专业，心理治疗不应该只扮演依赖性、点缀性和业余性的角色，而应有自我发展的能力。如果提供的服务不再只是一般的安慰、鼓励、说教的指导，而是具有系统性、结构性和深层性的心理干预，心理治疗师便可以理直气壮地收费。成熟的心理治疗师应该自己养活自己，这也是心理治疗职业化的基本条件。

在培训执照制度建立以前，一些地方已然做了有成效的尝试。例如，昆明医学院第一附属医院精神科利用正规心理治疗室进行系统家庭治疗，服务正规、有效，且书面和影像记录完备，可供查验，病人很乐意支付每小时 80 元的治疗费，因为他们觉得一个月左右进行一次的"长间隔的短程治疗"其实很合算。该科近两年半以来在有 1000 张病床的综合医院内提供会诊 400 余次，其中对涉及细致而费时的心理治疗病人除会诊费外加收心理治疗费。这些工作不仅彻底改变了精神科的形象，还使精神病学、心理治疗成为云南省的重点学科。同时也增加了精神科的经济收入，闯出了心理治疗师"自己养活自己"的路子。

总体来看，我国心理治疗领域十多年来进步显著，作用日增，问题不少，但前途远大。我们的乐观估计，来源于作为临床工作者对于人群中存在巨大需求的深切感受。可以预料，这种巨大的需求与同道们的热情投入相结合，将使心理治疗这个领域在世纪之交取得丰硕的成果。

精神病理学

从一例病态嫉妒谈超价观念

一、病　史

　　病人为女性，病史由她的丈夫提供，有关病人丈夫的情况由他的同事和朋友提供。病史采取日期是 1964 年 2 月 11 和 13 日。

　　病人生于 1926 年，1964 年 38 岁，大学毕业，农艺师。1952 年经朋友介绍与丈夫认识，经恋爱而结婚。病人的丈夫（以下简称丈夫）1925 年生，大学土木系毕业，在某大学任讲师。丈夫相貌英俊，身体健康，为人健谈，好交往，与同事朋友相处关系融洽，有时爱说笑逗趣，但作风正派，好活动，喜好多种文体活动。

　　婚后不久，病人就经常抱怨丈夫，说他太外向，太活泼好动，对家庭生活兴趣不大。病人认为，结婚以后夫妻都应该尽量不参加家庭外的活动，除上班工作外，两个人应该总是亲密地在一起，在家里生活，这才是美满的夫妻。丈夫起初没有重视这一点，有时到朋友家聚会，偶尔还参加舞会，病人对此极为不满。病人认为婚后夫妻都不应该参加舞会，丈夫不同意，两人便争吵起来，病人越说越激动，终至大哭不已。有时丈夫说某女电影演员表演技艺好，某女同志待人接物大方，病人一听脸色马上就变，十分生气。两人常为这一类的事争辩。例如，病人认为，丈夫好交际，对女人太客气等是资产阶级思想，丈夫不同意这种乱扣帽子的说法，据理力争，但病人从不退让，可以从傍晚一直争吵到深夜一两点，总是丈夫让步、容忍才使病人平息下来。上述情况逐渐恶化。

　　1956 年有 1 个月之久，丈夫常去游艺社打乒乓球，病人甚为不满。丈夫每打一次乒乓球回来，病人必找他大吵大闹一场。哭闹严重时，病人说话不讲道理，说出一些没有根据的推断，如认为丈夫打乒乓球只是幌子，实际上是去与女人鬼混，乱搞男女关系。这事平息以后，病人能够勉强地承认说丈夫乱搞男女关系并没有充分的根据而是一种推论。但是，病人并不认为她这样推论有什么不好，相反，病人认为这正是出自她对丈夫真正的爱。病人曾对丈夫说：

本文原载于《临床精神医学杂志》1993 年第 3 卷第 3 期 183—186 页

"你难道不知道我有点儿嫉妒么?"病人要求丈夫能够体贴她的这番好意。病人多次对丈夫说过,要不是她经常劝导、提醒,她的丈夫一定会被女人勾引,坏到不可收拾的地步。

1958年和1959年,丈夫弟弟的未婚妻两次路过北京,各在病人家住过一夜,病人对此十分反感,其态度使丈夫和客人都十分难堪。丈夫的弟弟于1959年结婚。1962年暑假,弟弟和弟媳来北京度假,住在病人家,病人对此反应异常强烈。弟弟身体较瘦,病人便推断他性交方面"不行",不能满足弟媳的性要求,因此弟媳便不时"挑逗"病人的丈夫。病人称弟媳为"妖精"、"骚货",恨之入骨,一切都看不顺眼。人家穿得漂亮一些,就说人家在有意引诱病人的丈夫。夏天穿裙子有时大腿部分外露,病人更是一口咬定说人家不正派,像妓女一样。这次弟弟和弟媳在北京住了一个多月,病人至少每隔两三夜就要找丈夫吵闹一夜,甚至一连几天,每夜都吵闹到深夜。有一天傍晚,病人在洗澡,病人的丈夫、弟弟和弟媳三人坐在院子里乘凉。事有凑巧,弟弟因事回房子里去了,剩下丈夫和弟媳两人坐在院子里,正好病人洗完澡出来,一看见这情景,立刻勃然变色,把丈夫叫回房去,大哭大闹,用头撞墙,最厉害时全身挛缩抽动,呼吸困难,说不出话来,经丈夫婉言安慰抚摸,才逐渐恢复。在这一个多月里,病人表现十分烦躁,易激惹。有一天晚上,弟媳的幼儿啼哭,引起病人大发脾气,又哭又闹,自己打自己的脸,捶胸顿足。一直到暑假结束弟弟和弟媳离去,病人才逐渐平息。但她对弟媳始终怀恨在心,并且极不放心,经常责怪丈夫为什么不跟她一条心,为什么偏偏对弟媳一点也不痛恨。1963年快到暑假时,病人又表现烦躁易怒,常因小事而与丈夫吵闹,"算旧账"。不久,弟弟来信说因工作不能来京过暑假了,病人这才稳定一些。

总的来说,自1962年暑假后,病人的注意力主要集中在弟媳身上,对丈夫一百个不放心,经常提及此事,丈夫说根本没有什么事,稍加申辩,病人便大吵大闹起来。白天照常工作,总是晚上吵。1962年以来,病人不仅吵闹的频率增加,且对丈夫更不放心,下班丈夫回家稍晚就穷追不舍地盘查询问。病人认为,丈夫写的信必须由她过目,丈夫不同意,认为妻子无权检查丈夫的信,正像丈夫无权检查妻子的信一样,双方都有私人通信自由。病人为此与丈夫吵过多次,尤其是丈夫背着病人给弟弟写信一旦被她发现,更是吵得不可开交。病人坚持,兄弟通信是可以的,但弟弟来信完全不应该谈弟媳的情况,特别是表扬弟媳工作很好,外文又学得如何好等,病人更是不能容忍。病人还坚持,丈夫写信给弟弟不应该向弟媳问好,病人只要发现有这类她禁忌的事就一定要找丈夫大哭大闹一夜。1963年12月至1964年1月这两个月里,由于寒假快到，弟弟和弟媳有可能来京过春节，病人的"毛病"又犯了，每个星期要找丈夫闹两夜甚至更多。1月底，弟弟来信说因故不来京过寒假，近半个月来病人才稍缓和一些。

病人在工作中表现认真负责，常受表扬，1963年年终被评为"先进"。机关的同事们对病人的印象好，一致认为她态度和蔼，群众关系好。病人身体健康，婚后从未闹过什么身体上的毛病。除偶尔由于夜间哭闹太厉害致次晨双眼有些红肿，病人怕被人问起而借故请病假一天外，从来不缺勤。病人下班回家后从来不读书，也没有任何业余兴趣爱好。病人生有两子，均关怀备至。病人下班后全部精力都用在家务方面，家务理得井井有条。病人虽然经常与丈夫吵闹，但对丈夫的生活一直很关心。丈夫能够体验到妻子的确是爱他的。由于病人长期老找丈夫吵，并且那么频繁而厉害，甚至完全不讲道理，严重妨碍睡眠休息，也影响了工作，所以丈夫怀疑妻子是否有什么病，可又觉得不像精神病，基于此，丈夫主动找精神科医生谈情况，要求确定是否病态。

病人下班后总是留在家里，穿着朴素，不爱打扮。病人做事，尤其是购物，总要征求丈夫的意见，但又总不采纳丈夫的意见，有时甚至使丈夫感到是在故意跟他斗气。夫妻相处中丈夫感到病人思想比较贫乏，似乎不论哪一个领域，不管是社会科学，还是自然科学，都没有什么可说的，却又总要求丈夫陪着她一起谈心。病人喜欢谈论男女关系的事，什么某人跟某人有暧昧关系啦，某人追求有夫之妇啦，等等。据了解，病人所谈确有其事，但丈夫却根本不爱听这一套，病人因此而很是不满。病人对这类事总是津津乐道，而病人工作的机关在某公园里，公园里也确实常有桃色新闻。病人对这类事打听得特别清楚，也记得特别牢。婚后病人一直很注意打听有些什么女人跟丈夫有来往，经常打听丈夫机关里的人事调动。丈夫机关里所有的女同志，病人把她们的姓名、年龄、职务、家庭情况、生活作风等都一一记录在一个笔记本里。

病人与丈夫吵架有一个特点，总是关起房门吵，尽管声音大，别人能听到，但病人从不向别人提起，就像夫妻从来也没有吵过一样。这样一来，任何第三者当然也就不去过问他俩的事了。还有一个特点，每次吵架一旦平息，病人很快就能入睡，并且很快就鼾声大作。

婚后夫妻性交每周1至3次。病人对性交并无特殊要求，对性交也感到满意，从未流露过不满。一般地，丈夫主动要求的时候多，病人则少，但丈夫要求时病人总是很乐意。近两年来，丈夫工作忙，常感有些劳累，加上常被吵得睡眠不足，性欲略有下降。相对地，病人的性要求却有所增强，但丈夫仍能满足妻子的要求。但丈夫感到有些特殊的是，大哭大闹似乎一点也不影响病人的性欲，甚至病人刚才不久前还激烈地争吵，此时却兴致勃勃地要求性交，丈夫心里倒是有些别扭，但也只好闷在心里，强作欢颜而不便明说。唯一使病人感到遗憾的是，病人一直要丈夫拥抱着她睡觉，丈夫却不能遂其所愿，因丈夫入睡较难，抱着病人根本无法入睡，必须背对着病人（以免病人的头发触及丈夫面部而感到痒）才能入睡。丈夫曾提出各睡一床被子，病人坚决反对，所以婚后两人一直共盖一床被子。

病人的母亲也是位嫉妒心严重的女人，总认为丈夫与弟媳有不正当关系，闹得不可开交，以致病人的父亲终于与他弟弟家断绝往来，如此约二十年，直到病人的婶子去世，两家才恢复往来。

二、晤谈和随访

病人的丈夫与北医精神科护士 F 的丈夫是同学和好朋友。1964 年 4 月 12 日星期日，病人和她的丈夫及两个孩子应 F 夫妇之请到 F 家吃午饭。作者也以 F 的客人身份到了 F 家。在 F 家，作者与病人接触总共 3 到 4 小时，未涉及病态事，但和病人谈话颇多，病人也愿意与大家交谈。作者与病人接触和交谈中未发现病人有任何症状和异常之处。病人给作者的印象是一位典型的贤妻良母。

此次会见后，作者告诉病人的丈夫，她不是精神病，是性格不够健康，嫉妒已超出了正常变异范围，具有病态性，但暂不必采用药物治疗，建议丈夫尽可能避免与病人争论。作者断言，摆事实讲道理不可能使一个嫉妒心严重的人变得不嫉妒，建议丈夫在病人面前不谈其他女人，不做病人忌讳的事，可能会使病人的情绪缓和些。病人丈夫根据自己婚后 12 年的切身经验，很同意医生的看法，也表示努力按医生的建议做。

1980 年春，由于医院要美化庭院，作者与 F 到病人工作的植物园去联系购买观赏植物。病人很热情地接待了 F 和作者，她的工作和待人接物完全看不出有任何病态。这一年病人 54 岁。接着作者向病人丈夫了解到：1966 年以后，病人与丈夫吵架明显减少，此后一直比较缓和。病人丈夫对病人的对策有改变，估计起了一定作用。1966 年后病人的注意力被"文化大革命"所吸引，年龄的增长也可能有一些作用。但据病人丈夫说，病人的嫉妒心理从根本上说并没有改变，只是表现比"文化大革命"前缓和一些了，还是一涉及男女之事便与丈夫生气吵架，总喜欢算旧账，只是没有过去那么频繁而厉害了。

1990 年作者还见过一次病人，病人已经是 64 岁的老人了，但精神仍很好，身体健康。

三、讨　论

这个病人具有病态的嫉妒，从结婚到老年基本不变，只是随着外部环境条件的变化而表现有所不同罢了，因此可确诊为配偶性偏执狂。G. Winokur（1977）报告[1]，在 Iowa 大学医院的入院病人中，"经典的偏执狂"占总病人数的 0.1%～0.4%，视定义严宽而异。绝大多数起病于 30 岁以后，其中 38% 为"配偶性偏执狂（conjugal paranoia）"。N. Retterstol（1970）对 301 例以妄想为主要临床相的病例追踪 2～18 年，其中有 18 例诊为"配偶性偏执狂"，结果 11 例（约 60%）痊愈，5 例（约 30%）成为慢性偏执狂，2 例（约 10%）发展成为精神分裂症[2]。

E. Kraepelin（1913）所严格定义的偏执狂具有下述特点：缓慢起病，多年不愈，开始是局限于某一问题的"妄想"，后来可发展为一个复杂的"妄想"系统，不可动摇，坚持不懈地为"妄想"的目标奋斗，其他精神功能完好无损，特别是，没有幻觉，没有言语和思维形式障碍，不出现智力缺陷和人格的衰退，也没有任何躁狂和抑郁的特征性表现[3]。K. Kolle（1957）查阅了 Munich 的 Kraepelin 医院里 1904—1922 年住院病历共约 3 万例，其中诊断术语里包含"paranoid"或"paranoia"这些词的共约 900 份病历，但只有 19 例符合严格定义的偏执狂，比上述 Winokur 报告的 0.1% 还低[4]。

作者认为，符合严格定义的偏执狂的人没有妄想，所谓"妄想"实际上是超价观念，这是偏执型人格障碍的一种特殊亚型。超价观念的内容不是不可能的，在不了解实际情况的人听来完全可以激起同情和相信，也就是它没有明显违反逻辑和直接歪曲事实的地方。超价观念是可以理解的，它跟一个人的人格和生活经验有可理解的联系，也就是它不具有真性妄想根本不可理解的特异性（idiosyncrasy）。Retterstol 说的"配偶性偏执狂"，大概并没有把有妄想的病人排除在外，这才造成有 2 例后来只好改变诊断为精神分裂症。作者报告这个病例最主要的目的是希望引起对超价观念的重视，并且尽可能把妄想跟超价观念区分开来。

参考文献

[1] Winokur G. Delusional disorders. Comprehensive Psychiatry，1977，18：511.

[2] Retterstol N. Prognosis in paranoid psychoses. Springfield，Ill. Charles C. Thomas，1970.

［3］Kraepelin E. （1913）Manic-depressive Insanity and Paranoia. Trans. Barclay RM. Edinburgh：Livingstone，1921.

［4］Kolle K. Der Wahnkranke im Lichte Alter und Neuer Psychopathologie. Stuttgart：Thieme，1957：8 – 11，42 – 43.

Munchhausen 综合征

Asher 于 1951 年首先报告了一种特殊的综合征，即 Munchhausen 综合征。本病虽然少见，但从来没有哪所医院有这么多的医生为如此少数的这类患者而大为烦恼过[1]。

一、临床特征

患者多为男性，起病年龄为 15～30 岁，常在夜间去看急诊，没有正式转诊单及医院诊断书，也没有亲友陪伴，对其病史初听可信，情况显得紧急且很特殊，往往由值班的年轻医生急收入院。而患者一旦得知自己被收住院，似乎立即转忧为喜，甚至有大功告成之感。尽管他们公开声称相信医生，开始见面时表现坦率，愿意并主动向医生诉述病情，但一涉及检查和治疗等事宜便常与医生冲突。有的患者对正规的治疗照例不合作，有的则要求进行有创性的检查和治疗。患者常不听医生的劝告，甚至在伤口尚未愈合的情况下就愤然出院；不久，往往又住进另一所医院。最终医生可发现其在所述病史中有许多夸大不实之处，并已在其他若干医院欺骗过医生。住院期间患者诉说的病史越离奇，施行手术的可能性越大。有些患者的腹壁已布满手术瘢痕。以上为本病典型的临床特征。

Griffth 于 1961 年报告了一例肺结核患者在英格兰和爱尔兰至少住过 85 所不同的医院，做过 120 次以上的 X 线检查。Grunert 于 1932 年报告了一例患者曾接受过 27 次手术。还有一例患者反复要求做大脑白质切断术坚持长达 10 年。有些患者虽受教育程度不高，但在住院期间通过与其他患者和医生交谈，对医学的某些方面了解得很详细。例如一例几乎文盲的患者因反复偷服抗凝剂，故对出血时间、凝血时间等数据如数家珍。因此，初听患者所述病情时，即使是经验丰富的医生也不能不信以为真。

Asher 称此为 Munchhausen 综合征，因为患者所述经历类似德国 Bron von Munchhausen （1720—1797） 充满谎言和幻想的奇闻险遇的漫游生涯。尽管有人认为这个命名不妥，也有人提出过若干不同的命名，如 Barker 于 1962

本文原载于《中华精神科杂志》1999 年第 32 卷第 3 期 184—185 页

提出的住院上瘾综合征（hospital addiction syndrome），但 Munchhausen 综合征仍然是近半个世纪以来最通用的名称。

二、精神病理学

Munchhausen 综合征患者是一组人格显著偏离常态的人，但又通常不能诊断为某种特殊类型的人格障碍。这类患者是极端自虐的：有的曾 6 次吞服进餐用的叉子最后终于死亡，有的往膝关节里注射粪便，还有的偷服抗凝剂以致长期反复出现血尿等。许多患者对疼痛有惊人的耐受，甚至在损伤性检查和手术过程中感到满足。精神病学家几乎一致认为，这种患者的寻求注意（attention-seeking）总是突出的。Weisman[2]曾就自虐与性心理和行为障碍作过很好的综述和探讨。Reich 等[3]对 41 例诊断为做作性障碍的患者所采用的方法进行了概括：向身体内注射或塞入污染物质者占 29%，偷偷服药者占 24%，使伤口恶化者占 17%，在温度计上作假者占 10%，在尿道里做手脚者占 7%，伪造病史者占 7%，制造挫伤、擦伤或畸形者占 2%，切割静脉者占 2%等。Andreasen 等[4]在一项关于发热待诊的研究中发现，10%的发热是做作性的。

几乎所有的 Munchhausen 综合征患者早期的生活环境都是不良的，为得到他人的注意和照料，在儿童少年期间就用症状和病痛作为手段。这类患者常具有以下特点：对亲人缺乏依恋，人际关系不良或不稳定，人格不成熟，自我中心和情绪不稳定等。临床表现大多具戏剧性或攻击性特质，少数患者的偏执特质明显。人们很难与这类人建立感情关系，他们是一些令人绝望而孤独的人。他们与医生交往的目的就是为坚持患者角色，而这个目的一旦不能达到（如医生怀疑他的病史），关系就会破裂。当然，很可能的确有医生的言语、态度欠妥，或诊治不当，给患者留下不可磨灭的印象。而医生所表现出的好奇或对患者的过分热情，可能会把事情弄得更糟。值得提出的是，这类人对精神科医生怀有深刻的不信任甚至敌意。

Menninger 于 1938 年提出用单一的本能无法对人类心理作出令人满意的解释，认为在心理深层上，人们具有自我毁坏性（self-destructiveness），而患者无法以建设性的方式处理这种"无意识的"驱力。此种学说本身虽然无法证实，但用自我毁坏性这个概念可以解释 Munchhausen 综合征的特征性现象。

三、诊　断

关于分类和诊断，自从 DSM-Ⅲ提出做作性障碍（factitious disorder）以来，诊断意见似乎渐趋一致。DSM-Ⅳ[5]在诊断标准上比 DSM-Ⅲ 描述得更加详细确切，但美国官方并没有对做作性障碍在分类上的地位作明确的规定。ICD-10[6]在 F68 成人人格和行为的其他障碍下列 F68.1 有意制造或伪装躯体或心理症状或残疾（做作性障碍），其中包括 Munchhausen 综合征，CCMD-2修订本中有关的分类诊断与 ICD-10 相同。

四、鉴别诊断

与诈病鉴别：患者常用假名和假住址，表明患者对他所提供的病史不真实是知道的，但其兴趣集中于住院和治疗过程本身，以及扮演患者角色这件事上，而没有任何其他目的，因此与诈病不同。

与歇斯底里的关系：Fish 把 Munchhausen 综合征描述为"只不过是歇斯底里性欺骗的一种变异形式"[7]，恐怕把事情过分简单化了。Mayer-Gross 等指出，实际上歇斯底里者同时也是一个诈病者，这种情况并不少见。他把Munchhausen 综合征看做诈病，因此有时必须考虑存在混合形式或双重诊断的可能。

在这类患者中，尽管药物滥用常见，但一般没有药物依赖。有些患者住院时由于常诉剧痛可以随时口服镇痛药或接受哌替啶注射，但自动出院后并无戒断症状。

伴发躯体疾病：DSM-Ⅳ中明确指出做作性症状的存在并不排除真正的躯体或精神症状的同时并存。如一例患者由于腹部已经多次手术，故当患者再次要求做腹部手术时遭医生拒绝，结果死于急腹症。这是值得医生警惕的。

Munchhausen 综合征患者为达到住院和手术等目的，大有"一不怕苦，二不怕死"的气概，这跟疑病症很不相同。Munchhausen 综合征患者即使长期反复声称自己有某种症状，那也不是疑病观念，而应考虑病理性说谎（pathological lying）或类妄想观念（delusion-like idea）。抗精神病药对类妄想观念有效，但药物不能消除扮演患者角色这种心理上的需要。因此一种症状经药物治疗消失后，另一种症状不久又会出现。

五、治疗和预后

此症患病后不久便呈慢性，但常有"急性发作"。有些患者间接死于自伤，或直接死于自杀，相当一部分患者最后安静地住在精神病院里。但迄今仍然难以确定他们的恢复是表面的还是真正的。已有报道表明，这种综合征是很难处理的。但据 Andreasen 等[1]的研究表明，在掌握证据的情况下，与患者对质

（confrontation）是必要的，并不会引起不良后果。33 例患者对质后，13 例承认了做作，4 例症状消失，但研究未提及长期追踪结果。个别的深入心理治疗，不论采用什么技术几乎都无法坚持下去，因为患者没有改变自我的动机，不承认自己精神上有什么问题。另外患者常伴发抑郁，此时可用抗抑郁剂或电休克，而防止自杀是关键性的。

参考文献

［1］Asher R. Munchhausen syndrome. Lancet，1951，1：339 - 341.

［2］Weisman A D. Self-destruction and sexual perversion // Shneidman E S. Self-destruction. New York：Science House，1967：265 - 299.

［3］Reuch Gottfried L A. Factitious disorders in a teaching hospital. Ann Intern Med，1983，99：240 - 247.

［4］Andreasen N C，Black D W. Introductory Textbook of Psychiatry. Washington DC：Am Psychiatric Press，1991：276 - 278.

［5］American Psychiatric Association. Diagnostic and Statistic Manual. 4th ed（DSM-Ⅳ）. Washington DC：American Psychiatric Association，1994：471.

［6］WHO. The ICD-10 Classification of Mental and Behavioral Disorders，Clinical Description and Diagnostic Guidelines. Geneva：WHO，1992：222 -223.

［7］Hamilton M. Fish's Outline of Psychiatry. Bristol：John Wright，1978：65.

妄想定义述评

精神病学文献里有两种性质不同的妄想定义：一种可以叫做理论定义，这就是按妄想发生和发展的可能因素或机制下定义；另一种叫做描述定义，只限于对妄想实际上区别于其他精神现象或症状的特征进行描述，也就是对临床事实进行描述，而不涉及任何理论性推测或有待证明的假说。区别这两种定义的必要性是显而易见的。遗憾的是，有些作者却似乎硬要把它们搅在一起，这就引起了一些不必要的甚至纠缠不清的争论。举一个例子：A. B. Снежневский（见与 O. B. Керьиков 等合编的教科书，1958）写道："只有与现实不符并且以高级神经活动紊乱为发生条件的推理（判断）才叫妄想"，又说，"妄想不只是存在着错误的判断，还要根据它的发生存在着病理机制，才能确定。"人们不禁要问，在巴甫洛夫提出高级神经活动概念以前，那么多卓越的精神病学家是怎样确定一个人有没有妄想的呢？不考虑病理机制难道就无法辨认妄想？说穿了，只不过暴露了作者描述的无能。这对于一班鄙薄描述症状学的人，也是一个极好的教训。

有关妄想的各种理论性解释，A. Z. Arthur（1964）曾经写过相当详细的历史述评，B. Maher 和 J. S. Ross（1984）则对 20 年来的新进展有所介绍。因此，这一方面本文不拟赘述。下面，我们将集中讨论妄想的描述定义。

一般地说，精神病理性症状都是典型的。换言之，它们主要是定性的概念，缺乏严格量的规定，典型与非典型之间没有也不可能有截然的分界线。妄想与其他各种近似的现象或症状之间也是如此。这是各家描述定义千差万别的主要来源。因此最好的办法是分两步走，先讨论典型的妄想，然后再考虑各种近似的和例外的情况。

一、典型妄想

妄想是一种确信或坚信，不可动摇，不可矫正，不接受事实和理性的纠正。妄想的这个特征是普遍公认的，DSM-Ⅲ描述道，"不论几乎所有的其他人相信什么，也不论毫无疑问的和昭然若揭的证明或证据指向反面"，妄想始终

本文原载于《国外医学·精神病学分册》1985 年 133—137 页

为病人所"坚信"。

妄想的第二个特征是它有"特异性"。A. Clare（1980）、H. E. Lehmann（1980）和 F. Kraupl Taylor（1983）都一致指出妄想是特异性的（idiosyncratic）。这就是说，妄想是某一个人所独有的信念，而不是任何集体所共用的信念。G. Reed（1972）写道："用病人所属的社会文化的标准来检验，妄想是显然错误的。"DSM-Ⅲ说："这种信念是通常不被病人的文化群体或亚文化群体的其他成员所接受的。"妄想的这一特征使它区别于宗教迷信、神话巫术以及一切不为局外人所接受的某一文化或亚文化信念。正是由于每个正常人的头脑里都浸透了所属文化的价值观，妄想是容易为人们所辨认的。对于典型妄想的诊断，学术观点常有分歧的精神科医生之间有很高的一致性，根源就在于此。

妄想的第三个特征是它的自我性。这个特征也是公认的，只是不同学者的措辞略有不同而已。E. Bleuler（1924）写道："妄想是自我中心的（egocentric），它对病人本人的人格有着切身的重要性。"DSM-Ⅲ说："妄想是一种错误的个人（personal）信念……"A. Clare（1980）说："妄想是涉及自我的（ego-involved），它包含着对个人极为重要的感受。"F. J. Vingoe（1981）认为，妄想是"信念的个人化（personalization of belief）"，即"妄想的内容与个人的需要、恐惧或安全等密切相关"。

实际上，妄想的核心判断总是包含着"我"。"我"可以出现在主辞中，例如，"我伟大"，"我有罪"，"我身患不治之疾"，"我的配偶与某人有暧昧关系"，等等。"我"也可以出现在宾辞中，如"某人迫害我"，"人们吐痰、咳嗽都是针对我"，"某人钟情于我"，等等。反过来说，在各式各样的思维障碍中，不论其推理判断的内容和形式如何，只要信念不涉及自我，说它是妄想便不能得到精神病学界的公认。

综上所述，可以把典型的妄想描述如下：妄想是一种个人所独有的和与自我有切身关系的坚信，它不接受事实和理性的纠正。可以说，凡典型的妄想都符合这个定义，凡符合这个定义的都是典型的妄想。那么不完全符合这个定义的，是否根本就不是妄想呢？当然不能这么说，这就是下面要讨论的问题。

二、不典型的妄想和近似的现象

K. Jaspers（1963）写道："只有在意识清晰的情况下才能正当地谈论妄想。"这句话有道理，因为在知觉不清晰和思维过程紊乱的情况下，所谓妄想是否真正不接受事实和理性纠正，是难以确定的。并且，意识障碍照例持续时间短暂，而短暂的信念很难说是妄想。

那么，一般地说，一种确信要持续多久才能正当地视之为妄想呢？显然，严格的时间标准是没有的。DSM-Ⅲ规定，"至少持续 1 星期"才能诊断为偏执性障碍。看来，这个"至少持续 1 星期"的时间也可以作为确定妄想的参考标准。这里，不同医生之间有不小的差异。

J. S. Strauss（1969）发现，在 119 例住院病人中，"可疑妄想（questionable delusion）"病人将近"确定妄想（definite delusion）"病人的一半，他指出可疑妄想有 3 个特点：①对公认的现实歪曲得不太严重；②环境情况使人难以确定歪曲究竟有多大的程度；③病人持怀疑态度。J. K. Wing 等（1974）把妄想分为"完全妄想（full delusion）"和"部分妄想（partial delusion）"。"部分妄想指受检者在描述时持怀疑态度，他并不确信而认为只是一种可能性。"

显然，可疑妄想或部分妄想都是不典型的妄想，它们与典型妄想之间存在着各种形式的过渡，在妄想发展的早期和恢复阶段都可以见到。

J. K. Wing 等还写道："如果受检查者在以往 1 个月中有过完全的确信，例如他把妄想当做真的而采取行动，那就不论受检者在交谈时对妄想的相信程度如何而应评分（2）［引者注，评分（2）就是评为完全妄想］。"这一段话是有争议的。按公认的妄想定义，只要病人不那么坚信，妄想就至少是不典型的。至于病人"把妄想当做真的而采取行动"并不一定表明病人坚信不疑。众所周知，强迫症病人常常把他们的想象和怀疑"当做真的采取行动"，他们的座右铭是"不怕一万，就怕万一"。反过来说，没有相应的行动并不等于没有相信。精神分裂症病人对妄想淡然处之是常见的。有些病人不仅没有行动，甚至根本不主动提及，人家问起来也没有什么情感反应，然而病人始终坚信不疑。法国人 Claude 称之为冷性妄想（delirefroid）。

强迫症向妄想转变的事实已为临床观察所反复确定，例如 N. L. Gittleson（1966）。这里，我们碰到了另一种不典型的情况，即强迫症与妄想之间的过渡形式。

还有一种不少见的情况，即类妄想性幻想。它的特点是，病人并不真正相信，观念带有浓厚的想象色彩，内容和表现形式明显受着周围人态度的影响。这种现象见之于歇斯底里、反应状态和人格障碍。

以上所述主要是涉及妄想的第一个特征的各种情况。下面要讨论的与另两个特征有关。

前面提到，妄想是个人所独有的。例外是所谓二联性精神病（folie à deux）。有人不同意"特异性"是妄想的特征，理由就是有这种例外。其实这种例外是很少见的。如果把"同时性精神病（folie simultanée）"除外，确系感应而生的妄想就更少了。由于极个别的例外而抹杀绝大多数妄想的共同特征，至少在实践上是得不偿失的。M. David Enoch 和 W. H. Trethowan（1979）对这类病有详细的文献综述。文献中累及人数最多的一组病例是一家12口人（父母和10个孩子），无一幸免，被称之为"一打精神病（folie à douze）"。这类病例的共同特点是，感应者居权威地位，受感应者一贯屈从驯服，彼此关系很密切，而一旦把受感应者隔离开来，他的妄想便很快褪色和消失。

超价观念与妄想的区分是一个难题。丢开理论观点上的分歧不说，由于两者都有不典型的情况，有时鉴别起来确实有困难。K. Wernicke（参见W. Mayer-Gross 等著，《Clinical Psychiatry》，Cassell，London，1955年，第15页）是首先将超价观念明确区别于妄想的精神病学家。Jaspers 发展了这一成就，他写道："超价观念是带有强烈的情感色调的确信，这种确信就人格及个人历史而言是可以理解的。"G. Reed（1972）认为，病人意识到周围的人们都跟他的意见有分歧，为了减轻这种分歧所造成的紧张不安而积极进行以理服人的"传道活动（proselytizing activities）"。超价观念听起来有一定的道理，有一定的可接受性或社会真实性（consensual validity），只是过激、过偏，远离文化常模，要不然，从心理学上说，与科学上相信真理以及政治宗教信仰并没有区别。病人的人格总是多少具有一些偏执人格的特征。当然，超价观念与妄想的区别主要还是它的可理解性。

在 J. K. Wing 的 PSE 中，没有超价观念这个术语，显然 PSE 把超价观念几乎都归纳于妄想，举例说，所谓"亚文化性妄想"（第83号症状）实际上是一种超价观念，"病态的嫉妒"（第84号症状）可能包括有嫉妒妄想，但主要是以嫉妒为内容的超价观念。

关于所谓形而上的妄想，Jaspers 有一句话说得相当精辟："妄想是对经验现实（empirical reality）而言的知识和错误的病态表现。"因此，任何关于"形而上的现实（metaphysical reality）"的推理判断都不是妄想。精神分裂症和类分裂症人格的病态可以表现为"伪哲学"和缺乏明确目的的诡辩，这些都不是妄想。PSE 举"英格兰的海岸在融化"作为"幻想性妄想"的例子，至少是不恰当的，容易引起误解。因为，如果纯粹是一些这样的内容，没有涉及自我判断，那就不是妄想，而只能说是荒诞无稽的想法，当然是一种思维障碍。

三、妄想所歪曲的是什么

W. H. Trethowan（1979）在讨论妄想的概念时指出了问题的症结所在。他说，困难在于给"现实"下定义。人们常说，妄想是对现实的歪曲。这当然是对的，但是太笼统了。下面就分析一下，妄想歪曲的是现实的哪些方面。

从符号学的角度来说，人对现实的认知有 4 个不同水平：①对物理现实的认知，对事物的物理属性的认知；②对作为符号的事物的意义的认知；③对符号所传播或表达的内容的认知；④对符号使用者的目的的认知。

老师给学生讲解一道数学难题，学生说："不懂。"学生不懂的，并不是老师语言的意义，而是老师通过语言的意义所传播的数学内容。对意义的认知缺陷叫做失语症，而并无失语症的人对语言所表达的情报内容的理解有障碍，则属于思维和智力方面的障碍。

夏天走过冷饮店时，孩子对母亲说："我渴了。"目的是要母亲买瓶汽水给他喝。所谓言外之意，一般指的是符号使用者的目的。指桑骂槐、笑里藏刀等，都蕴含着人们对行为者目的的了解。

一位病人看见街旁某楼房阳台挂着一把扫帚，他认为，这是在骂他不要脸。医生与之交谈后发现，病人对扫帚的形象、质料和用途等的认知都没有错。有人称此为特殊意义妄想，这是对意义一词的滥用。问题在于，病人歪曲了挂扫帚的人的目的，即符号使用者的目的。这里，符号的定义是：具有社会约定的标示作用的东西就叫做符号。扫帚具有特定的外观，人们一看就知道这东西是扫地用的。形象也就起着符号的作用，广而言之，人造物的一定形象都是符号。

一位住院病人的妻子来信说，他们的幼儿知道用手指鼻子了，病人认为，这是要他绝食接受鼻饲。这里所歪曲的绝不是意义，因为病人对"鼻子"一词的意义理解完全正确。病人所歪曲的是使用"鼻子"这个词的人的目的。

显然，妄想所歪曲的不是物理现实，不是符号的意义，也不是符号借助意义所表达的情报内容，而是符号使用者的目的。

这就很清楚了，妄想是对人的目的的歪曲，是对自我或别人的歪曲，一句话，是对人的歪曲。

参考文献

[1] APA. DSM-Ⅲ. Washington DC：APA，1980：356.

[2] Arthur A Z. Am J Psychiatry, 121: 105 - 115.

[3] Bleuler E. Textbook of Psychiatry. New York: MacMillan, 1924: 90.

[4] Clare A. Psychiatry in Dissent. London: Tavistock, 1980: 95 - 101.

[5] Enoch A D, et al. Uncommon Psychiatric Syndromes. Bristol: Wright, 1979.

[6] Gittleson N L. Br J Psychiatry, 1966, 112: 705 - 708.

[7] Jaspers K. General Psychopathology. Chicago: the University of Chicago Press, 1963: 107 - 108, 138.

[8] Керъиков О В. итд. Учеьник психитрий, СТР. Медтиз, 1958: 40.

[9] Kraupl Taylor F//Shepherd M, Zangwill O L. General Psychopathology. London: Cambridge, 1983: 74 - 75.

[10] Lehmann H E. Schizophrenia, Clinical Features // Kaplan H I, et al. Comprehensive Textbook of Psychiatry. 3rd edition. Vol II. 1980: 1156.

[11] Maher B, et al // Adams H E, Sutker P B. Comprehensive Handbook of Psychopathology. New York: Plenum Press, 1984: 383 - 409.

[12] Reed G. The Psychology of Anomalous Experience, A Cognitive Approach. London: Hutchinson, 1972.

[13] Strauss J S. Arch Gen Psychiatry, 1969, 21: 581 - 586.

[14] Trethowan W H. Psychiatry. London: Bailliere Tindall, 1979: 31.

[15] Vingoe F J. Clinical Psychology and Medicine. Oxford, 1981: 180.

[16] Wing J K, et al. The Measurement and Classification of Psychiatric Symptoms. London: Cambridge, 1974: 167 - 176.

幻觉定义述评

Esquirol 大概是将幻觉明确区别于错觉、幻想、妄想等现象的第一人。这是他不可磨灭的历史功绩之一。但是 Esquirol 关于幻觉的定义却是错误的。Esquirol 认为,幻觉是在没有客体作用于感官时出现的该客体的知觉,简而言之幻觉被定义为"没有客体的知觉"。

也许,历史地看问题,我们应该说,尽管 Esquirol 把幻觉视为一种知觉是错误的,但他关于幻觉的总的观点在当时确实起了推动精神病学的进步作用。然而时至今日,西方精神病学教科书、专著和论文中仍普遍沿用 Esquirol 定义,这就值得引起重视和进行批判性评价了。

"客观事物直接作用于人的感觉器官,人脑中就产生了对这些事物各个部分和属性的总体的反映。这种反映叫做知觉(见曹日昌著,《普通心理学》,上册,人民教育出版社,1980 年,第 160 页)。"这个知觉的定义是否完善当然可以争论,但是它满足了唯物主义最起码的要求,并且跟知觉的各种唯心主义定义划清了界线,即它指出了客观事物作用于感官这个知觉的根本特点,而不像唯心主义那样,仅仅着眼于知觉时主体的体验。显然"没有客体的知觉"是跟唯物主义不相容的。

精神分析走得更远,它把知觉说成是意识或自我对外界的投射,这只不过是贝克莱主义"存在就是被感知"的另一种说法而已。

K. Jaspers 继承了 Esquirol 的上述观点,前者强调:"幻觉本身是现实的错误知觉……" K. Jaspers 还列举了知觉的 6 个特征:"①知觉具有具体真实性,具有客观性的品格。②知觉显得位于外在客观空间之中。③知觉是轮廓分明的,并以细节的形式呈现在我们面前。④感觉成分是充实的、新鲜的,例如颜色是鲜明的。⑤知觉是恒定的,容易保持不变。⑥知觉不依赖于我们的意志;知觉不能随意唤起或改变,并且在感受知觉时,伴有一种被动感。"

尽管左一个客观,右一个客观,只要不承认知觉是客观存在作用于感官的产物,那就还是回避了问题的要害。所有这 6 个特征,都是限于主体的体验的描述,确实不失为知觉的唯心主义定义的一个样板。至于随意与否,贝克莱也

本文原载于《国外医学·精神病学分册》1985 年 193—196 页

承认知觉是上帝意志的产物。

关于这个问题的哲学方面，列宁在《唯物主义和经验批判主义》一书中有深刻而详细的阐述。因此有关哲学的论争，本文从略。

我们知道，对于知觉反映客观存在这一点，每一个人都怀有不可动摇的确信，即使是唯心主义者也不例外。美国哲学家 Santayana 讥笑唯物主义为"动物信仰（animal faith）"倒是从反面说穿了这条道理。但是必须看到，确信并不是知觉的根本特征。知觉的根本特征是，当时有客体作用于感官，它是客观存在的即时感性反映。人们对知觉的确信尽管是普通的，也非常重要，但它毕竟是第二性的东西，它是客观存在这个第一性的东西在人脑中的一种反映。

Esquirol 怎么会把幻觉看做是一种知觉呢？显然，深入地了解病人的内心体验后，他被病人对幻觉的确信感动了。这是许多精神科医生共有的经验。

因此，我们应该分析一下病人的确信。

至少有两个不同的确信必须区别清楚：①确信知觉来源于并取决定客观世界，确信知觉是独立于意识之外的客观存在的反映。通俗地说，知觉是"实"的，表象是"虚"的。也就是说，这种确信涉及"虚实"之分。②对知觉所传递的情报内容是否正确或是否合理的确信，换言之，这种确信涉及的是"真伪"之分。

举一个杜撰的例子可以说明上述区别。甲对乙说："动物园里的大象和老虎都被麻雀给吃掉了。"甲说的这句话，作为声波或空气的振动，是一种客观存在。这涉及第一种确信，也就是说，乙相信甲确实说了这么一句话。其实，这是听到了这句话的任何人都不会怀疑的。至于这句话的内容是否正确，是否符合实际，乙可信可不信，这与知觉的性质根本无关。

因此，在考察幻觉时，我们不应该忽略这两种确信的不同性质。同时，还必须分析病人确信发生的条件、确信的程度和性质是否发生改变。

一般人在梦中、病人在意识障碍时，都不能将表象区别于知觉，也就是说，虚实不分。此时，知觉本身所固有的确信自然就依附在表象上面了。这并不难理解。在改变了背景体验的情况下，表象的体验特征变得跟知觉的体验特征无法区别，主体此时便把表象误看成是知觉。这是幻觉的第一种情况。

与前引 Jaspers 所述的知觉的 6 个特征相比较，可以看出表象与知觉大不相同。一般地说。表象的鲜明性、生动性、具体细节和清晰性等都远不及知觉。同时，主体体验到，表象与意志有关，甚至是意志的直接产物，例如回忆和想象所引起的表象，所有这一切，都是以体验作为区别表象和知觉的标准的。

体验这个标准不是没有用，更不是不能用，对于健康人来说，在日常生活的绝大多数场合下，用体验这个标准来区别表象和知觉是够用的，也是可靠的。但有时候就不行。例如，你坐在房子里正在以迫切的心情期待着好友的来访，忽然听到叫你名字的声音。这时，光凭听声音时的体验就往往难以确定，究竟是表象还是知觉。内省不解决问题，很自然地会驱使你走出屋子去看一看，问一问在外面活动的人。很快你就弄清楚了，刚才听到有人呼唤你的名字并不是知觉，而是期待心理唤起的表象——心因性幻觉。

只要一个人还能够也愿意采用社会标准和（或）行动去区分表象和知觉，那么，在这一方面，这个人就还没有精神障碍，或者充其量只是处于边缘状态，而没有达到精神病的程度。这里的边缘状态指的是，病人虽长期有幻觉，但总的说来他对幻觉持怀疑态度，而确信只是短暂即逝的，尽管反复出现。典型的病例是幻听与援引观念密切相关的，所听到的只是个别单词和总的意思，言语细节听得并不清楚，病人不能逐字复述任何一个句子。

以上是幻觉的第二种情况，把幻觉误以为是知觉的情况是短暂即逝的。

精神病理学上的分歧主要发生在下面要讨论的第三种情况，尤其是精神分裂症的幻觉。

典型的情况是，病人安静地坐在一间房子里，意识清晰。他听见隔墙东边有人在说话，同时还听见隔墙西边也有人在说话，但是他能够区别，来自东边的是知觉，来自西边的是幻觉。病人也许还不知道幻觉这个术语，他就会说，来自东边的是普通的声音，别人同样也能听得见，而来自西边的却是一种特殊的声音，只有他能听得见，别人听不见。值得追究的是，病人怎么知道别人听不见呢？不论病人对此作出什么解释，也绝不能迷惑有批判性的头脑。我们一下子就会抓住要害：病人的体验使他能够将幻觉区别于知觉。没有不同于知觉的体验，病人就不可避免地会把幻觉和知觉混为一谈。精神科医生对此已经如此熟悉，以至于每次都询问幻听病人："还听见有人说话吗？"虽然不指明所问的是幻听，却毫不担心病人会误解。这就很明显，假如在确信客体作用于感官引起即时感性反映这一点上，幻觉与知觉完全一样，病人又怎么能够将幻觉与知觉区别得一清二楚呢？

急性发作中幻听刚出现时，病人照例惶惑不安。甚至陷于惊恐状态。病人对幻听的内容信以为真，却无法确定声音的性质和来源，甚至无法证实声音系来源于外在世界，这当然要使人惶惑不安。正如大家所熟知的，没有什么比不知道来源和性质的危险更加使人不安了。病人对幻觉的解释，只不过是人的社会性的一种体现。在过去，病人照例用鬼神巫术之类来解释，而在今天，幻觉往往被解释为科学最新成就的一种应用。一旦有了解释，有了确定的想法，不安随即褪色，甚至消失，病人也就不再理会幻觉与知觉的区别了。但是这种区别依然存在。尤其是在医生向病人灌输了幻觉一类的术语后，幻觉与知觉的区别就变得更加简单而明确，尽管病人对幻觉内容的"真"仍然坚信不疑。

Mayer-Gross 曾指出，青春型精神分裂症的典型病例起病十分缓慢，在相当长一段时期里没有幻觉，而后来则几乎无一病人没有幻觉，且幻觉与思维障碍密切相关联。

其实，所有缓慢起病的精神分裂症都差不多，幻觉一般不出现在初期或早期。换言之，幻觉照例是在情感、思维等已经有了障碍的条件下发生的。

精神分裂症幻听的典型特点之一是，病人对显然荒谬的幻听内容信以为真，病人对命令性幻听的无理要求立即照办，这当然只能用情感思维等的障碍来解释，另一方面，病人一旦对幻听内容持批判态度，他误以为幻觉是知觉的确信就十有八九随之而动摇，尽管表象鲜明生动的程度不减当初。

可以把精神分裂症幻觉发生的病理心理过程称之为表象的知觉化。这一过程的逻辑次序是，病人对表象的内容信以为真，而要维持这种确信，就必须强化表象使它的体验特征趋近知觉，以分享知觉所固有的确信。换言之，病人对"真"的确信在逻辑上居先，而对"实"的确信在逻辑上居后，尽管在事实上两者往往同时发生或难以分辨出先后来。E. Bleuler 认为，精神分裂症的原发性障碍是联想障碍、情感淡漠、自闭性（autism）、脱离现实（dereism）等，仅就幻觉而言，这是很有道理的。

Mayer-Gross 在讨论精神分裂症的幻觉时谈到，许多作者（P. Schilder，J. Berze，C. Schneider，P. Schroeder）否认这种幻觉具有"感觉性（sensory nature）"。Mayer-Gross 本人不同意这一点，他举了一个病例用以说明幻觉可以具有多么突出的"感觉性"。病人租了一条船，动身到瑞士诸湖之一去，目的只是为了向自己证明他的幻觉并非出于他的想象。其实，这个病例举得并不妙。如果幻觉内容是真的，那么病人这样劳民伤财就只表明幻觉缺乏"感觉性"，否则，根本用不着。理性上的"真"是不需要什么感性材料去证明的。如果幻觉内容是伪的，那么病人即使跑遍瑞士所有的湖也不会动摇他对伪命题的确信，因为对伪命题的确信只是表明病人有情感、思维等方面的障碍，而不在于似乎缺乏感性材料方面的证据。

Mayer-Gross 和 Jaspers 一样，囿于按病人的体验来区别表象和知觉，这就决定了他们必然要跟着精神病病人走，把幻觉这种表象误以为是知觉。这是现象学派的一个悲剧。

如果扔掉现象学，幻觉不是知觉而是表象，那就再清楚不过了。病人可以通过知觉学习新东西，但是病人从幻觉学到任何新东西的事情，过去从来没有过，将来也不会有。超出病人经验和知识范围以外的事不可能在幻觉中出现。一位从美国回来的留学生有幻听，老听见洋人用英文骂她，不懂英文的人不可能有这样的幻听。同一客体在同一瞬间只能唤起一种知觉，这就足以说明，功能性幻听只能是表象，其他如假性幻觉、入睡前幻觉等，其表象性质更明显。弄清楚了真性幻觉的表象性质，其他幻觉就无须再费口舌了。

最后，总起来说几句。幻觉是一种主体误以为是知觉的表象。正常人和边缘状态者尽管可以在短时间内把幻觉这种表象误当成是知觉，他们一旦采用社会标准去检查，幻觉的表象性质就会暴露出来。有意识障碍的人，由于不能将表象的体验特征区别于知觉的体验特征，倾向于把生动的表象误当做知觉——幻觉。对于意识清晰的精神病病人来说，把幻觉这种表象视为知觉，是感觉—知觉—表象这个领域以外的精神障碍造成的。换言之，在意识清晰状态下，幻觉是一种继发性症状。在精神病理学领域里，把幻觉定义为一种知觉，不是中了唯心主义的毒，就是搬用精神病病人的错误判断的结果。设身处地地深入到精神病病人的内心世界里去，这无疑是必要的。可是，我们不但要进得去，还必须出得来，否则结局是不妙的。

参考文献

[1] Esquirol J E. Des maladies mentales. Vol. 1. Paris，1938：159. 转引自 B. AГиляровский，Учеийе О ГАЛЛЮЧИНЛЧИЯХ，МОСКВА，1949：3.

[2] Jaspers K. General Psychopathology (translated by Hoenig J，et al). Chicago：the University of Chicago Press, 1963：66，69.

[3] Shepherd M，et al. General Psychopathology，Handbook of Psychiatry. Vol Ⅰ. Cambridge，1983：60.

[4] Vingoe F J. Clinical Psychology and Medicine. Oxford，1981：177.

[5] Trethowan W H. Psychiatry. London：Bailliere Tindall, 1979：22.

[6] Mayer-Gross W，et al. Clinical Psychiatry. London：Cassell, 1955：238，244，246.

[7] Bleuler E. Textbook of Psychiatry (transl. by Brill AA). New York：MacMillan, 1924.

错　　觉

一、从物理学标准看错觉

心理学传统地将运动知觉分为两类：目视运动（apparent motion）和真实运动（real motion）。目视运动有 4 种：

1. 运动的后效：Purkinje（1820）描述了看到的和身体感到的运动的各种后效。举一个实验例：在观察者面前旋转一个盘子，显出螺旋的图形，看去螺纹在扩大或缩小。注视片刻后转而注视另一静止图形，观察者感到这个静止图形在动。

2. 诱发运动：凡是见过月亮在云丛中穿行的人都熟悉这种目视运动，实际上是云在动。月亮虽然也在动，但正像钟面上的时针一样，短时间是看不出来的。Dunker（1929）在实验室里使受试者产生了目视运动。

3. 自运动效应：在暗室里看一个静止的发光点，几秒中就觉得它在不规则地跳动。运动的范围和方向受许多因素的影响，包括姿势、期待心理和暗示等，但具有这方面的知识并不能使目视运动消失。

4. 动景运动（stroboscopic motion）：电影银幕上人物的运动是一系列不连续的静止图像的刺激在人脑里画出的轨迹。物理学家 Faraday（1831）早就认识到了这一点，他发明了"动景器"，一系列静止图形连续快速呈现可以引起目视运动。这种效应普遍地被视为一种错觉。即动景错觉（stroboscopic illusion），并且围绕着它的发生机制有过热烈的争论。S. Exner（1875）认为，运动知觉的神经基础学说必须包括各种错觉性运动。这个观点为 Wertheimer 所发展，他关于目视运动的著名研究导致完形心理学〔亦译为格式塔心理学（Gestalt psychology）〕的诞生。

按照目前仍然流行的观点，目视运动都是错觉。这种区别错觉和其他知觉的标准是物理学的，但是正是这个标准大有文章。

眼球被动运动可以引起目视运动。这很容易试验：隔着眼皮用手指轻轻推动眼球，我们就会感到眼前的东西在动。从物理学的相对性原理看来，这跟地球绕着太阳运行而我们看见太阳在动是等价的。然而，心理学家根据传统公认，我们看得见太阳升起和落下不算错觉。根据运动的相对性原理，眼球位置有变化等价于视野里东西有运动。因此正常情况下眼球随意运动时我们看不出客体在运动，从物理学看来，应该是错误的知觉，可见，知觉的正确与错误之分并非易事，我们甚至可以说，两者之间并没有清楚的界限。目视运动实际上只是真实运动的一种形式。

凡是错觉都是错误的。但这只是事情的一个方面，另一方面是，并非所有错误的知觉都是错觉。

心理学的许多概念有着漫长历史，它们来自亿万人民的生活而有着深刻的社会基础，因而背着沉重的传统的包袱，这些概念具有常识的性质，而欠缺科学的严谨性。错觉只是其中之一而已，确定错觉始终有两个性质根本不同的标准，一个是物理学的，另一个则是老百姓的利害标准，常识的利害观。简言之，只有那些不好的错误知觉才被认为错觉。可见，错觉是一个异质范畴。正因为如此，关于错觉，不可能有严格逻辑的定义，也不可能有统一的科学理论。

二、从生物的演化看错觉

N. Tinbergen 的研究发现，棘鱼（stickelback）对红色产生攻击反应（作为竞争者来犯的棘鱼显示红色的咽部），而其求偶反应的刺激是雌鱼的大肚皮（大量鱼卵成熟的结果）。

第一次产卵的火鸡把一切吱吱的叫声都当做它的子女而产生相应的母亲行为。听觉破坏坏了的火鸡由于缺乏必要的刺激引起它的母亲行为，以至于把小火鸡几乎都杀死了。

未交尾过的雌蛾产生一种特殊的化学物质，可以把一英里外的雄蛾引诱到身边来。

基于上述一类的事实，动物行为学（ethology）发展了符号刺激的概念。符号刺激只是客体的一小部分或一个方面，它作用于动物可以引起一系列通常是高度特殊化的行为，显然有重大的生物适应价值。当然，它有时也犯错误。例如，一瓣红花掉入水中引起棘鱼的攻击反应，这显然是徒劳的。本能所保证的是在一定自然条件下最大概率的成功，少数错误对种族的繁衍是无关宏旨的。

能够引起特定的行为反应的符号可以不止一种。守卫的蜜蜂对其他窝的蜜蜂入侵的辨认，部分地靠颜色，部分地靠蜜蜂的飞舞模式，一小团棕色毛线团无效，如果晃动白色毛线团以模拟蜂的飞舞，则可以引起攻击反应，舞动棕色毛线团可引起较强烈的攻击反应。两种不同的刺激同时作用使动物的反应增强，这种异质总和作用（heterogeneous summation）跟 Sherrington 研究反射时提出的总和作用不同，后者只限于同一性质的刺激。

符号刺激的异质总和可以视为知觉的萌芽形式。从演化的观点看，人的知觉已经经历了亿万年的发展。"可是，人来源于动物界这一事实已经决定人永远不能摆脱兽性，所以问题永远只能在于摆脱得多些或少些，在兽性或人性的程度上的差异（见恩格斯著，《反杜林论》，人民出版社，1970 年版，第 98 页）。"

五斗柜上放着一盘苹果，色泽鲜艳，个子也大，简直令人垂涎。伸手一拿才知道受骗了，原来是蜡做的。苹果有许多属性，视觉反映的颜色形状等只是其中的一部分，但知觉却以偏概全，这跟动物对符号刺激的反应是一脉相承的。知觉的以偏概全是它的根本特征之一，这正是它的优点或长处，当然也包含着它的短处和缺点。知觉是高效率的和非常经济的。但是效率和安全是互相矛盾的。因此，即使错觉造成了失败也不应该抱怨知觉不完善。假使你想百分之百安全，势必严重降低了它的效率。拿苹果来说，那就只有把它吃到肚里以后再形成苹果的知觉，才是安全的。这样，眼看、手拿、鼻子嗅都不足以形成苹果的知觉，效率也就降低到了危险的水平——这样的"人类"大概早就灭种了。有所得，就有所失，想不付代价而有所得，这是从来也没有的事。

知觉是一种选择的过程。窗外有一棵树，我一眼看去就认出它是一棵枝叶茂盛的杨树，这个知觉既不同于任何光秃秃的树的知觉，也不同于松柏杉柳或任何其他树的知觉。然而，我没有也不可能看清一棵树的所有细节。选择意味着，知觉对客体的属性不是一视同仁的，有的重视，有的轻视，还有的就完全忽略不顾。正是在选择这个根本特征上，错觉和其他知觉是完全相同的。当中枢神经广泛地高度兴奋时（如某些精神病状态和药物中毒等），选择作用显著下降，平时忽略的许多细节显得突出起来，但知觉并不因此而更完善，恰巧相反，病人的知觉映象变得不清楚了，或者病人感到知觉不真实。

三、错觉的功过

刚才提到错觉有两个标准：一是物理学的，即错误地反映了物理的实在；另一个是常识的利害标准，即错觉是不好的或有害的。这需要进一步说明。

严格地说，我们不能一味地说错觉不好。

看见银幕上的人在运动，这是正确的还是错误的知觉？既正确又错误！说正确，是因为两秒钟前那位男主角还在银幕的左侧，现在他却到了银幕的右侧，这种位移不是运动是什么？说错误，是因为我们把实际上不连续的像看成为连续的了。可见，不论知觉把运动看成是连续的还是不连续的，都是既正确的又错误的。责怪错觉不正确，从某种意义上说，是出于对知觉的性质缺乏认识，假如知觉完美无缺，我们还要理性做什么呢？

就算电影运动知觉是错误的，这种错误可大有好处——娱乐，文艺欣赏，交流情报，宣传教育，等等。根据传统，人们遂不把它叫做错觉。

文艺复兴时期的艺术巨匠运用透视的原理使人们对二维的图形产生三维的"错觉"。事实上，谁也不愿意把艺术珍品之美的享受叫做错觉。即使是理智主义的科学家也不能不倾听传统和老百姓的呼声，说到底，科学跳不出社会文化的框框。也许，只有当你被透视原理所愚弄，把地板上的特殊图案看成是三维的，因而摔了一跤大声呼痛不已的时候，你把这种知觉称之为错觉，才会得到人们的支持。实际上这两者是相同性质的知觉。只是一个引起美感，一个引起痛觉，便给它们取了两个不同的名字：正确的知觉和错觉。显然，这是逻辑和理论思维以外的事。

错觉和知觉的关系正像遗忘和记忆的关系一样。"善于记忆者必善于遗忘"，岩石没有遗忘，这使它成为地质学家忠实的顾问，我们因此也就不认为岩石有记忆。周围的一切变化毫无选择地按理化规律作用于岩石而保留下亿万年的痕迹，这不是记忆。同样，镜子里的像忠实地反映了它前面的物理实在，这也不是知觉。没有遗忘，便没有记忆。没有错觉，便没有知觉。知觉的有效性是以一定概率的错觉作为代价的，错觉因而体现了知觉的全部根本特征。我们可以说，错觉的最大功绩是它保证了知觉的高效率。

四、错觉举例

错觉和知觉一样，是很复杂的心理过程，受许多心理内的和心理外的因素的影响。错觉包括多种不同结构的类型，形成的机制各异，例如某些几何光学错觉主要是常性效应、动深效应等的产物。

有人发现，反复试验使错觉逐渐消退，这叫做 Müller-Lyer 效应。这种错觉消退发生在缺乏关于结果的知识的条件下，所以与一般学习不同，一般被笼统称之为习惯化过程，其中涉及知觉在反复进行中趋向完善。因此很有可能，错觉消退是知觉的本性所决定的。

有些错误主要涉及适应和对比。生而盲目的人触觉发达，敏锐精确，同时，他们的触觉较之一般人更强烈地倾向于错觉。前面提到的有所得就有所失，这是一个很好的例子。在木板上造成一个曲率小的浅凹面，让受试者在上面来回摸几次，然后再让他摸平面，他会觉得平面是突起来的，盲人较常人更突出。所谓图形后效（figural after-effect）的性质与此差不多。

Wundt 曾设计过一个很简单的图形：两根直线，一竖一横，同样长，像倒写的 T 字。人们倾向于把竖线看得要长一些。Wundt 似乎并未提出什么解释。作者认为，这可能与下述的事实密切有关：人的跳高能力不及跳远，能跳过两米的全世界也寥寥无几，而跳远超过 3 米的人则比比皆是。人是地面上生活的，在漫长的岁月里，空间一直是个禁区。有趣的是，von Allesch（1931）发现，狐猴与人相反，对横线的长度较之竖线估计过长。假如作者的想法不错，鸟类应该有比狐猴更夸大的错觉，可惜作者没有见到有这方面的实验报告。

所谓二童辩日的故事，大概始见于汉朝的文献。故事大致如次：一个孩子说，早晨阳光弱，中午阳光强，可见，中午的太阳离地较近。另一个孩子说，不然，早晨太阳大，中午太阳小，说明早晨太阳离地近。两人争论不决，一同去找孔子，孔子瞠目不知所对。中午太阳比早晨光强而热，可用辐射与地面的角度解释，实际上，日地距离一天之中不会有什么变化。为什么中午太阳小呢？西方也有类似的问题，叫做月亮错觉。这个现象古代已发现，但直到 20世纪才作出令人满意的解释。E. Schur（1925）在实验室天空用人造月亮做实验得出了很重要的发现。E. G. Boring（1943）对此有详细的文献综述，解释很简单。物体在天顶上看上去显得变小了，这一现象发生的必要而充分的条件是视物的特殊角度，眼球在眼眶里的特殊位置。月亮错觉很重要，它表明，有这样的错觉，它产生的必要而充分的条件是一种简单的生理状态。所谓心理错觉处于月亮错觉对立的另一极端，机制复杂且根本不同，任何一种强烈的情感状态都可以引起错觉，如期待、恐惧、怀疑、忧郁、过分欣喜等，例子就用不着举了。

有许多因素虽不是引起错觉的决定性因素，却常常是错觉产生的重要条件。外在因素有：照明不好、特殊的照明、声音嘈杂等。身体方面的因素有：疲劳、衰弱等。

两种情况，错觉很难区别于幻觉：一是意识不清晰（不论是生理的还是病理的），一是对身体内部的错觉或幻觉。

对一个客体的错觉往往并不限于该客体的知觉，照例涉及周围其他客体或背景的知觉。看错人和听错话照例发生在一定的环境条件下。富人戴铜戒指，会被人看成是金的，而穷人即使戴金戒指也会被人看成是铜的。这并不只是揭露了人们的势利眼，它蕴含着适用于错觉的一般规律。一般人不会把大便池里的稀便看成是芝麻酱。如果有人坚信这样的错觉，那就值得怀疑，他是否患有精神分裂症。精神分裂症的错觉特征在于它与环境很不协调，也就是显得十分古怪。作者见过这样一个例子。明明是两个人在下跳棋，只是由于跳棋子像一种特殊的糖果，这位精神分裂症病人跑过来拿起一颗跳棋子就往嘴里丢。

甲乙两事物相似。而在一个人的生活中，甲出现的频率远远高于乙出现的频率。他便倾向于把乙错看成或错听成是甲。作者建议把这种错觉叫做概率错觉。最典型的例子是某些关于语言文字的错觉。把"病入膏肓"误认为"病入膏盲"，把"棘手"误认为"辣手"，很可能是如此。当然把"酗酒"错读成"凶酒"不是错觉。由于人们的生活经验不同，张三和李四可以有恰巧相反的错觉。对于一个文化水平高的人，如果书上错印成"病入膏盲"，他很可能看成是"病入膏肓"。有这样的实验：受试的说英语的人把速视器上的 taldum powcer（实际上没有这个词）看成是 talcum powder（滑石粉）。

把外面的呼唤声错听成叫自己的名字可能是期待心情作祟，如等待来访的朋友，但也可以没有什么期待，这就最好用概率来解释：一个人所听到过的呼唤声中，自己的名字出现的频率远高于其他任何一个名字。

最后附带提一些有关的现象和问题。

沈复在《浮生六记》里有一段关于童年的回忆：夏天，他故意留些蚊子在帐里，然后朝蚊子喷烟，"果然鹤唳云端，怡然称快"。尽管沈复童年时富于想象，但他还是知道那是蚊子和烟，而不是白鹤和云彩。错觉是知觉的一种形式，它具有知觉所固有的确信，既然当事人知道歪曲系源于想象，也就不成为错觉。有人把 pareidolia 译为幻想性错觉，其实并不一定是错觉。

关于错觉的理论问题再提两点。

通常我们只把一个事物误认为跟它有一定程度相似的另一事物。我们不会把一盏灯看成一本书，也不会把婴儿啼哭声听成是说英文，因为相似的程度太低。相似性很高的两个事物被视为同一。例如，一个人头发长些或剪短些，脸变胖些或瘦些，仍被视为同一个人。相似性的知觉与错觉密切相关，而前者是知觉理论的一个基本问题。E. Mach（1886）曾指出，几何上的相似并不一定与视觉中的相似是统一的，因为我们不能根据刺激的物理性质预言，一些什么样式会被感知为相似的。一张照片和它的原型——一个活生生的人这两者之间有什么共同之点呢？这很不容易回答。也许，轮廓没有变，但为什么底片上往往辨认不出来呢？甚至，只要把照片倒过来看，即使是熟悉的人也难以辨认，许多线索提示，知觉中的相似在很大程度上取决于习惯，而知觉的习惯往往只是社会对个人心理制约性的一种表现形式罢了。由此亦可知，错觉有许多类型是社会制约的，它们是社会要求的副产品。

前面提到过，知觉是高效率的，但确定知觉的有效性有两个不同的标准，一个是生物学标准，一个是社会标准，对竖线长度的估计大于对横线的估计，这很可能有生物学的适应价值，但对社会适应来说则似乎没有什么用处。"从军二十年，不知木兰是女郎。"这种错误对生物学的适应是不利的，假如我们有飞蛾对异性气味那样敏感的知觉，那么，不论怎么化装都不会造成错觉，但这样一来，任何一种婚姻制度恐怕也难以维持了。

———————

作者注：这是 10 年前写的一篇笔记的修改压缩稿，由于条件限制，文献只好从略。

意 识 障 碍

一、意识障碍的概念

意识障碍是与意识清晰相对而言的，两者都是心理状态，是一切心理活动或过程的背景。这里，我们区别了心理的两个方面：一是活动或过程，一是状态。任何心理活动或过程总是在作为背景的某种意识状态下进行的。意识清晰是各种心理活动有效进行的必要条件之一。意识障碍时心理活动的有效性病理地低下。没有意识障碍就是意识清晰，但意识清晰并不等于精神正常；因为没有意识障碍的人完全可以有其他精神症状。

严格地说，并没有检查意识障碍本身的方法。借助于有关心理活动的表现，我们才能推断一个人究竟有没有意识障碍。

心理活动的效率在很大程度上取决于注意的主动性、注意最适宜的集中、相对稳定以及必要的灵活性。注意在这些方面的病理改变构成意识障碍的基本特征之一，且注意的广度一般多变小。

在意识障碍状态下，感知觉总是有病理改变的。此时，感知觉的改变是普遍性的，也就是不限于某一种感知觉而是涉及所有的感觉形态，如视觉、听觉、触觉等。特征性的基本病理改变是，对刺激的敏感性降低（刺激阈或感觉阈增高），反应的速度减慢，映象的鲜明生动性、清晰性和准确性削弱。而同时，对刺激的耐受阈降低。

记忆是最基本的心理活动之一。在意识障碍状态下，记忆毫无例外地发生病理改变。和感知觉一样，记忆的改变也是普遍性的，即短期记忆和长期记忆等都发生病理改变。尤其是即时回忆（immediate recollection）显著减退。

注意、感知觉和记忆的上述病理改变乃是意识障碍最重要的特征。

意识障碍是心理背景的病理改变，而不是心理过程及其成果的破坏或丧失。因此，意识障碍一旦消失，各种心理活动及其成果照例迅速恢复原状。

由于在意识障碍当时，经验的记忆发生了改变；所以意识障碍消失后，照

本文原载于《内科学讲座》(第 10 卷第 8 章). 刘昌永主编. 北京：人民卫生出版社，1983年 5 月，46—50 页

例对这一段时期的经验有不同程度的遗忘，病人只能回忆起一些片段，或者完全不能回忆。因此，必须区别遗忘的两种截然不同的临床含义：一是遗忘出现时有精神障碍（如意识障碍当时的遗忘）；另一是遗忘出现在精神正常时，只是遗忘的内容涉及有精神障碍的过去某一段时间（如意识清晰后不能回忆意识障碍当时的经验）。

毫无疑问，在意识障碍的背景下，思维、情感和意志等心理活动过程也都有病理改变，但这些心理过程的改变，一般地说较少特征性。也就是说，我们几乎不能根据思维、情感和意志的改变而推断一个人有无意识障碍。然而，我们也不能说，思维、情感和意志等心理过程的改变对确定有没有意识障碍毫无价值。如果结合注意、感知觉和记忆的特征性改变一起考虑，其他任何心理活动的病理改变对判断有无意识障碍都有一定的价值。例如，基于大量现实感性材料进行的合乎逻辑的思维活动，就是否定意识障碍的强有力的证据。

不妨把心理分为 4 个方面来考察：①心理活动或过程；②心理状态；③心理能力；④心理特性。显然，精神发育不全主要是心理能力的缺陷；精神病态人格主要是心理特性的病理变异。意识障碍是一种病理的心理状态，因此心理活动、能力和特性（如气质、性格等）在意识障碍消失以后跟意识障碍发生以前相比并没有什么不同。

二、意识障碍的临床

应该采用什么标准和方法确定有无意识障碍？这个问题的解答主要取决于医生对意识障碍的心理学的理解。

举一个例子：意识障碍病人照例有定向障碍，但定向障碍完全可以见之于意识清晰；因此必须对病人的定向障碍进行分析。如果定向障碍与内向性（autism）、退缩（withdrawal）和情感淡漠等密切相关而不伴有感知觉的一般性削弱，那就不是意识障碍的特征。

意识障碍与意识清晰构成一个连续统。两者互相过渡，其间存在着量的差别但没有截然的分界线。轻微的意识障碍是临床诊断上的一个难题，加之意识障碍的深浅往往有波动，更增添了检查和判断上的困难。短暂的意识障碍使医生来不及检查就已经成为过去。意识清晰后病人对当时体验的追述往往提供极有价值的情报，但对这种病人的精神检查谈话特别需要技巧。不要把病人的回忆跟检查者的暗示和启发混为一谈，这在司法精神病学鉴定时尤其重要。按理说，病人对意识障碍时经验的回忆，总是随时间的推移而减少，就像人们醒后对梦境的回忆一样；但若反复询问病人，病人可能愈来愈能"回忆"较多。

　　有意识障碍的病人往往不合作，不容易接触，而确定不合作、不容易接触的病人有无意识障碍又十分重要，故检查方法应机动灵活，不可拘泥。为了比较不同时间病人意识障碍的深浅变化，检查的项目必须保持不变。

　　意识障碍有多种不同的表现形式，文献中术语很多，颇不统一。这里只讨论少数公认的形式。

　　按意识的清晰度或水平可以区分出多种不同深浅的意识障碍。我们建议使用普遍公认和含义最广的两个术语：意识混浊（clouding of consciousness）和昏迷（coma）。从最轻微的意识障碍一直到昏迷都叫做意识混浊。昏迷也有深浅之分。深昏迷容易获得医生们诊断上的一致。病人究竟是浅昏迷还是深混浊，这往往是个命名问题，实质性的问题最好用详细客观的描述来解决。

　　一般谈论意识障碍多限于意识不清晰，即感知的敏感性降低等，但确实有一种过分"清晰"的意识障碍，可以统称之为过度觉醒状态（overwakefulness）。过犹不及，都是病态。较常见而典型的病理见于慢性酒精或安眠药等中毒突然停服后 24 小时左右出现的脱瘾状态：一般性感觉过敏（感觉阈降低），注意力不集中，惶恐、紧张、焦虑不安，易产生惊跳反应（startle reaction），可有思想云集，知觉一下子摄入很多的客体，好奇心增强等。这种状态一般持续时间比较短。

　　朦胧状态（twilight state）的特点是：意识范围狭窄而固定不变。在此狭窄范围内，可有相对正常的感知觉以及协调、连贯的复杂行为。不妨用一个比喻来说明：意识混浊相当于整个舞台照明不良；而意识朦胧相当于用聚光灯照射舞台的一小部分，其余大部分则处于黑暗之中。意识朦胧的病人一般不说话，偶有言语亦带有独白性质，对别人的询问则瞠目结舌或干脆不理睬。病人的行为在别人看来似乎有计划、有目的，但给人一种旁若无人的印象，与周围环境不协调。意识清晰后有完全的遗忘。典型的朦胧状态见于癫痫。

　　混浊、昏迷、过度觉醒和朦胧是意识障碍的 4 种基本形式。临床家所描述的其他各种意识障碍都是上述四者的变异。睡眠中出现的以一系列复杂行为（如汲水做饭）为主要表现的朦胧状态，叫做睡行症（somnambulism）。具有丰富的幻觉、错觉（以视觉为主，多为令人恐怖的内容）的混浊状态，叫做谵妄（delirium）。心理活动（言语和观念内容的，动作行为方面的）片断不连贯突出的混浊状态，叫做意识错乱或精神错乱（confusion or acute confusional state）。意识障碍时病人有丰富的感性体验，且体验带有情景性，犹如电影中的蒙太奇或舞台表演的一个片段，叫做梦样状态（dreamy state or oneiroid state）。以自我意识或人格意识的戏剧性改变为特征的梦样状态见之于歇斯底里。癫痫的先兆是一种很特殊的意识障碍，为时很短暂（只有若干秒），照例以大发作告终。此时感知觉完全被切断，病人有某种强烈的体验（可以是简单的感性形象体验，也可以有复杂的观念内容，一般伴有浓郁的情感色彩），且事后留下深刻的印象，经久不忘。

确定有无意识障碍及其类型具有重大的诊断价值。对于每一个病人，医生都必须仔细观察以判断他处于何种意识状态。

意识障碍是一种可逆的改变，它持续的时间一般不长。

从疾病分类学的角度来说，意识障碍可以区分为两大类：①感染、中毒、外伤、血管意外等器质性原因引起的意识障碍；②激情爆发或急剧精神创伤引起的意识障碍，一般发生在精神病态或多少偏离常态的人格。

急性起病或呈发作时相的精神分裂症可有意识障碍，其机制尚不清楚。躁狂性兴奋十分严重时也可有意识障碍（所谓谵妄性躁狂），但这种病例现在很少见。

同一症状出现于意识障碍或意识清晰的背景下，诊断和预后的价值迥然不同。例如，意识障碍伴发的幻听，没有特殊诊断价值，它照例随着意识清晰而消失；反之，意识清晰的背景下出现的幻听却是一种严重的情况，应该考虑到精神分裂症的可能。智力测验成绩很差是意识障碍必有的表现，但这并无诊断价值；因为一旦意识清晰，智力也就迅速恢复。如果病人意识清晰、智力测验成绩很差，则标志着可能有不可逆的痴呆。急性或亚急性起病的老年人其所以诊断困难，往往在于不可逆的智力缺损出现在可逆的意识障碍背景下，后者使前者恶化。此时，要判断意识清晰后智力将有何种程度的好转，这对医生是一个严峻的考验。有时，由于医生未能查出原来确实存在的意识障碍，病人痴呆逐渐好转会使他感到惊讶。传染性脑炎和中毒性脑病可以引起3种不同的精神病理变化：①急性意识障碍，可逆；②不可逆的智力缺损；③临床相介于两者之间，没有意识障碍，智力低下本质上是功能性的，但恢复缓慢，通常要好几个月甚至1年以上才能完全恢复。功能性智力削弱的特征是心理功能的易衰竭性。这表现在每次检查开始时智力较好；而检查时间一长，智力便愈来愈差，甚至变得跟意识障碍很难区别。

三、意识障碍的生物学

脑的正常功能活动需要两种能量：一种来源于血液，供给脑细胞以氧、葡萄糖等，依靠这种能源，脑细胞才能活下去，但是只有血源性能量，脑细胞还是不能工作；另一种能来源于感受器，也就是感受器受刺激产生的传入神经脉冲,尤其是来自骨骼肌的牵张感受器的脉冲。

如果设法断绝一个人的感觉刺激,就会造成神经脉冲传入的急性匮乏,意识状态就会发生显著变化。已经有人做了不少所谓感觉剥夺(sensory deprivation)的实验。方法之一是把受试者浸泡在温水池中,受试者带潜水面罩以获得氧气供应,身体在水里可以自由活动,但重力刺激被水的浮力所抵消,又不受温度变化的影响。受试者很快就不知道自己究竟是头朝上还是脚朝天,他什么也感觉不到,只觉得全身松弛,很快便入睡。不久醒过来,感到思想混乱,思维带有强制性和反复兜圈子,幻觉和思想无法区分,定向力消失。可见,缺乏传入感觉神经脉冲可导致意识障碍。

20 世纪 50 年代初就已经证实,上行网状激活系统(ascending reticular activating system,ARAS)对维持意识清晰起着重要作用。ARAS 从延髓一直延伸到丘脑,各种感觉传导通路都有侧支进入其中。ARAS 将感受的传入神经脉冲,通过非特异性投射纤维弥散地投射到大脑皮质各区。实验以及临床和病理观察表明,ARAS 受损害时出现意识障碍。

边缘系统和意识障碍也有关,例如内侧边缘回路与 ARAS 有密切联系。

大脑皮质对维持意识清晰是必要的,但癫痫病人在部分脑皮质切除术后,意识清晰不受影响。据记载,巴斯德(Lewis Pasteur)在脑出血造成非优势半球很大部分破坏后仍完成了若干重大的科学研究工作;以至于有人说,巴斯德的某些研究是半个脑子完成的。可见,并不存在专管意识的皮质区或中枢。

清晰的知觉有赖于运动系统活动的参与。这是现代有关知觉的新理论,是古典理论中所没有的。

早在 20 世纪 30 年代就发现,大脑有离心的感觉纤维,但当时并不知道它们的作用。后来,电生理学研究发现,在注意和选择性感知的时候,大脑皮质一定区域(如视皮质、听皮质、体感觉皮质等)和相应的中间站(如外侧膝状体、内侧膝状体、视丘的体感觉核等)之间存在着环形通路,神经脉冲在环形通路里运行起着使感知映象加强和清晰化的重要作用。以视觉为例,我们开始注视时,传入脉冲只能形成不清晰的映象,接着皮质通过反馈线路使传入脉冲加强,同时通过运动系统反馈地调节眼球的运动和瞳孔的大小,使知觉映象变得清晰。

在理论上更重要的是,在脑内有从运动系统走向感觉系统的侧支放电。由于有这种神经脉冲,运动活动及其习惯或经验便成为清晰知觉映象形成过程中的一环。换言之,任何一种感官的知觉模式都有运动模式参与其中。例如,我们说话的习惯在很大程度上决定着我们的言语听觉。

可见，意识清晰和意识障碍的生物学机制，绝不只是感觉脉冲传入个别脑区或中枢的问题，这里涉及复杂的反馈线路和若干系统的协同活动。

意识障碍的发病机制，从一个角度可以区分为两种：血源性能量（氧和葡萄糖等）供应不足和神经能量（来自本体感受器的和来自 ARAS 的神经脉冲）供应不足。从另一个角度可以区分为两种：广泛的脑细胞功能破坏或功能低下，某一系统中某一节段的细胞破坏或功能低下。

歇 斯 底 里

歇斯底里一词在精神病学文献中有两个意思：①指一种疾病或症状群；②指一种人格。本文只限于第一方面的评述。

一、歇斯底里是不是一种独立的疾病

ICD-9 把歇斯底里列为一种神经症（300.1），又列为一种非特异性反应性精神病：歇斯底里精神病（298.8）。其实，歇斯底里是不是一种独立的疾病，两种相反的意见一直在争论着。这里简单提一下 20 世纪以来几种著名的反对意见。A. Hoche（1902）在论述癫痫与歇斯底里鉴别诊断的专著里指出，歇斯底里不是一种疾病状态（Krankheitsbild），而是一种特殊的气质。他还说，只要体验是够沉重的，任何人都可以发作歇斯底里。R. Gaupp（1911）说："今天这样的呼声在日益高涨：扔掉歇斯底里这个名词和概念吧，根本就没有这么回事，所谓歇斯底里，如果不是人为的和医疗上的产物，那就是各种症状构成的一个杂类，这些症状见之于多种不同的疾病而毫无病理特殊性。"O. Bumke（1925）对神经症进行文献复习时说："过去有一种叫做歇斯底里的疾病，就像疑病症和神经衰弱一样，现在它们消失了，症状群代替了疾病实体。"E. Kraepelin（1927）写道："歇斯底里并不是一个界限清楚的症状群，而是应付情绪紧张的一种特殊方式，它见之于各种极不相同的病理状态，只要病人未能恰当地控制其内心激动就可以有这类表现。"

当代英国精神病学家 E. Slater（1965）也许是最猛烈的反对者了。他说："歇斯底里的所有症候都不是疾病的症候而是健康的症候……被诊断为歇斯底里的病人在医学上没有任何共同的东西……迄今为止还没有任何证据表明诊断为歇斯底里的病人确实不属于随机选择的一群。"这话也许说得有些过火。Slater 做了两个追踪研究（1961，1965）。现将其中之一（1965）作一简单介绍。Slater 共追踪 99 例，他们都是经伦敦神经病学研究生训练医院医生诊断为歇斯底里的病人，平均追踪期为 9 年，12 例死亡，其中 5 例致死的疾病显然早已存在而被误诊为歇斯底里。其余 87 例中有 56 例可以分为数目大致相等

本文原载于《国外医学·精神病学分册》1983 年 68—73 页

的两半：一半病人一开始就有器质性病和歇斯底里两个诊断，也就是说，病人确有器质性症候，同时也有戏剧性行为和对症状的有意识的加工；另一半病人开始时只有歇斯底里一个诊断，后来却出现了器质性病的症候，如癫痫、多发性硬化、三叉神经痛等。估计这些病在诊断歇斯底里时已经开始了。87 例中只有 31 例始终没有任何器质性症候，但最后诊断是各式各样的：2 例精神分裂症，1 例强迫症，7 例反复发作的抑郁症，14 例疑病性人格障碍，7 例转换性歇斯底里。

这个追踪结果是出人意料的，因此有必要参照一下别人的类似研究。

A. Lewis（1966）研究的病人是伦敦摩斯利医院 5 年中诊断的歇斯底里 98 例。追踪 7～12 年。结果：健康无症状而且在工作的 54 例，病情进步的 15 例，无变化的 12 例，恶化的 10 例，死亡 7 例（3 例死于与精神科无关的情况，3 例死于神经系统病，1 例自杀）。大多数未能恢复健康的病人都有人格障碍和社会适应问题。至于最后诊断：8 例有抑郁症且带有强烈的疑病色彩，2 例诊断为精神分裂症而住院，1 例在摔倒后发展为痴呆，其余病例在追踪后诊断没有改变。Lewis 的结论是，歇斯底里的"结局是各式各样的，但并不比一组精神分裂症或抑郁症的追踪结果更为多样"。

Slater 和 Lewis 的病人都来自伦敦，住院时间和追踪时限大致一样，样本大小几乎相等，然而，Slater 的病例只有 8% 保持了单一的歇斯底里诊断，而 Lewis 的病例 80% 歇斯底里诊断不变，两者的追踪结果相差悬殊，不能不使人想到样本之间存在着重要差异。看来，合理的解释是，Slater 的样本来自神经病医院，病例是神经科医生诊断的，Lewis 的样本来自精神病医院，病例是精神科医生诊断的。

Lewis 的追踪研究告诉我们，如果诊断标准订得严格些，歇斯底里的诊断是可以经得起时间考验的。

二、歇斯底里的诊断

F. Alexander（1950）区别了自主或器官神经症与歇斯底里躯体症状之间的不同。从此，自主神经功能障碍的各种症状群一般就不再诊断为歇斯底里了，例如神经性厌食。

DSM-Ⅲ 中的躯体化障碍（somatization disorder）恢复了 Briquet 综合征的病理特殊性。这是 St. Louis 华盛顿大学的精神病学家（S. B. Guze、R. Woodruff 等）在 20 世纪六七十年代中研究的结论。但不少精神病学家（P. Chodoff，W. C. Lewis，1974；R. A. Cleghorn，1969）对于这一综合征的

特殊性和诊断上的独立性表示怀疑。

DSM-Ⅲ关于转换障碍（歇斯底里身体功能障碍）的诊断标准不能说是稳妥的。一般地说，由心理因素诱发、找不到器质性症候及暗示治疗有效，这三者加在一起也不能确定歇斯底里诊断。器质性病的早期完全可以具备这 3 个特点。

A. Ludwig（1972）所描述的歇斯底里临床特征是特异性很高的。可以将其中的 4 个描述如下：

1. 可模拟性：歇斯底里功能障碍所累及的功能都是有可能受意志控制的。这些症状完全可以伪装，除了伪装者的主观状态与歇斯底里不同以外，客观检查上并无两样。

2. 反解剖性：不仅是没有器质性症候，而且症状的表现形式跟解剖学相悖。症状的表现形式体现了外行人的解剖生理观点，如手套形和袜形感觉脱失、管状视野等。

3. 无危险性：症状尽管表面上严重（如高位截瘫），却对一般健康无明显影响。

4. 对病的特殊态度：对别的事很感兴趣，情感生动，可就是对自己的病漠不关心，例如从不主动谈起截瘫，看不出有恢复健康的愿望，如治疗者请失音者练习发音，病人根本不张嘴，尽管他吃饭喝水都行。

还有一个很重要的诊断问题，就是歇斯底里与伪装和各种非歇斯底里心因性障碍的鉴别。这主要涉及下一个问题。

三、什么叫做歇斯底里

一百多年以来，关于歇斯底里的定义大致可以归纳为两大类。

第一种观点：歇斯底里是一种原始性反应。E. Kraepelin（1927）关于歇斯底里的观点可以视为代表，达尔文的演化学说，尤其是他的情绪学说，显然给了 Kraepelin 重大的影响。P. Janet（1907）视歇斯底里症状为意识分离的结果，与 Kraepelin 的基本看法相同。19 世纪强调催眠和暗示作用的各种学说也都属于这类观点。巴甫洛夫的生理学解释，如皮质下释放、第一信号系统相对地占优势、保护性抑制等，也还是强调了某些原始性质的机制。

第二种观点：歇斯底里是一种有目的的反应。Bonhoeffer（1911）可以视为代表。他说得很清楚："在歇斯底里症状中，有一种确定的意志努力，它给人以深刻的印象，这就是歇斯底里的特征。"这种看法在第一次世界大战期间广为流传，因为当时战场上出现了许多歇斯底里反应的病例，给精神科医生提供了大量事实根据。从此以后，这一观点在精神病学领域里一直处于优势地位。F. Fish 的《精神病学纲要》（1978，76 页）干脆把"指向目标的"反应与歇斯底里反应视为同义语。ICD-9 关于歇斯底里的定义如果抽掉"动机"、"心理学上的利益和象征价值"、"无意识的目的"等几个词语，定义就完全瓦解了。这是歇斯底里的目的观点在国际学术界占优势的一个很好例证。

弗洛伊德的精神分析观点本来是属于第一种观点的，因为它强调本能和潜意识冲动在歇斯底里发病中的作用。可是，精神分析文献一直广泛地谈论着所谓神经症的目的性，患病给人以原发性和继发性获益等，这个学说实际上把上述两种观点都兼收并蓄了。当然，应该看到，Bonhoeffer 所说的是意志和意识的目的，而弗洛伊德说的却是潜意识的动机作用，这个区别不容忽视，因为弗洛伊德的潜意识动机作用是无所不在的，精神分裂症和脑器质性症状中也都有它的影响。

W. H. Trethowan（1979）指出了难点所在："有人坚决主张动机对于诊断歇斯底里绝不可少，另一些人反对这种观点，认为强调意识的动机会使歇斯底里与伪装之间的鉴别成为不可能，因此必须假设一个潜意识。"

所谓原始，可以指生物演化史上的低级阶段，也可以指个人发育史上的低级阶段，还可以指社会文化发展史上的低级阶段。显然，视原始为歇斯底里的唯一特征，势必把歇斯底里的范围极度扩大，使歇斯底里诊断流于滥用。事实上，强调被诊断为歇斯底里的病人只是各种症状构成的杂类，和强调只要体验够沉重谁都可以发作歇斯底里的精神病学家，他们关于歇斯底里的概念除了原始性以外，几乎什么别的也没有。但是强调意志努力的参与，强调有意识的动机作用和目的，就在概念上取消了歇斯底里与伪装的差别，而潜意识是现象学以外的一种假设，不能用之于描述性定义。

E. Kretschmer（1926）的研究至少给一部分歇斯底里症状作出了令人满意的解释。因此只要敢于承认迄今还有未被认识的领域，给歇斯底里下定义并不难。可以这样定义：歇斯底里是意识中的目的或意志力量通过现在还不清楚的某种机制发动的原始反应。简单地说，歇斯底里是一种自因性（autogenic）原始反应。如果一个人有想患病的目的但不能发动原始反应，那他就只有伪装才能达到目的。如果没有任何目的意识或意志努力参与其中，原始反应就只是一种心因性反应而不是歇斯底里。总之，目的和原始性两者缺一不可，只有两者齐备才是歇斯底里。这个定义有助于在概念上将歇斯底里区别于伪装和各种非歇斯底里心因性反应，也就有助于防止歇斯底里诊断的滥用。这个定义还有一个好处，就是它给我们指明了一个有待解决的关键问题，而不像包打天下的精神分析学说那样，用"潜意识"、"转换"之类的东西把不清楚的机制都给掩盖了。

四、歇斯底里的机制

歇斯底里的机制也许不止一种，但都还不清楚。

最简单的一种机制可以通俗地称之为习惯，这里指的是随意活动的自动化或意志活动的反射化。E. Kretschmer（1926）对此作过相当精彩的探讨。习惯意味着某种活动，但消极地不活动也可以看做习惯，因为这有利于理解。举个例子，一侧膝关节受伤后被静置于半屈位不动，为了避免疼痛，这可以视为原始保护反应，但是不活动时间太长，关节便僵硬了，无法伸直了。如果病人知道，老不活动会导致关节僵硬致残，可就是不动它，即使已经不痛了也不动它，甚至亲友鼓励劝说和医生警告也仍然不活动，而不活动给病人带来的好处（如享受家庭特权、免去各种义务等）又确实是病人所向往的，那么，诊断歇斯底里就完全站得住脚。

E. Bleuler（1916）提出的时机装置（Gelegenheits apparat）概念能解释一部分现象。时机装置指：一个动作一旦开始就已经脱离开意志有了一定的独立性，因此意志只要把它发动起来就够了，它能自动地继续工作下去，这种动作不会自行停止，而必须有一次新的意志努力去把它刹住。临床上可以见到这样的歇斯底里病人，他的症状是完全可以控制的，但他就是不去加以控制，他对病漠不关心。这种病人并非意志薄弱，而是缺乏某种愿望，缺乏相应的目的意识。

处于阈下兴奋的反射可以用一定的意志力使它活动起来。这样激起来的运动跟反射并无不同：外观上跟反射一样，当事人主观上也并不感到反射是他有意发动的。E. Kretschmer（1926）把战场上见到的震颤划分为 3 期：第一期是反射期，这完全是急剧的情绪反应伴随的反射性震颤；第二期是意识强化期，这时震颤倾向于减弱消退，反射处于阈下兴奋，而当事人可有多种方法使震颤加强，例如回忆起可怕的战争景象，有意造成全身或局部肌张力增高等；第三期是自动化期，这时症状固定，无须任何意识的努力震颤便持续存在。值得注意的是，在过分兴奋后和疲劳时，经过思考想出来的强化方法反而不如模糊的激动对反射的影响大。R. Hirschfeld（1918）亲自从病人的口述中得知，有意模仿震颤在开始时相当困难，很容易疲劳，但如果坚持了一天，以后再保持下去就不费力了。可见，歇斯底里处于不同发展阶段有不同的临床特点，病人的体验也大不相同，这就难怪前线和后方的医生看法往往不一致。

有人报告，一位严重帕金森病病人多年来动作极为困难，几乎完全不能行动。一次失火，病人住在楼上。在大恐慌之中，病人忽然十分敏捷地走下楼梯逃出了着火的房屋，而走出房子不远后病人又僵住不能动了。这是意志与反射的中间混合形式的运动的一个很好例子。可见，把反射和意志机械地对立起来是不正确的。这样的观点在歇斯底里研究中是找不到出路的。

E. Kretschmer（1926）认为，歇斯底里病人身上活跃着两种意志，一种是意识的动机所发动的，另一种是在刺激作用下反射地激起的意志活动。后者被称之为亚意志（hypobulic will）。这本是婴儿的意志，到了成年就被成熟的意志形式代替了。然而在歇斯底里病人中，这种婴儿期的亚意志仍然在活动。

五、意识改变状态

从 DSM-Ⅲ 看来，歇斯底里的典型精神症状主要有两个：一是遗忘症，一是身份（identity）障碍。双重或多重人格这些名词很不恰当，因为歇斯底里指的并不是人格改变，也不是 Jaspers 所描述的自我意识障碍，而是身份障碍，即病人误以另外的身份自居且有相应的扮演行为。

从现象学看来，歇斯底里最特征性的精神障碍是意识改变状态（altered state of consciousness），它跟意识障碍性质不同，很多精神病学家不加区别，实在遗憾。两者的不同至少有以下 4 点：

1. 意识改变状态只发生在一部分人身上。以催眠状态（意识改变状态的一种）为例，不论用什么方法，不论志愿受试者多么合作，总有一部分人始终不能进入催眠状态。但是只要刺激够强烈，任何人都会发生意识障碍。

2. 意识改变状态可以通过意志努力在自己身上引起。换言之，它可以是自因性的。意识障碍不可能是自因性的，尽管它可以是心因性的。

3. 意识改变状态可以由本人主动加以终止，而意识障碍则不可能由本人加以终止。

4. 意识改变状态的发展总是先有情感体验和意识指向性的改变，然后才有感知觉的改变。意识障碍的原发性变化是感知觉改变，其发展与意识改变状态相反。癫痫先兆是一种意识障碍，可以作为例证。在精神先兆时，感知觉完全丧失而病人仍能进行复杂的想象和思考，且带有浓烈的情感体验。

参考文献

[1] Lewis A. The Survival of Hysteria (1966) in The Later Papers of Sir Aubrey Lewis.

Oxford: Oxford University Press, 1979.

［2］Kraepelin E. Psychiatrie. Leipzig, 1927.

［3］Slater E. Brit Med J, 1965, 1: 395.

［4］Alexander F. Psychosomatic Medicine. New York: WW Norton, 1950.

［5］Woodruff R A, et al. JAMA, 1971, 146: 902.

［6］Guze S B. Am J Psychiatry, 1975, 132 (2): 138.

［7］Chodoff P. Am J Psychiatry, 1974, 131: 1073.

［8］Ludwig A. Arch Gen Psychiatry, 1972, 27: 771.

［9］Janet P. The Major Symptoms of Hysteria (1907). New York: Hafner Press, 1965.

［10］Trethowan W H. Psychiatry. London: Bailiere Tindall, 1979.

［11］Kretschmer E. Hysteria. New York: Nervous and Mental Disease Publishing Co, 1926.

［12］Bleuler E. Textbook of Psychiatry. New York: McMillan Co, 1924.

［13］Prince R. Trance and Possession States // Bucke R M. Memorial Society. Montreal, Canada, 1968.

［14］Gosop M. Theories of Neurosis. Berlin: Springer Verlag, 1981.

［15］Jaspers K. General Psychopathology. Chicago: The University of Chicago Press, 1963.

癔症的躯体症状

1984 年，我写了一篇题为《歇斯底里》的综述，发表在同年《国外医学·精神病学分册》杂志的第 68—73 页。该文讨论了癔症性质、机制和诊断等方面的各种观点，通过历史了解现在问题的渊源。今天的讨论侧重在躯体症状的诊断，因为在座的多是神经科和内科医生，临床上遇到的躯体症状远比精神症状为多。

首先，我们来看看世界卫生组织（WHO）和美国有关分类和诊断术语方面的情况。癔症是国内现在通用的术语，它的相应英文是"hysteria"（音译歇斯底里）。这个词在当代精神病学英文文献中已很少见，原因很简单："hysteria"一词的历史包袱太沉重，医生们对它的含义和用法分歧太大。ICD-10 将癔症称为"分离（转换）性障碍"［dissociative (conversion) disorders］（笔者按，分离原来一般指精神症状，转换则指躯体症状，ICD-10 已不加区分。这一组病的编码为 F44。临床相为精神症状的编码为 F44.0～F44.3，临床相为躯体症状的编码为 F44.4～F44.7）。美国精神病学会制订的 DSM-Ⅳ 的分类标准中癔症被归属于两组不同的障碍，精神障碍属于"分离性障碍"一组，而躯体障碍则归属于"躯体形式障碍（somatoform disorders）"一组，与过去称之为神经症的若干临床类型如疑病症归在一起。

值得注意的是，"躯体化（somatization）"一词已被滥用。很多医生只要病人以躯体症状为主诉而检查又皆阴性时，便称之为躯体化。这是错误的，但不能怪他们。始作俑者是外国人。我估计，躯体化一词之所以被滥用，很可能源于一些量表，尤其是 SCL-90（症状自评量表）。SCL-90 是一个精神卫生通用量表，在改革开放之初便已引进且迅速得到广泛应用。这个量表共有 90 个症状条目，分为 9 类，第一类被称为"躯体化"，共包括 12 项。在这里，躯体化显然是被误用了，正确的说法应该是躯体症状。现按 SCL-90 的编号顺序列举如下：1. 头痛；4. 头晕或晕倒；12. 胸痛；27. 腰痛；40. 恶心或胃部不舒服；42. 肌肉酸痛；43. 呼吸有困难；49. 一阵阵发冷或发热；52. 身体发麻或刺痛；53. 喉咙有梗塞感；56. 感到身体某一部分软弱无力；58. 感到手或脚

本文原载于《中国心理卫生杂志》2009 年第 23 卷第 5 期 318—319，331 页

发重（见《中国心理卫生杂志》，1999 年（增订版），第 31 页）。

躯体症状是一个描述性用语，不论病因和性质如何，身体任何部位的形态、功能异常和（或）不适感，都可以称为躯体症状。躯体化却不然，它不是描述性用语，而是蕴含着精神分析学说的一个理论性或解释性术语。这个术语首先由 W. Stekel 创用（见 R. J. Campbell 著，《Psychiatric Dictionary》，New York：Oxford University Press，1989 年，第 685 页）。躯体化意味着，某些特殊的躯体症状系病人觉察不到的（即被阻抑于意识以外的）某种心理冲突引起的。W. Stekel 所谓的躯体化，弗洛伊德称之为转换（conversion）。

癔症可以有各式各样的躯体症状，但只有转换症状才是癔症特征性的、具有诊断意义的症状。

从描述意义上说，典型的癔症症状，不论精神症状还是躯体症状，症状本身照例包含着遗忘。举一个例子，夫妻吵架，粗暴的丈夫给了妻子一巴掌，妻子便大哭，接着不哭了，两眼翻白眼，全身抽搐，样子十分吓人，遂送去医院急诊。经医生检查、治疗后，症状很快完全消失。病人笑着感谢医生。医生问刚才究竟是怎么回事，病人说："我不知道呀，大概是犯病了吧。"医生又问病人犯病前发生了什么事，病人一脸茫然，说："什么事儿？什么事儿也没有，我一直好好的。"医生给予明确提示：夫妻是否吵架了？丈夫是不是打了你？病人一概不能回忆，还说他们夫妻感情"一直挺好的"，"从来也不吵架"。难怪有精神病学家称癔症病人为"天才的遗忘者"。反之，如果没有遗忘，同样的抽搐就不能说是癔症发作，而只能视之为原始反应（primitive reaction），就像把一只甲虫翻过身来放在桌上，让它背部朝下、脚朝天，它的六条腿便乱动起来。原始反应可以见于多种不同的情况。这里举两个例子。一位躁狂病人在起病之初曾有原始反应：跟母亲顶嘴受母亲训斥，病人（成年人）便大哭大闹，躺在地上乱动。据称，病人过去"很听话、老实"，从无类似表现，遂送精神科。住院几天后病人逐渐出现典型的轻躁狂临床相。一位典型的强迫人格障碍病人，每次感到对妻子不满、心中憋闷难受，便在床上全身抽搐，每次要持续一小时左右才终止，这时病人感到精疲力竭，心情憋闷也就一扫而光，病人对整个事件的经过记得很清楚。

"conversion"这个词的原义是"改宗"，例如原先信奉旧教（天主教），后来改信新教（基督教）。改宗之后，原来的信仰当然就抛到九霄云外了。弗洛伊德用"转换（conversion）"解释癔症的特殊躯体症状，他的意思是说，痛苦的经验像"改宗"前的旧教一样完全在意识里消失，它已经转变成了躯体症状，所以转换症状本身包含着作为病因的痛苦经验的遗忘。ICD-9（1978）

有一个诊断类别"心理因素引起的生理功能紊乱",编码为 306,通称"心理生理障碍(psycho-physiological disorders)"。这一诊断类别与转换障碍的一个重要区别就在于没有遗忘。例如,不少人一生气就头痛或胃痛,但在头痛或胃痛时,他们仍在生气,对生气的事记得很清楚,甚至越想越生气,头痛或胃痛也随之加剧。就这一点而言,神经症与心理生理障碍近似而与转换障碍不同:神经症病人对不快经历是经久不忘的。由于时过境迁,内容可以改变,但不快的体验却始终不变。病人的特点是:"好事记不住,坏事忘不了。"遗憾的是,他们老是"忆苦"而不"思甜"。

当然,前面所举的癔症病例,不仅典型而且是新鲜的。如果患病已多年,用起病诱因事件的遗忘作为诊断要件就不行了。半个世纪以前,老一辈精神科医生之间流行一种说法:"once hysterical, always hysterical."那时把癔症发作跟所谓癔症人格看做必然联系在一起的两件事,甚至就是一件事。现在主流观点已经变了,但这种说法就临床事实而言还是颇有道理的,也就是说,第一次发作的诱因通常是重大的或相当显著的生活事件,而后来则可能只是鸡毛蒜皮般的小事即可诱发同样的发作。但这种说法也蕴含着危险。举一个例子,某大型国有企业的一位女职工患癔症,由于经常发作而妨碍整个车间的生产,企业负责人要求该企业的附属精神病院长期留住该病人。这种情况当然很特殊。由于长期住院,这位病人吃透了医院的难处———反正你们不能把我怎么样,便有些"耍赖":一点儿小事不如她的意,她便闹肚子痛,大喊大叫,折腾得不亦乐乎。顺便提一下,癔症和装病有时很难区分。医生、护士为了息事宁人,只好迁就她。一次病房晚餐吃饺子,每人一份。病人吃完了还要一份,护士不给,病人便大喊大叫,在地上滚,高呼肚子痛死了。怎么劝她也不听,护士们都烦了,便给她服下相当剂量的水合氯醛,病人很快入睡,一夜平安无事。谁知次晨醒来,病人肚子痛得更厉害了,起不了床。请来外科医生会诊,确诊为阑尾炎,已并发广泛腹膜炎,需立即手术。其实,理智地想一想,此事也并不难理解:癔症病人难道就不能患阑尾炎?因此,即使是已确诊的癔症老病号,同一症状反复出现,必要的检查也不可忽略。这方面是有血的教训的。

有必要区别致病因素(pathogenic factors)和病理塑形因素(pathoplastic factors)这么两件事。举例说,结核病的致病因素是结核分枝杆菌,这对于古今中外所有结核病病人都是一样的,但结核病病人的患病行为(illness behavior)却变异很大:有的病人照样生活、工作,一直到卧床不起,甚至到死也不哼一声;有的病人则每天跑医院,看了西医看中医,每天上网看有什么新发明、新的灵丹妙药;还有的人整天愁眉苦脸,见人就诉说各种身体不适;当然还有人求助于巫师或求神拜佛。总之，各式各样。

病理塑形因素主要有两个，一个是文化，例如同样患肺炎，非洲土著人和欧洲人的患病行为大不相同；另一个是病人的人格（即脾气、性情、性格）。很显然，具有表演型（过去称歇斯底里性）人格者，不论患什么病，他们的行为都会带有戏剧性色彩。医生的素养就在于，不被病人的人格特质模糊了对躯体症状的观察和评估，尽管做到这一点并不容易。

癔症的躯体综合征还有一种形式，是 1859 年法国医生 Briquet 在其所著《歇斯底里之研究》一书中所首先描述的，过去通称为 Briquet 综合征。现在 ICD-10 和 DSM-Ⅳ 都称之为"躯体化障碍（somatization disorder）"。下面根据 DSM-Ⅳ 诊断标准加以简述：A1 30 岁以前起病，患病已多年，病史中有多种多样的症状。B1 症状满足以下 4 条要求：①至少 4 个疼痛症状；②至少 2 个胃肠道症状；③至少 1 个功能性症状（疼痛不算）；④至少 1 个伪神经病学症状（pseudo-neurological symptom）。C1 下述①或②：①适当的检查无法充分解释 B 条中的任何症状，既不能诊断某种内科疾病，也不是精神活性物质所致；②即使有某种内科疾病，也无法解释病人症状所导致的过分痛苦和社会功能障碍之严重程度。D1 不是故意做作，也不是装病。

这里需要说明的是伪神经病学症状。其实，这指的就是转换症状，只不过症状的表现有些像神经系统器质性损害而已，主要有 3 种形式：①随意运动功能障碍或缺失（如震颤、瘫痪）。②感觉功能障碍或缺失（如从脸、脖子到脚全身各处有虫子爬似的，十分难受；突然什么也看不见了）。③ 抽搐。举一个例子，整个一个上肢完全不能动，包括手指、腕、肘及肩关节都一点儿也不能动，检查肌张力低，肌电反应正常，医生将病人的手举起高置于病人头上，然后松手，病人的手在空中略停片刻，然后掉下，但不掉在头上而是像正常人一样落在身体的一侧（这一运动显然包含随意运动而不只是地心引力所致）。

如果症状表现不典型或可疑有器质性损害，则需请神经科和其他专科医生会诊。当然，这样的会诊中，精神科医生是药铺里的甘草——少不了的。

最后，引 DSM-Ⅳ（第 453 页）的一段话作为结束："在早期的研究中，原先诊断为转换症状的病例，后来发现有 1/4 至 1/2 的病人具有器质性病。在较近的研究中，误诊减少了，这也许是由于对转换症状有了更多的了解，以及医学知识和诊断技术的进步。"可见，癔症有可能成为医生临床工作中的一个陷阱，而免于掉入陷阱的最好方法是追踪观察。

防 御 机 制

防御机制（defense mechanism）是精神动力学说（psychodynamic theory）的基本概念之一，因此它也叫做动力机制（dynamism）。所谓防御机制，实为精神内在的（intrapsychic）防御机制一语的简称。它由一定的动机作用所发动，目的在于避免精神上的痛苦和不快。精神动力学说认为，各种防御机制都是无意识的（unconscious）防御机制。尽管人们完全有可能有意识地加以运用，但这种运用是继发的，在精神动力学说看来是不太重要的。

防御机制见之于任何人的心理，包括精神病病人和正常人。因此，不能说防御机制本身是病态的或异常的。只有当防御机制失效，即不能使自我免于痛苦，或者自我虽可以免于痛苦，但由于防御机制运用不当或过分，以致破坏了心理活动的经济原则，或妨碍了个人的社会适应，这才能视为病态。

防御机制学说的根本理论，是心理的目的决定论，是心理的可了解性。这个理论在一定条件下是合理的。遗憾的是精神动力学说过分滥用了这个理论，在不少地方用目的论偷换了因果论，致使学说有时流于荒唐。

防御机制有很多种，其中一部分是精神动力学派普遍公认的，而另一部分则否。本文只限于对动力学派公认的一些防御机制作简略的介绍。顺便一提，防御机制的诸概念间有不同的逻辑关系，如种属关系、等位关系、相反关系、内涵部分相重叠等。两个或两个以上的防御机制可以同时起作用。

阻抑（repression）：是一种无意识的机制，借助于它，意识所不能容忍的冲动或观念被禁锢于无意识之中，以致在一般情况下当事人不能觉察或回忆。阻抑与压抑（suppression）不同，后者是意识的。

原发性阻抑所涉及的主要是性的和攻击的本能冲动。继发性阻抑系由于超我（super-ego）反对某种冲动或观念而发动的无意识机制。

阻抑被认为是一种根本的心理机制，它是一切防御机制的基础或先驱。所以许多作者不把阻抑视为一种特殊的防御机制。

婴儿的经验几乎全是原始的、本能的东西，成人不能回忆这些经验遂被视为阻抑的结果。弗洛伊德说过，我们从来也不曾发现什么，我们只是再发现

本文原载于《国外医学·精神病学分册》1982 年第 1 期 4—8 页

（婴儿期的发现）。换言之，人生的一切经验都是以被阻抑于无意识中的经验为基础的。

升华（sublimation）：是一种无意识的机制，借助于它，意识所不能接受或不能容忍的本能冲动被净化、被提高，成为某种高尚的追求。

退化（regression）：是一种无意识的机制，借助于它，心理活动退回到较早期的水平，亦即当事人主观上感到更为满意的水平。成人遇到挫折时呈现的幼稚反应，可视为退化之一例。精神动力学派认为，心理的发展经历下述诸阶段：

1. 子宫内期；

2. 婴儿期，又叫自恋期（narcissistic period）或自淫期（autoerotic period）：

(1) 口腔期（从出生到 1 岁或两三岁），

(2) 肛门期（从 9 个月到 1 岁或 2 岁）；

3. 俄狄浦斯期（Oedipal period），亦称生殖器期或童年早期（3～6 岁）；

4. 潜伏期（latent period）或童年中期（6～11 岁）；

5. 青春期（10 岁到十三四岁）；

6. 少年期（13～19 岁）；

7. 成人期或相对成熟期（19 岁到老年）；

8. 老年期（65 岁以上）

凡是从上述某一时期向较早期的无意识转变，均属退化。基于这一理论，紧张症者的蜷曲固定姿势被视为退化至子宫内期，吸烟被视为退化或固定于口腔期，等等。

同一化（identification）：是一种无意识的机制，借助于它，一个人力图使自己跟他人相似，甚至以他人自居。男孩模仿父亲，女孩模仿母亲，精神病病人自称为某伟大人物等，都是同一化的例子。同一化在人际情绪态度观点等的感染中据说起重要作用。与罪犯同一化被认为是犯罪心理常见而重要的环节。

象征化（symbolization）：是一种无意识的机制，借助于它，内心的某种观念或情绪以外在客体的形式呈现出来。在古今各种文化中，象征被广泛采用。几乎任何人类的心理活动均可象征化。巫术、符咒、宗教仪式、图腾等莫不如此。精神病病人的奇特举止和装饰都被视为无意识材料的象征化。转换症状（conversion symptoms）和"器官语言（organ language）"亦可作如是观。

分离（dissociation）：是一种无意识的机制，借助于它，原来与某种观念、客体或处境相联系的情绪或情感被彼此分割开来。歇斯底里性遗忘、双重人格、附体体验、梦游、催眠状态等都被视为分离的结果。歇斯底里者对转换性躯体症状（如瘫痪）取愉快的不关心态度（la belle indifference）可视为分离的典型例子。

转移（displacement）：是一种无意识的机制，借助于它，情感从原来的对象转移到了另外的对象。"迁怒"是最好的说明例。恐怖症据说往往包含转移，例如对马的恐怖可以是对父亲恐怖的转移。所谓移情神经症（transference neurosis）是病人在接受心理分析时把她的爱情转移到了男性治疗者身上。

替换（substitution）：是一种无意识的机制，借助于它，意识所不能接受的某种情绪或观念被另一可接受的情绪或观念所取代。例如，某种强烈的攻击冲动被另一种虽带有破坏性质却可以接受的行为所取代。有的作者使用转移一语的广义，包括替换在内。实际上，两者常同时起作用而难以区分。

发泄（abreaction）：动力学说假设每个人都有心理能量（psychic energy），这种能量必须有出路和表现出来。发泄便是心理能量的无意识的突然外露，表现为明显的情绪，甚至情绪爆发。分析治疗家有意使病人的情绪发泄出来以达到治疗目的，这种治疗就叫做疏泄（catharsis）。

借题发挥，大哭大喊一通，是发泄的常见形式，这里显然也有转移。

投射（projection）：是一种无意识的机制，借助于它，意识所排斥的自我的某些方面被归之于外在世界或他人。

广义的投射泛指各种内在心理的外在化（externalization），而所投射的心理活动并不限于意识所排斥者。例如节日的欢乐心情可投射为悦耳的鸟语和含笑迎人的花枝。"相看两不厌，唯有敬亭山。"这里，孤高的敬亭山乃是诗人李白的人格之投射，同时，人不厌山也被投射为山不厌人，故有"两不厌"之说。在文艺创作和欣赏中，投射（当然不一定是无意识的）表现为把自己的内心世界或其一部分看做是创作或欣赏对象所固有的。这就是黑格尔所谓从客观世界里找到自己。

投情（empathy）：是对别人的情感思想的理性化的了解。通俗地说，一方面要设身处地去体会别人的情感思想，另一方面又要不失客观的和理性的态度。有人认为这是投射的一种形式，也有人认为这是同一化的一种形式。大概只有具有投情能力的人才有望成为好的心理治疗者。

广义的投射是一种基本的机制，它与阻抑密切相联系，两者可以相互促进。对自己的短处愈缺乏自知之明，则短处愈容易投射于他人。所谓心理上的盲点（psychological blind spot）与此密切相关。待人严而待己宽是许多人的通病，正是阻抑和投射协同作用的结果。总认为别人很傲慢的人往往本人就是个傲慢而无自知之明的人。

投射在心因性反应中起重要作用。表现为恐怖形象的错视往往是病人内在恐怖的投射。偏执反应也许是投射的一种极端形式，此时对现实有严重的歪曲。

摄入（introjection）：是与投射相反的一种机制，借助于它，爱或恨的对象被象征性地变成了自我的组成部分。抑郁症的动力学主要就是对他人不满、厌弃和惩罚的摄入。对他人的恨变成了对自己的恨，杀人的冲动变为自杀，摄入乃重要机制。

反转（inversion）：是一种无意识的机制，借助于它，不能接受的某种内在冲动、情感或愿望变成了刚刚相反的东西。对某异性的爱，如果为当事人意识所不能容忍，就可能变成对该异性的恨。自大变成自卑，想要得到的东西变成恐怖的对象，也都是反转的例子。

如果反转涉及人格的大片领域，就叫做反作用结构（reaction formation）。例如，一个人逐渐变成跟父母亲所要求的标准恰恰相反的人格，就是一种反作用结构。

否认（denial）：是一种无意识的机制，借助于它，令人痛苦的某种现实对意识来说成了不存在的东西。显然，这是一种最简单而原始的机制。唯其如此，它对于人类心理来说是具有普遍性的。人生尽管有许多挫折、苦痛甚至灾难，最省事的办法是干脆不承认，就像根本没有这些事一样，倒落得个心安理得。

否认与阻抑密切相联系，如对性冲动的阻抑和对异性的爱的否认就是如此。

对死亡的恐怖态度很普遍，这就不难理解，为什么许多文化对死亡取否认态度。棺材叫做寿材，死人穿的衣服叫做寿衣，人不会死而只会长眠，如此等等，都是基于同一心理。

某人被诊断为晚期癌症，死亡迫在眉睫。他干脆来了个否认：根本不承认自己有病，说自己很健康，明天就去上班，等等。这个例子已经达到了反应性精神病的程度。

据说，鸵鸟在被追击而无法逃脱时忽然将头钻入沙堆：危险看不见了，也就等于不存在了。各种形式的鸵鸟策略在人类并不少见，但对人对己都带有破坏性。

否认与记忆之间存在着争斗。对现实的否认可借助于幻想而加强。

幻想（fantasy）：这是欲望直接地得到满足的一种想象活动。有些幻想是无意识的。一闪而过的幻想，从实践的角度看来，可视为无意识的，因为它不是理性的产物，突然出现于意识，很快又被阻抑于无意识之中。几乎每个人都有过幻想。病态幻想有以下的特征：①非建设性；②与现实的接触严重受限；③幻想中的满足几乎取代了现实生活中的满足；④幻想阻碍了实际冲突的解决；⑤朝着幻想的方向愈走愈远，愈陷愈深，而面对现实的动力日益衰减。

所谓幻想性妄想有两个含义：一是指妄想具有直接满足欲望的性质；一是指妄想的内容带有浓厚的想象甚至童话的色彩。当然，有些妄想可兼有这两个特点。

精神分析学说认为，幻想与梦相似，有显现内容（manifest content）和潜在内容（latent content）。精神分析的任务之一是，根据文化背景和个人生活史，通过显现内容去揭示潜在内容。

代偿（compensation）：是一种无意识的机制，借助于它，现实的或想象中的个人缺陷得到了弥补。

盲人的触觉敏锐，这是最简单的也许可以说是生理心理的代偿。自幼瘸腿的人心灵手巧，甚至发展出超人的智慧，这类代偿常见。

无意识的代偿，可以是为了符合他人强加于己的某种做人的标准，也可以由需要他人赏识、注意等而唤起。自卑感往往继之以代偿。

有自知之明的人的意识的代偿是建设性的。Demosthenes 据说自幼口齿不清，他下决心练习口才，甚至口含小石头练说话，终于成了希腊历史上有名的演说家和政治家。

代偿（作为一种无意识的机制）常常不能适可而止。正如器官的代偿性肥大一样，过分代偿导致精神的畸形。一个自惭形秽的人可发展为好斗，富于攻击性，自高自大，这就成了过分代偿。虚谈症被动力学说视为一种代偿，不少教科书都这么说。

合理化（rationalization）：是一种无意识的机制，借助于它，本来不能容忍的冲动、需要、动机或情感变成了完全合理的和正当的。

"打是疼，骂是爱。"这种父母对他们虐待子女行为的合理化，是典型的。

伊索寓言中的《狐狸和葡萄》说：一只狐狸很爱吃葡萄，某天饿极了，发现葡萄架上挂满了葡萄，他立即跳起来想摘下充饥。无奈架子太高，他一跳再跳却始终摸不着葡萄。狐狸最后只得放弃原来的目的，一边走开一边说："这种酸葡萄，还是留给馋嘴鸟去吃吧。谁愿意吃它呢？我是绝对不吃的。"把得不到的东西说成一文不值，这种酸葡萄态度是合理化的一个类型。

某大学一年级学生 G，忽然对游泳特别感兴趣，逢人便谈论游泳对身体的好处。一次与几个男同学郊游至一河边，同学们都下河游泳，G 却无动于衷。同学们这才发现了奥妙：G 只对和女同学一起游泳感兴趣。这里，大道理只不过是无意识动机支配下的工具而已。这是合理化的又一类型。

嫉妒他人的长处被代之以批评他人的短处。愈缺乏自知之明，愈认为批评他人实属公正而合理，尽管第三者看来情况昭然若揭。

合理化往往是意识的，只有当所辩护的真实动机为当事人不曾察觉到，才可能是一种无意识的机制。

理想化（idealization）：是一种无意识的机制，借助于它，一个人或一件东西被评价过高。精神分析学说认为，理想化是力必多（libido）附着于他人或客体之结果。

理想化本身可给人以好处，例如，可解除隐藏着的对自我的不满；性的和攻击的本能更容易被否认；理想化是同一化的必要准备，两者对超我的发展起重要作用；内在的需要可通过理想化人物的假设的情感施舍而得到满足；自我惩罚以满足受虐（masochistic）欲，因为理想的爱人是可望而不可即的，等等。

在"英雄崇拜"和"堕入情网"这两种常见的情况中，理想化都起着重要作用。理想化使生活处境简单化：凡与理想人物相似的人或有利于理想人物的事均为好人好事，相反的则为坏人坏事。这是符合心理的经济原则的。

赎罪（restitution）：是一种无意识的机制，借助于它，无意识的罪恶得以宽恕。所谓无意识的罪恶有两方面的含义：一方面，当事人并不觉察到自己有罪；另一方面，以社会公认的标准观之，当事人的所作所为并谈不上什么罪恶。

赎罪可以采取多种形式：忏悔，苦修，自我折磨，经历挫折和失败，牺牲自己、造福他人，等等。

赎罪可以是意识的。诺贝尔（Alfred Nobel）1896 年的遗嘱作出了将财产作为诺贝尔和平奖金的决定。这是意识的赎罪的一个著名事例。但无意识的赎罪也可以是建设性的或创造性努力的动机。

解除（undoing）：是一种无意识的机制，借助于它，过去的所作所为等于全部作废或者根本就没有那么回事。这是一种原始的、巫术性质的机制。最普通的例子是，我们只要说一句"对不起"，对不起别人的行为就被取消了。

在无意识的水平，解除具有伪装的和象征性的外表。强迫性仪式动作也许是解除的最典型的例子。

参考文献

［1］Freud S. Collected Papers. Vol 1. London：Hogarth Press，1950.

［2］Hinsie L E，et al. Psychiatric Dictionary. 2nd ed. New York：Oxford University Press，1953.

［3］Masserman J H. Principles of Dynamic Psychiatry. Philadelphia：W. B. Saunders Co.，1946.

［4］Noyes A P. Modern Clinical Psychiatry. 4th ed. Philadelphia：W. B. Saunders Co.，1953.

［5］Laughlin H P. The Neuroses in Clinical Practice. Philadelphia：W. B. Saunders Co.，1956.

［6］Jaspers K. General Psychopathology. Chicago：the University of Chicago Press，1964.

人格障碍的特征

A. Clare 曾说，人格障碍诊断的不一致"臭名昭著"。这话一点不假，也不足为怪。因为直到现在我们还没有关于人格障碍各种特征的公认的描述性定义，当然更不用说诊断分类了。

人格的研究至少涉及 4 个方面的问题：人格的描述（description）、发展（development）、动力学（dynamics）和决定因素（determinants）。这就是 R. S. Lazarus 的所谓 4 个 D。四者之中描述显然是最基本的，没有公认的描述，就没有共同的语言，描述人格的最简单和最传统的方法，是用特征（trait）名称去标示人格所特有的行为模式（Lazarus）。

辨认人格障碍的主要临床方法有 3 个：①搜集有关受检者个人历史资料；②观察和交谈；③各种测验。要使方法标准化，人格障碍特征描述的标准化是不可少的一步。

基于以上所述，本文试图对文献中有关的人格障碍特征的描述作一个初步整理。

从心理学看来，特征主要有 3 种：动机特征、气质特征、风格特征。但精神病学家所辨认的人格障碍特征大多是复合的，不少特征是部分地彼此重叠的。本文沿袭了这一传统。

通俗地说，特征可大可小。整理的结果，本文描述了大特征 21 个，小特征 80 个，这样做当然是大可争议的。

如果把人格障碍跟精神疾病相比拟，特征就相当于症状，但特征与症状并无截然分界线，例如自我援引（即援引观念）和超价观念既是精神症状，也是人格障碍特征。

人格障碍的特征必须符合以下两条标准：

1. 时间标准：体现特征的行为和心理活动或心理状态必须长期反复出现或长期持续存在，并且一般在青少年甚至童年就已开始显现。这是人格这一概念所蕴含的。这也是特征与症状的区别的要点所在。

2. 严重性标准：特征必须是统计学上异常的，即人口的绝大多数都没有

本文原载于《国外医学·精神病学分册》1983 年 68—72 页

这种特征或不如人格障碍者那么严重，并且这类异常特征所构成的人格必须给社会或受检者个人造成麻烦。这是 K. Schneider 关于人格障碍的著名观点。

以下是特征的描述。

易激惹

1. 易怒：与人相处容易生气、发怒或与人争吵。

2. 急躁：遇事极不冷静；做事恨不得马上完成，没有耐心和怕麻烦，不耐烦等候（如候车、候人、排队等）。

3. 烦躁：对物理生理的劣性刺激耐受性低，易因炎热、气压低、噪声、蚊子咬、疼痛和身体不适等而烦躁不安。

4. 烦恼：易由于不良的社会性处境而烦恼，如经济困难，住房拥挤，人际关系不融洽，学习职业中的不如意等。

心情不稳定

5. 情绪不稳定：容易抑郁，心情恶劣、焦虑等，每次若干小时至 1 个星期左右又恢复正常，经常如此。

6. 暴发性情绪：容易无节制地暴发愤怒、仇恨和激情，暴发时有攻击性言语或暴力行为，一旦暴发便不可遏止，但在不暴发时一般并没有反社会行为。

环性气质特征

7. 持续的抑郁或心境恶劣、悲观、精力不足等。

8. 持续的心境高涨，有时易激惹，一般总是精力充沛和积极活跃的，倾向于过分的行为或轻举妄动而给别人造成麻烦或难堪，即使处于逆境也是乐观的。

9. 上述两种心情交替出现。

情感冷淡

10. 表情淡漠，也没有强烈或生动的情感体验。

11. 对赞扬、批评以及别人的情感都漠不关心。

12. 主动交往限于生活中必需的接触，但也不主动逃避社交性场合。

13. 有亲密关系的不超过两个人，包括家庭成员在内。

情感狭隘 （restricted affectivity）

14. 对人缺乏温存和柔情，也不能享受或体验别人对他的细腻的感情。

15. 表情能力低下，显得冷淡和似乎无动于衷，但情感体验并不缺乏。

16. 享乐能力低下。

17. 缺乏幽默感或过分严肃。

18. 缺乏投情（empathy）能力：不能设身处地去体会别人的情感和同情地了解别人的思想见解。

19. 以对人对事抱客观、理智、冷静的态度而自负。

乖　僻（eccentricity）

20. 思想乖僻，巫术思维（如认为邻居不和是小弟弟患热病的原因，相信心灵感应等），奇特的幻想，一过性错觉幻觉和异常的自我体验等。

21. 言语乖僻：交谈离题，说话表达意思不清楚，用词不妥，叙述繁简失当等。

22. 行为乖僻：服饰古怪或不修边幅，行为不合时宜或不顾习俗，行为目的不明显或行动无实效等。

孤　僻

23. 主动逃避集体和社交活动，被迫卷入时躲在不显眼的位置不说话，借机开溜。

24. 与人接触时过分羞怯和不自然，极端害怕遭到蔑视和讥笑，容易感到别人厌弃他。

25. 与人保持相当大的距离，离群独处，单独活动，如独自散步、郊游或逛商店，即使有人愿意做伴也甩开人家。

猜　疑

26. 对人不信任：对别人是否忠实抱怀疑态度，过多地考虑别人言行中隐藏的动机，易把善意误解为恶意，倾向于认为别人"别有用心"，有时设法考验别人等。

27. 过分警惕：常担心别人会玩弄花招或诡计，特别注意察言观色和周围的变动等。

28. 过分防卫：采取不必要的自卫和安全措施，行动隐秘，保密等。

29. 对人易产生偏见，并搜集证据以证实其偏见，而不顾处境的全局，忽视反证。

嫉妒，非性爱的

30. 别人受重视，获得成就或荣誉时感到紧张不安或内心隐痛。

31. 地位受威胁或被别人取代时，产生强烈的怨恨，深感委屈，公开抱怨或指责。

32. 不愿与竞争者交往，对竞争者幸灾乐祸甚至公开视为仇敌。

33. 在竞争场合下紧张不安，总担心有人会夺去他的地位或荣誉；对知识技术等保密，生怕被人学去。

34. 好谈论别人的短处，尤其是别人取得成就或受表扬时，很少或从不夸奖别人。

嫉妒，性爱的或配偶性

35. 对实际的或想象中的恋爱竞争者有强烈的仇恨。

36. 怀疑配偶不忠实：注意配偶的言行表情，尤其是配偶与异性接触的时候；对配偶进行"审问"；限制配偶的活动，控制家庭财富，制定"戒律"要求配偶遵守；围绕爱情是否忠实的主题与配偶争吵甚至打架。

37. 把配偶的性身份理想化并对配偶有强烈的垄断欲和统治欲。

38. 性欲强烈但处于压抑之中；以不寻常的满足性心理的方式强求于配偶，非性爱的动机和兴趣爱好发展不充分。

39. 以贞节自负，视嫉妒为忠实于配偶的表现。

过敏（hypersensitivity）

40. 对批评指责反应强烈，感到十分不安和难堪，立即自我辩护或反驳。

41. 容易感到被人轻视而愤慨，容易感到被视为道德品质不高而紧张不安，对职责分工不明的工作处境感到过分难堪。

42. 不能容忍被置于"嫌疑犯"的地位，瓜田李下，力图避免嫌疑。

自我评价过高

43. 好胜：力图超过别人，胜过别人时沾沾自喜；好竞争，必胜而后止，败了不服输，或者，竞争时害怕失败，甚至业余下棋玩牌也紧张，失败了非常懊恼不愉快；感到没有把握时回避竞争，过分重视别人的评价，面子受威胁时十分紧张难堪。

44. 对自我道德品质估计过高，以道德观念强和富于正义感而自负。

45. 优越感：过分自以为是，耻于求人，看不起人。

46. 独特感：过分夸大个人或主观努力的作用，过分强调个人问题的特殊性，有使命感。

自我评价过低

47. 贬低自己的成就和长处。

48. 对短处和缺点感到过分难堪，常有愧不如人之感。

49. 缺乏自信：对困难和不利条件考虑过多，经常担心会失败。

50. 期望得到真心实意的关怀、同情和帮助，常因得不到而苦恼。

戏剧性

51. 言语表情等过分夸张，力图当场吸引观众而不顾其他，尽管绘声绘色却给人一个肤浅、缺乏真实感情和装腔作势的印象。

52. 不断引人注意，需要别人经常的注意；为了引人注意，不惜损害身体（玩弄自伤或自杀动作）或个人的尊严。

53. 极力追求强烈的体验：热衷于参与激动人心的场面，缺乏足够的现实刺激时便诉诸想象以激发体验；非理性的大哭大闹或狂笑。

54. 对小事反应强烈，"大惊小怪"，缺乏固有的心情，情感活动几乎都是反应性的。

自我中心（egocentricity）

55. 把别人非人格化：视别人为达到自我目的的手段，任性或强求，迫使别人符合他的需要或意志，而不考虑别人的心情和处境，不如意就给别人以难堪或产生强烈的不满。

56. "情感逻辑"：完全按个人的情感判断别人的是非好坏；可以把别人捧上天，也可以很快转变为把别人说成一文不值。

57. 怀抱巨大成功或出类拔萃的幻想。

强迫性（anankastic traits）

58. 缺乏愉快的道德情感体验：从自认为高尚或道德的活动过程中不能体验愉快和满足，相形之下，容易悔恨和内疚，即：有一颗易受伤害的良心，强烈的"应该感"，习惯于从"应该"出发计划行动而不顾及能否做得到和效果如何；苦修主义，如过分献身于职责义务而排斥享乐；精神上的满足几乎完全靠别人的好评。

59. 完美主义（不完善感）：追求十全十美，对自己责备求全，吹毛求疵，力求精确。如果对成就感到相当满意，完美主义者能坚持相当有效的实际行动，有相当的控制能力而不致太过分。如果遭到严重挫折或对行动的效果感到很不满，完美主义就会停留在纯粹观念上，思维反刍和自我折磨就会显著起来，这就成了假完美主义（pseudo-perfectionism）。

60. 不安全感（缺乏安全感）：反复思考行动计划是否恰当，有何利弊，先做什么后做什么，犹豫不决；反复检查，唯恐疏忽和差错；为了安全而牺牲经济效益（如造成效率低下）；怀疑自己（动机是否纯正，有无能力等）；好储蓄和囤积，唯恐匮乏；吝啬；期待性焦虑（像学生临大考和新演员登台前的心情），汇报工作或接受检查评价前有如待决之囚，心情十分紧张等。

61. 仪式化：拘泥于形式、规则、次序等，僵化的特殊风格；日常生活程序化（包括生活细节，如刷牙上下左右各刷多少下以及先后次序）；不遵守"仪式"时感到紧张不安，表明仪式化有对抗焦虑的作用。

62. 巫术化：偶然的表面联系容易获得象征意义，如双手插在裤口袋里出门表示大吉大利。尽管知道不合理仍然实行，以"有益无害"作为解释。

疑 病

63. 信守养生之道：饮食有节，起居有时，不妄作劳，节制性欲，注意营养，爱吃"补药"，轻信秘方。

64. 过分注意来自内脏和运动系统的各种感觉，常有异常感觉体验，十分关心脸色、舌苔、脉搏、体重、大小便等。对改变生活习惯以及气象变化等十分敏感，容易产生不适。

65. 听说或看见别人患病时容易感到也有类似症状；容易受医生或医书的影响而感到不适，服药"副作用"很大；患身体病时过分焦虑，症状比同病患者严重而持久。

66. 自认先天不足，后天失调，体弱多病，却"虚"而不受"补"。

67. 对生物性危险十分胆小：怕蛇伤狗咬，怕水火无情，怕交通事故，怕黑暗，怕病人死人等，但对造谣诽谤、打击报复等社会性危险往往并不害怕，甚至能泰然处之。

依赖性

68. 极力避免独立自主和承担责任义务，需要别人不断的支持和保证。

69. 顺从长者或别人的意见，被动地让别人对个人大事（如选择职业和配偶等）作决定和承担责任；很少发表主张，从不坚持己见。

70. 个人需要完全屈从于所依赖者的需要，甘心忍受虐待也不愿失去依赖。

消极抵抗

71. 对各种社会规范（包括家规和校规）都有强烈的抗拒心理。

72. 履行职责义务时故意拖延、怠工、偷懒，终日无所作为，即使暂时改变行为方式对他明显有利也顽固不改。

反社会性

73. 缺乏痛苦的道德情感体验：从未体验过内疚、悔恨、羞耻、为别人的不幸而难过等情感。

74. 没有责任心和义务感，不真诚不忠实，无信用和不可信赖，缺乏任何集体情感，不能与任何一个人建立友谊或爱情。

75. 缺乏长远的计划，不能使暂时利益服从于长远利益，心目中只有现在没有未来。

76. 以攻击性、破坏性和反道德为特点的行为模式，屡教不改，不能从痛苦中汲取教训；最好的行为具有准道德性质，即良好的行为依靠看得见和马上可以得到的奖励或报酬。

不成熟性（immaturity）

77. 情感不成熟：不稳定，暴发性，反应性，缺乏道德情操等。

78. 意志不成熟：冲动性，无自制，暗示性，模仿性，违拗，倔犟等。

79. 性心理不成熟：过分羞怯，回避异性，性冷淡，性的幻想等。

80. 自我不成熟：缺乏明确固定的自我形象，有"我是谁"的疑问，感到好像是别人；缺乏固定的兴趣爱好；对选择职业长期摇摆，见异思迁（"我好像什么都感兴趣，又没有一样是特别感兴趣的"）；缺乏固定类型的朋友和交友方式；缺乏生活目标，感到前途渺茫，不知如何是好；性身份不确定，自认具有异性的情趣，觉得好像是异性，有变成异性的愿望（如果女性想成男性，应区别于下述情况：完全为了取得男子较有利的社会地位）等。

参考文献

［1］Clare A. Psychiatry in Dissent. 2nd ed. London：Tavistock，1980.

［2］Lazarus R S. Personality. 2nd ed. London：Prentice-Hall，1971.

［3］London H. Personality. Washington DC：Hemisphere Pub Co，1978.

［4］WHO. Mental Disorders：Glossary and Guide to Their Classification in Accordance with the Ninth Revision of the International Classification of Diseases. Geneva，1978.

［5］Spitzer R L，et al. DSM-Ⅲ. APA，1980.

［6］Spitzer R L，et al. DSM-Ⅲ. Case Book，APA，1981.

［7］Arietis S. American Handbook of Psychiatry. Vol Ⅲ. 2nd ed. 1974.

［8］Wolman B B. International Encyclopedia of Psychiatry, Psychology, Psychoanalysis and Neurology. Vols Ⅰ，Ⅱ，Ⅶ，Ⅸ，Ⅺ. New York：Aesculapius Pub.，1977.

［9］Sim M. Guide to Psychiatry. 3rd ed. Edinburgh and London：Churchill Livingstone，1974.

［10］Jaspers K. General Psychopathology (Trans. from the 7th German edition by Hoenig J and Hamilton M W). Chicago：the University of Chicago Press，1963.

［11］Schneider K. Psychopathic Personality (Trans：Hamilton M W). London：Cassel，

1958.

[12] Cleckley H M. The Mask of Sanity. St Louis: CV Mosby Co, 1964.

[13] Anderson E W, Trethowan W H. Psychiatry. 4th ed. London: Bailliere Tindall, 1979.

一种人格学说

一、提 要

本学说的主要论点是，人格最重要的特征是道德情感的有无和强弱。

一个人在进行他自认对别人有利的活动中体验到的愉快叫做道德的愉快或愉快的道德情感。一个人在进行他自认对别人有害的活动中体验到的精神痛苦叫做道德的痛苦或痛苦的道德情感。这是两种基本的道德情感，它们都是与一个人当时的自我评价密切相联系的。此外，还有一种道德情感叫做同情心，指为别人的痛苦或不幸而感到难过的情感。"不眠忧战伐"，"先天下之忧而忧"，"但悲不见九州同"，这些警句所表达的情感便是同情心的高级形式。

作者完全同意 K. Jaspers 的下述见解，极端是了解常态的钥匙而不是相反。

根据基本道德情感的有无和强弱可以区分以下 4 种极端的人格类型：

1. 道德家型人格：这种人愉快的和痛苦的道德情感都强烈。道德家有两个特点：在日常生活中，"人不堪其忧，回也不改其乐"，而在特殊场合下，赴汤蹈火，舍己为人，或从容就义，视死如归。这些显然是愉快的道德情感在起作用。另一个特点是"不二过"，这是由于道德痛苦强烈的缘故。

2. 丈夫型人格：这种人有强烈的道德愉快感但体验不到道德的痛苦。民间有"无毒不丈夫"之说，指的就是这种类型。强烈的道德愉快使人一旦选定了目标便奋不顾身地朝它走去，而体验不到道德痛苦则使他彻底摆脱了所谓"妇人之仁"的羁绊，即使错杀了人也毫无悔疚之心。京剧《捉放曹》里的曹操就是这样的典型。"一将功成万骨枯"乃是庸人的感叹。"恶是历史发展的动力借以表现出来的形式（见《路德维希·费尔巴哈和德国古典哲学的终结》，人民出版社，1972 年，第 28 页）。"这才一语道破了历史的奥秘。

3. 冲突型人格：这种人有强烈的痛苦感但体验不到道德的愉快。一个人不可能没有错误和过失，但是只有道德的愉快才能抵消掉道德痛苦和清除它的消极影响。把痛苦跟道德观念剥离出来，然后把痛苦归咎于别人，这是偏执型人格。另一种人归咎于身体有病，这是疑病型人格。有些人不能把痛苦跟道德观念剥离开来，或者剥离很不彻底，这种人以准道德行为模式为特征。一旦准道德行为得不到别人的赞许和无法使自己维持内在的相对平衡，自我折磨便突出起来。总之，道德痛苦是一切心理冲突的根源。在道德痛苦不能被道德愉快抵消掉的人们之中，道德痛苦愈强烈，心理冲突愈尖锐。

4. 反社会型人格：这种人不论道德愉快还是道德痛苦都体验不到，甚至连同情心也没有。反社会的行为模式是特征性的。本能可以分为 3 种：①个体生存本能；②种族延续本能或生殖本能；③第三种本能，这种本能既可为个体生存服务，也可为延续种族服务。事实上，它有时服务于此，有时服务于彼，有时则目的性不明显而具有潜在性。第三种本能具有极大的可塑性，它在人类获得了最高度的发展，如探究，搜集，模仿，游戏，显示，吸引注意，攻击，等等。反社会型人格的丰富多彩的表现形式主要是在缺乏道德情感调节控制的情况下第三种本能的各种过分发展形式。类分裂型人格及其变种也应归于反社会型这一类里，只是这种人不仅没有道德情感，其他情感也都相当薄弱罢了。

以上 3 和 4 两型都是病态人格，而 1 和 2 两型则不是病态的，这里对病态人格的定义就是 K. Scheider（1959）的定义。

当然，以上 4 种类型的人加在一起也只占人口中的少数，正常人的大多数属于道德家型人格的变种，即两种基本道德情感都有，但又都不强烈。

二、道德情感的发展

道德情感是具有一定生物禀赋的个人在社会生活中发展起来的。

为别人服务的行为一开始只是手段，目的是得到长辈的报酬，最初几乎完全是为了本能的满足，如得到保护或食物，稍大的儿童可以做到把自己的糖果分给别人吃，其结果是得到人们的夸奖和更多更好的本能满足。这里儿童的利他行为（分糖果给别人吃）违反了本能的即时需要，但是儿童已经能够预见到夸奖将继之以更好的本能满足，也就是只要得到夸奖，儿童便感到满足。到此为止，儿童的行为始终是准道德的，它离不开别人的报酬，不论是物质的还是精神的。再继续发展，就有可能发生一种奇迹式的质变。利他的行为不仅违反了本能，甚至本来要给行为者造成痛苦，然而行为者却从行为中体验到了愉快。这种愉快不再依赖于别人的好评而取决于行为者自我肯定的评价。这就是愉快的道德情感或简称道德愉快。

当行为给行为者造成巨大的肉体痛苦甚至危及个人生命时，或者当行为与来自社会的任何形式的报酬都没有联系时（例如别人不知道），或者当行为招致了别人否定的评价甚至强烈的谴责时，行为者基于道德上的自我肯定而感到愉快，这对于道德愉快来说是最特征性的。

当利他行为还只是手段的时候，它就还不是真正的道德行为。诚然，自我肯定归根到底只能源于社会上的某种评价。但是一旦发展了真正的道德行为，这种愉快就不再依赖于人们的评价而取决于在个人意识中相对独立的自我评价了。所以我们可以说，道德愉快是社会意识形态的个人化，是社会性奖励的内在化。道德行为由于它本身能引起愉快而使行为者得到满足，手段也就目的化了。可以说，道德愉快是手段目的化的一种形式，也是它的最高级的形式。

一个人的行为如果有损于他人，他就会受到别人的抵制和反对，受到指责（否定评价），甚至严厉的惩罚。一个人在不道德行为之中或之后之所以会感到痛苦，其社会根源就是如此。如果痛苦只限于对惩罚或报复的恐惧，这还不是真正的道德痛苦。只有当精神痛苦跟一个人对自己的否定评价直接相联系时，这才构成道德痛苦。因此可以说，道德痛苦是社会惩罚的个人意识化和内在化。

可见，道德愉快和道德痛苦这两种道德情感发生发展的社会条件和经过是不同的，两者之间并不存在互相转变的可能。乐极生悲，兴尽悲来，"悲剧的喜感"，大哭一场感到痛快，等等，这些都不是道德情感的转变，不能混为一谈。

道德愉快体现了个人与社会之间矛盾的统一，是个人生物性与社会性矛盾的统一，也是矛盾统一的最高形式。道德愉快给人以巨大的满足和最高的享受，它本身可以构成行为的最高和最终目的，它对人有巨大的积极推动作用，它是信心、勇敢、坚韧不拔、乐观进取等许多优良品质的坚实基础。

道德痛苦反映了个人与社会这种矛盾的对抗性，它是社会对个人的最后判决和最严厉的惩罚。道德痛苦比任何其他精神痛苦都要深刻而剧烈，除了道德愉快以外，任何精神上的愉快都无法抵消这种痛苦。事实上，当一个人陷于自责自罪的痛苦之中时，他就体验不到任何真正的快感。道德痛苦有着强有力的消极作用，它对一个人的价值观和性格有破坏作用，可以使人陷于不能自拔的境地，可以使人坚决地走向自杀。

可见，道德愉快和道德痛苦是起源、发展的条件和经过以及性质都大不相同的两种情感，不少作者未能区分，造成了混乱和谬误。

现在，我们可以看得很清楚，非病态人格与病态人格的区别主要就在于有无愉快的道德情感。

三、道德情感与道德观念

必须将道德情感清楚地区别于道德观念。

道德观念可以不伴有任何道德情感而出现于一个人的意识之中。最突出的例子是反社会型人格。这种人具有这种或那种道德观念，对区分善恶的标准有清楚的了解，谈论起来头头是道，然而，他们既没有道德愉快，也没有道德痛苦，甚至连同情心也没有。充其量，只在严厉惩罚快要降临时他们才感到恐惧。这是可以理解的，因为道德观念具有知识的性质，只要一个人的智力没有严重的缺陷，道德观念就总是有的，正像他总会有相当多其他各种知识一样。

在我国，长期存在的极"左"思潮使许多人把道德的阶级性学说不正确地过于简单化了，似乎对立的阶级的行为规范毫无共同之处。果真如此，同一社会中不同阶级的成员之间经常必然发生的经济的和其他方面的联系就会成为不可能。恩格斯曾明确指出："这三种道德论（指封建贵族的、资产阶级的和无产阶级的三种道德论——引者注）代表同一历史发展的 3 个不同阶段，所以有共同的历史背景，正因为这样，就必然具有许多共同之处（见《反杜林论》，人民出版社，1970 年，第 91 页）。"

假如真是某些人所想象的那样，资产阶级的道德原则就是"个人主义"，那么，资产阶级作为一个阶级早就已经瓦解而不复存在了。个人主义是资产阶级的一种政治口号，用以掩盖其政治经济行动的阶级实质。不少人居然信以为真，实在令人遗憾。任何剥削阶级的道德原则是，也只能是，剥削阶级的阶级利益高于一切。当狼群攻击野牛时，狼群中诸个体之间必然存在着本能的默契，即彼此不互相厮杀。阶级斗争中同一阶级的成员之间的合作和互相支援跟个人主义更是不相容的，这并不是什么本能，而是生产关系所决定的。可以说，任何道德原则都是反个人主义的，都是利他主义的，只是不同阶级所利的这个"他"不同而已。

事实表明，精神病态人格在封建社会、资本主义社会和社会主义社会里都有，并且也不限于某一阶级的成员，而是见之于一切阶级的成员。为了抓住病态人格的道德特征，建立起适用于不同社会形态和不同阶级成员的病态人格的一般学说，就必须进行抽象，抛弃各种道德的不同方面，抽出它们的共同方面。这原则上是各种科学共同采用的方法，因为没有抽象就没有科学。为什么我们强调，必须把道德情感清楚地区别于道德观念，这是最主要的原因和理由。

四、手段与目的的互相转化

商人做买卖，目的是赚钱。儿童蹦蹦跳跳，目的在于活动本身给他以满足或愉快。前者叫做外目的，后者叫做内目的。

人们的很多活动既有外目的也有内目的。外目的太强烈时，内目的可能消失。例如，因紧急任务乘车外出，途中往往无心欣赏风景和玩味旅行的愉快。内目的太强烈时，外目的也可能消失。有些赌徒不计较输赢，只求赌得"过瘾"，便是很好的例子。一般地说，病态的癖好都是手段的目的化。

道德行为既有外目的也有内目的。外目的是为别人服务，内目的是体验道德的愉快。如果体验不到道德愉快，外目的就需要两个，除了为别人服务以外，还得有物质或精神上的报酬。后一外目的达不到时，行为者会感到委屈（"好心没有得着好报"），为别人服务便难以持久，至少会任劳而不任怨，甚至愤愤不平，牢骚一大堆。

兼有内外目的的行为总有一个目的出现在先，另一个出现在后，这当然是就个人行为的发展而言。先有内目的而后有外目的意味着生物性的社会化，也就是目的的手段化。例如，幼年打球只是为了好玩，成年后这个目的转变成了为国争光的手段。反之，先有外目的而后有内目的意味着社会价值的个人化或社会奖惩的内在化，也就是手段的目的化。

行为有两个外目的时，如果行为者只看见道德目的而看不见或不承认非道德目的，我们就说，此人缺乏自知之明。这种人往往把别人给予的精神上的报酬（夸奖，表扬，授予荣誉称号，等等）所带来的愉快误以为是道德的愉快，自命清高，其实不然。

人格障碍的现象学可以在上述框架中加以理解。儿童吸引注意的行为有利于个体保存，这是行为的外目的。歇斯底里人格但求吸引别人的注意而不顾其他，手段显然已经目的化。此种行为甚至有害于个体保存（如玩弄自杀），但只要人们注意他，歇斯底里者便感到满足。残忍意味着行为已经超出了消除危险和自卫的客观需要，意味着在给别人造成痛苦的过程中体验快乐，当然也是手段的目的化。以攻击破坏为乐（所谓 vandalism），为说谎而说谎（病理性说谎）等等，也都是手段的目的化。性行为的内目的是性欲的满足。如果这一目的完全不能手段化，也就是生物性未能适当地社会化，就会表现出各种行为障碍和人际关系问题。正常人性欲满足这一目的的手段化最常见的形式就是给对方带来性的满足或愉快。这对于一个正常人是不难办到的。因此，男女性生活不协调，照例至少一方有人格方面的问题。

在正常人中间，手段的目的化的不同内容使基本相同的人格表现多样化。手段的目的化可以用"为 X 而 X"来表示。由于 X 的内容不同，一个人可以是科学家、艺术家、精益求精的能工巧匠、各种收藏家（鉴赏家）、植物栽培和动物饲养专家，以及各种爱好的入迷者、书呆子或守财奴。道德情感不强烈并不等于没有，因而这些人一般不给社会造成大的麻烦，而他们所从事的活动客观上总有一定的社会价值。对于入迷者本人来说，手段的目的化给他们以精神上的满足或愉快。探究反射是一种无条件反射，具有生物上的适应价值。人类好奇心的高度发展应该归功于手段的目的化，这跟动物的本能活动是大不相同的。

五、强迫人格（anancastic personality）

20 世纪以来，精神病学家对强迫人格作了很多精彩的描写。P. Janel（1903）关于精神衰弱的描述尽管过于庞杂，他认为这种人具有"不完善感（sentiment d'incompletude）"却是抓住了一个重要的人格特征。A. Adler（1927）的理论虽然有些牵强，但他认为神经症性人格的特征是自卑却是一种深入的了解。K. Schneider（1959）发展了 Aschaffenburg 缺乏安全感的观点，把强迫人格称为不安全的人格。缺乏安全感和代偿性过分追求安全，确实给强迫人格勾画出了轮廓。此外，不确定感（sense of uncertainty），"应该"感（sense of "should"），作风僵化，缺乏享乐能力，等等，也都有助于了解强迫人格。

但是，强迫人格最重要或核心的人格特征是什么呢？

黑格尔认为，道德是精神统治世界的最高形式和最后形式（参看《马克思恩格斯全集》第 3 卷，第 189 页，人民出版社）。对于个人来说，情况也是如此。只有道德上的冲突才给个人一切心理冲突提供了精神世界里最后的解释。

没有道德愉快，道德痛苦强烈，这两者结合起来，给强迫人格的全部人格特征提供了精神世界里最后的和统一的解释。现解释如下：

道德愉快的原型是行为者看见别人从他的行为中得到好处时感到愉快。没有体验过这种愉快的人不可能有更高级形式的道德愉快，如为某种理想奋斗时体验到的愉快。

由于不能体验道德愉快，利他行为就必须附加另外一个外目的，行为也就总是摆脱不了名利权势和性欲等的羁绊。这给病人带来深刻的自卑感和不完善感，而追求十全十美便成为一种很自然的代偿了。强迫人格者用苦修主义企图使自己成为圣人，以及尽管隐蔽却不难看出的自我评价过高（"我这个人对自己的要求是很严格的"），等等，当然都不能带来道德愉快。这些策略可以造成一定的满足，但经不起道德痛苦的轻微打击。为了避免道德痛苦，当然同时也为了得到别人的好评，这种人总是极力约束自己。倾向于禁欲，过分认真，过分严肃而缺乏幽默感，作风僵化等，也就不难理解了。

道德痛苦使人丧失自信，对自己怀疑，造成不确定感，其代偿形式是过分追求确定，表现为武断，顽固，独特的迷信，仪式化的生活风格。代偿失败则犹豫不决，优柔寡断，胆怯懦弱，过分依赖和驯服等。

在思想上强调"应该"，正表明干好事不是出自内心深处的自愿，也就是行动迫于责任和义务。用理智主义指挥自己的行动，显然是由于没有道德愉快这种动机作用的缘故。这种人即使有时快乐，也不敢放肆或纵情，因为他总担心道德痛苦的袭击，缺乏享乐能力也就势所必然。

这种人精神上的愉快和满足从哪里来呢？主要靠别人的好评。因此，他小心谨慎，克己待人，按别人的好恶定取舍，看别人的脸色行事，对批评指责非常敏感。然而，众口难调，取得张三的好评往往同时招致李四的指责。我们已经看到，缺乏道德愉快的人其一切利他行为都具有准道德性质。因此，即使别人的指责根据不足或过甚其词，病人也只能忍受委屈，因为他内心有深埋着的愧疚，不可能理直气壮地反驳，不论是公开的争辩还是在自己头脑里进行自我辩护。这样的人怎么可能有真正持久地内心平安呢？怎么能不缺乏安全感呢？

一言以蔽之，心理冲突的根源在于不能体验道德愉快而道德痛苦强烈。没有道德愉快，人际关系的矛盾就无法统一——不是损己利人，就是损人利己。由于道德痛苦强烈，这种人不敢损人利己，老是损己利人，当然不能免于委屈和痛苦。损己利人等于"存天理，灭人欲"。可惜人欲是灭不了的，它不时要跑出来给"天理"捣乱。这就使人不断地犯过失，并且悔而不能改。长此下去，道德痛苦当然愈演愈烈，难免于人格代偿失调。这种人格得到良好的代偿只有一种可能，就是生活在赞扬声中，名誉地位的追求一帆风顺。反过来看就更清楚，凡道德愉快超过道德痛苦的人没有病理的心理冲突。

六、现象学以外

反社会型人格跟所有其他的人一样，生活在人类社会里，从出生之日起就一直沐浴着社会的奖励和惩罚。确实，社会就是一个奖惩系统。然而，奇怪的是，这种人好像根本没有受过奖惩的影响一样，不论道德愉快还是道德痛苦都丝毫也没有。这究竟是怎么回事？这不能不使人想到，反社会型人格一定有某种生物学上的缺陷。

"一个人能力有大小"，这话意味着，不管一个人能力多么低下微小，社会也不会怪罪他。说到底，能力是一个人可以原谅的属性。道德呢？情况就完全不同了。道德品质低下是一个人不可原谅的属性。其实，能力在多大程度上取决于不依个人意志为转移的客观因素，道德品质也就同样在多大程度上取决于不依个人意志为转移的客观因素，不多也不少。人类最大的不公平是道德本身所蕴含着的不公平。

列宁说得很明确。到了共产主义，仍然存在着"个别人捣乱的可能性和必然性"（见《国家与革命》，人民出版社，第7版，第81页）。捣乱分子当然是不道德的人，不论其不道德的原因为何。因此，我们不能幻想，道德痛苦和心理冲突这个问题到了共产主义就会解决。

黑格尔尖锐地指出过，用道德观点看历史事件，那是荒谬的。然而，即使用生产力和生产关系的矛盾发展剖析历史，也还是免不了道德观点的幕后操纵，只有在道德消亡以后，道德的荒谬性才会为人们所认识。

社会为了确保它的存在和最大可能速度的发展，总是不断向它的成员提出新的要求。社会成员有两种：高尚的人和不道德的人。人们往往认为，就是不道德的人在扯后腿，要不然，这世界该有多美好。因此，我们不妨假定社会上所有成员都是同样非常高尚的人，社会不论有什么要求，大家一概不折不扣地完成任务。既然任务完成得出色，社会当然又进一步提出更高的要求。这样，随着成员们的不断加油努力，社会对成员的要求也就不断加码。这就叫做正反馈。正反馈是使系统趋于无穷大的反馈。最后，所有成员都因疲于奔命而累死，并且都因达不到社会得寸进尺的要求而愧死。当然，这是假定。事实上，十个手指不可能一样长。那些达不到社会要求的人是道德上的矮子，是不道德的人。社会要求愈高，不道德的人也就愈多。不道德的人数多到一定程度势必威胁社会的存在和发展，这样，通过负反馈，社会遂降低它对成员的要求。可见，不道德的人正是高尚的人的救星。否则，高尚的人将随着无限升高的社会要求而一齐堕入地狱，直至社会彻底完蛋为止。不道德的人之于社会，正如痛觉之于人体。痛觉是人体的一大不幸，但也亏得有了它才保证了人体的生存。

真实感障碍——人格解体及其同类障碍

一、简短的回顾

1873 年，法国医生 Maurice Krishaber 发表了一本专著，题名《De La Nervopathie Cerebro-cardiaque》（中译大致是大脑心脏性神经病），谈的实际主要是神经症。此书并未引起医学界重视，却使一位关注心理现象的哲学家甚感震动，此人名叫 Laurent Dugas，他发现全书 38 个病例中有超过 1/3 的病人都有一种令人困惑而痛苦的奇异感受，遂建议将此种现象叫做人格解体（depersonalization）。这是 1898 年的事，实为人格解体命名的开始。1911 年，Dugas 和医生 F. Mautier 合写了一本题名人格解体的书。据 J. C. Nemiah 说，此书对人格解体的现象学描述可谓完善，即使今天也没有什么可以补充的了[1]。

H. S. Akiskal（见前引书[1]第 11 章 "精神障碍的分类"）认为，Mayer Gross 的《临床精神病学》（1955）[2]是一本很有影响力的 Kraepelin 学派的教科书。然而，就是在此书的第 4 章 "精神病态人格和神经症性反应" 里，虽然用了十几个标题分篇描述了人格反应的多种特异性形式，却没有人格解体。可见，人格解体被公认为在分类系统中占有一席之地，只不过是近 40 年来的事。

现象学的一个很好的概括见之于 1972 年英国医学杂志的一篇专题社论[3]。它提出，广义的人格解体包括 4 个方面：①狭义的人格解体；②现实解体（derealization），大概在第一次世界大战以后，不伴有人格解体的现实解体才得到了医生们的确认；③身躯解体（desomatization），通常见之于抑郁症；④情感解体（deaffectualization），典型形式见之于内源性抑郁，Mayer Gross（见前引书 200 页[2]）认为，也许由于主观上感到一般性迟滞，病人会有一种特征性的不能体验情感的情感（characteristic feeling of inability to feel），这实际上是一种人格解体。

二、两点评论

1. K. Jaspers[4]把人格解体看做自我主动性（activity of the self）的障碍，

还强调，人格总是感到一切心理活动"是我的（being mine）"或"属于我个人（personally belonging）"。这种把一切心理活动归属于自我的过程，Jaspers称之为"人格化（personalization）"。"如果心理活动时主体觉得它不属于我，而是异己的、自动的、独立的，或者来自什么别的地方，这些现象便叫做人格解体。"Jaspers的理解有一定的道理，但他说人格解体者感到心理活动是"异己的、自动的、独立的，或者来自什么别的地方"，则是沿用了某些病人不确切的描述，因为这里省掉了"似乎"、"好像"一类的比喻词。果真如Jaspers所述，人格解体就和精神分裂症的某些一级症状（K. Schneider）无法区别了。必须明确，人格解体是一种非精神病性症状，病人有症状自知力，他们并不把自己的主观感受当做客观现实。当然，许多人格解体病人的语言表达一开始（即未经精神科医生加以澄清以前）就是准确的，他们在描述自己不寻常的苦恼感受时，总是采用"似乎"、"好像"、"如……一样"等比喻词。用Jaspers本人的话说，人格解体是可以理解的，而精神分裂症的原发性症状则不可理解。

2. 美国当代的分类，从 DSM-Ⅲ（1980）到最新的DSM-Ⅳ（1994）[5]一直包含这样一组障碍，名为分离障碍(dissociative disorders)，它分为以下几种：①分离性遗忘症；②分离性漫游症；③分离性身份障碍；④人格解体障碍；⑤分离障碍，未特别标明的。在前三者的诊断标准中，"不能回忆"、"重要的个人情况"或"本人的过去"是必不可少的一条，而人格解体却没有此种记忆障碍。再者，人格解体者对自己的异常感受有清楚的症状自知力，不把主观感受和客观现实混为一谈，且深以为苦，这些也与分离障碍大不相同。可见，把人格解体归属于分离障碍一组，DSM-Ⅲ 和 DSM-Ⅳ 违背了她宣称要遵守的可操作性和症状描述性诊断标准和分类的原则，而屈从于 P. Janet "分离"这一解释性理论构想了。

三、真实感障碍

我们的知觉、表象或观念、记忆、思维、情感、意志和行为、自我觉察（self-awareness）等，一切心理活动都伴同着真实感。这种真实感与任何一种心理活动密不可分，如影随形，同时出现。但是在特殊情况下，一切心理活动都可以出现真实感障碍（reality feeling disorder），即心理活动所固有的真实感削弱了，变得模糊不清了，甚至几乎感受不到了。人格解体就是一种真实感障碍，是自我觉察这一心理活动的真实感障碍。理智和真实感是两码事：我们既相信地球在飞速地转动，同时也实实在在地感到地是不动的。笔者以此作为例证，说明人格解体者的理智仍保持清楚，常使病人有"深得我心"之感，有时甚至使病人感动地掉下泪来，因为病人的父母、亲友总是认为他们在"胡说"，不理解病人的痛苦。

多种心理活动的真实感障碍，一般教科书都有所描述。下面举例说明一些容易被忽视的真实感障碍。

不少强迫症病人对他们的记忆（尤其是瞬时的和短程的）怀有深刻的不信任，这跟他们的不安全感、苛求自己、过于理智主义和完美主义等心理有密切关系。有些病人反复追问他们的亲人，一而再、再而三地力求确认他们的记忆："我刚才说了……吗？""我刚才碰了……吗？"其实，强迫症病人的记忆本身并无缺损和削弱，而是记忆的真实感严重削弱，即感到记忆不真实、不可信了。

当强迫人格者陷于穷思竭虑之中时，他们心中的正题和反题在势均力敌地对抗着。这种心理冲突占据着病人几乎全部的情感资源，以至于只有冲突才是真实的，当然也是令人痛苦的。而冲突的双方，不论正题还是反题，都失去了真实性，也就是对病人来说，它们两者都同样可疑，甚至形同虚幻，总之，都不可信。这是思维的真实感障碍，而病人的思维本身并无损害。不少强迫人格者带着这种病态修完大学本科的全部课程（当然是非常劳神而艰辛地），就是明证。

强迫人格者还有一种笔者称之为事后仪式化的行为模式。病人不论做什么，只要是他们认为"应该的"或"重要的"，就必须在完成后再做一些附加的动作，就像司仪者说，"现在我宣告大会胜利闭幕，散会"那样，成了全部活动的必不可少的节目。这是由于病人意志行为的真实感削弱了，缺乏完成感，而为了强化某任务确已按步骤做完，便出现这种事后仪式化的行为。随着病情发展，事后仪式化行为也往往日趋复杂，因为简单的行为重复多次后，逐渐失去了鲜明生动性，即真实感又削弱了。

H. S. Shorvon[6]告诉我们，强迫人格容易出现人格解体。有人以某大学生群体作为样本，调查发现，50%的人报告有过短暂的人格解体体验[1]。这么高的百分率并不难理解，因为大学生（也涉及中学生），不论就年龄和"职业"而言，都是最书生气的一群，是最"较真儿"和最爱讲道理（intellecualization，理智化）的一群。而世间的许多事情，过于认真和讲道理，往往会变得怎么说都有理或怎么说都没理，因而显得十分可疑。

然而，据笔者的经验，人格解体一类症状并不限于跟强迫人格有可理解的联系，下面举3种情况。

少年期出现身份障碍（见《Quick Reference to Diagnostic Criteria from DSM-Ⅲ》，第42页），但身份障碍迁延不愈，后来出现人格解体。病人说，在读中学时，她还只是经常搞不清楚自己究竟是谁，一进入大学就"连自己也找不到了"，她自称是"没有灵魂的人"，生活学习都是"瞎混"。

另一种发展背景是有明显的依赖人格特质，主要是过分依赖父母。有些病人是在升入重点高中或大学必须离家住校后出现的人格解体。有些病人是父母要他们读中专（不让病人读普通高中）或高校某种专业而病人不愿意，但出于"习惯"或"惰性"，"他们怎么说我就怎么办"，"我一直是他们的乖孩子"，也就按父母的意志行事了。然而不久病人便出现了人格解体或现实解体。必须补充的是，这些病人的父母对子女过分保护、包办代替、望子成龙或对子女的安全和前途焦虑等都很突出，而病人绝大多数是独生子女。

第三种情况：一位具有明显戏剧性或表演性人格特质的女青年（1981年生），在一次和笔者"聊天"时说，她常有不真实感，既涉及自我也涉及周围环境，她承认情绪容易波动，但不真实感并不一定与情绪直接相联系。这种异常感受最多持续一天，睡一觉就好了。也有时她为此感到太难受了，大哭大闹"歇斯底里发作"，闹完就好了。

再举3个病例，可能的素因和诱因各不相同。

来诊的是19岁男孩，18岁读高三上学期时与一名女同学较好，上课走神，听不进课，遂极力控制自己，断了与女同学的交往，谁知学习更不行了，连在家自习也看不进书、做不了作业。病人不得已在次年开学一个多月后的3月份休病假，回家休息1个星期后，"觉得变了一个人"，不论做什么"都找不到原来的那种感觉了"——不太严重的人格解体。

病人从上初中（12岁）起就特别容易紧张，总怕同学对他不满、有意见，其实他很少与同学交往。病人15岁升入另一所学校的高中，走进了一个完全陌生的环境，觉得自己"完全变了"，"一点儿也不紧张了"，却"什么感觉也没有了，麻木不仁了"，"说是醒着吧，又好像在做梦；说是做梦吧，明明是清醒的"。来诊时18岁，读高三，人格解体已3年。

病人，男性，37岁，已婚，中学毕业，务农，但一直不安心，总想进城去干一番事业，却始终未付诸行动。2003年农历大年初二，弟弟来拜年送给他一台电脑游戏机。大年初三他开始玩游戏机，几天后便入了迷，连续六七天，每天玩16小时左右，连吃饭睡觉都要人反复催促，如此又玩了1周，病人开始"说胡话"：表现兴奋、话多，内容多涉及战争和政治，与一部分游戏机里的节目直接相关。病人兴奋持续两天，遂停止玩游戏机两天，第三天由亲属陪同来北京，路上便不怎么说话了，在旅店睡了一大觉（至少8个小时），第四天来门诊。医生检查时病人安静，未发现任何精神病性症状。病人自述过去半个月里迷在电脑游戏机里了，满脑子是战争方面的事，终于觉得自己成了指挥战争的将军。"昨夜睡了一大觉，醒过来觉得自己这么大岁数了，玩游戏入了迷，确实可笑。但现在是真的病了，我似乎不存在了，周围人都跟纸老虎一样，可能脑子真的坏了。"1个月后复诊，病人人格解体依旧。这个病例使人想起，有精神分析学家认为，人格解体是精神分析的禁忌证。也许，弄得不好，人格解体不见了，病人却陷入精神病性状态之中。

游戏机对青少年精神健康的可能不良影响值得重视。近两年来，笔者在门诊见过3位中学生（15～18岁），他们都有至少1年玩游戏机的历史，后来越陷越深，终于出了毛病。他们的人格背景和家庭环境各异，症状则大体相同，都是人格解体。其中之一被某地方精神病院诊断为精神分裂症，由于病人诉述"被圈住了"，"被害苦了"，"思想给套牢了，出不来了"，等等，医生认为是"妄想"，服抗精神病药却使病人更加难受，甚至在地上滚，痛苦地说要自杀，因而停药被父母带到北大六院看病。简短的精神科晤谈使情况变得清晰了。病人说，他初中成绩优秀，进入重点高中后感到压力很大，因为同学都是来自全市各初中的优秀生，他要想再考前三名，实在太难。名次下降后学习兴趣也下降了，学习枯燥无味加上巨大的精神压力，驱使他去游戏室找轻松，不知不觉地迷上了电脑游戏：一上机就兴奋，兴趣益然，逐渐欲罢不能，每天要玩好几个小时，甚至逃学、开夜车玩，如此已经年余。大约两个月前的一天，他在街上走着，突然感到"不对劲儿"：周围的一切都显得不真实，好像在做梦，可他知道自己实际是醒着的，便赶忙跑到电脑游戏室去，却再也找不到那种感觉了。大约两周后，他实在难受，便告诉了父母，他先在当地就医，因服药更难受而来北京。病人说，他并不认为游戏室老板专门或故意跟他一个人过不去，人家只是为了赚钱，要怪还得怪自己太贪玩，不好好学习，"把脑子玩坏了"，迫切要求医生给他"治回去"——回到他天天学习的正常状态去。病人对电脑屏幕上的人物、情节过分地情感投入，对比之下，现实生活中的一切反而失去了真实性。这位少年的真实感障碍是可以理解的。

其实，生活中类似的情况不少见。已判重刑者突然得知无罪释放，甚至久别的亲人因偶然机遇而重逢，这些太出人意料的事可以使人有"不是在做梦吧"的感受。同理，挫折太多，如一生坎坷可使人有往事如烟之感。总之，情感波折太多或者震荡太剧烈，真实感都可以出现障碍，尽管大多是暂时的。因此，持久的真实感障碍迫使研究者从人格特质等背景因素里去找病因。短暂的真实感障碍可以缓冲强烈的情感震荡，显然有保护作用。精神动力学说视真实感障碍为一种自我防御，是可以接受的。防御机制人皆有之，过分的防御的非适应性很明显，遂属病态，这是可理解的心理障碍的通则。

像其他神经症性症状一样，真实感障碍也可以见之于中毒［如三甲氧苯乙胺（mescaline）和麦角酸二乙酰胺（LSD）］、内科病（如甲状腺功能亢进症）、神经科病（如癫痫、某些顶叶或颞叶肿瘤），这些都属于另一种性质，本文就不讨论了。

参考文献

［1］Kaplan H I，Sadock B J. Comprehensive Textbook of Psychiatry. 5th edition. Williams and Wilkins，1989：1038.

［2］Mayer Gross W，et al. Clinical Psychiatry. London：Cassel，1955.

［3］转引自：Gray M. Neuroses，von Rostrand Reinhold. New York，1978.

［4］Jaspers K. General Psychopathology. Chicago：The University of Chicago Press，1963：121.

［5］American Psychiatric Association. Diagnostic and Statistical Manual of Mental Disorder. 4th edition. APA，1994.

［6］Shorvon H J. The depersonalization syndrome. Proc Roy Soc Med，1946，39：779.

其　　他

精神科护士的身份[*]

社会人类学有一个重要的词"role"，它可以译为"身份"或者"角色"。一个人在社会生活中，通常并不是只有一种身份或只扮演一种角色。每一种身份表示一种特殊的社会职能，享有一定的权利，在社会中占一定的地位，也承担一定的责任和义务。

就职业身份来说，一位工人可能只具有工人的身份；护士却不然，在工作中可有几种不同的身份，起到几种不同的作用。作为一个护士应该牢记自己的身份，并从各方面加强自我锻炼和修养，使自己的行为不至于和身份脱节，才能充分发挥护士的作用。

下面，仅就精神科护士的各种身份进行初步探讨：

一、病人生活的照顾者

病人来自天南海北，有不同的生活习惯和个性，所患的疾病千差万别，生活上也有不同的要求，因此，"病人生活的照顾者"是护士最基本、最重要的身份。不能充分发挥这种身份作用的人不可能是一位好护士。对病人的生活照顾得好，可以促进康复；反之，可以使疾病恶化。这就要求护士在照顾病人生活方面必须具备相当的医学知识和一定的护理技巧。精神科护士也和其他科护士一样，承担着这一重要身份。

二、治疗者

在临床工作中，护士还要担负起病人的治疗任务，这样，"治疗者"就成为护士的第二种身份。随着医学科学和医疗保健事业的发展，护士职业的分工也愈来愈细。目前，某一专科的护士往往不善于护理其他科的病人，但是病人是一个完整的人，护理时不能只看到某个有病器官或系统而忽视了他的整体，而且一个病人同时患有两种以上科别疾病的情况是常见的。这个问题对我们精神科护士也许更加突出，因为我们对其他科的知识和技术是相对欠缺的。所以

本文原载于《中华护理杂志》1983 年第 18 卷第 4 期

* 第一作者为许又新，第二作者为冯莉莉（北京大学精神卫生研究所）

我们应该在提高精神科护理水平的同时，注意提高其他科的业务水平，尤其是熟悉常见病的医疗护理和急症的抢救技术，才能充分发挥"治疗者"的作用。

三、病人集体生活的组织管理者

在精神科病房里，病人一般没有什么严重的躯体疾病，但生活需要却远比内外科病人要多而复杂，病人之间的关系也常常发生问题。这就产生了护士的第三种身份，即"病人集体生活的组织管理者"。解决病人之间的纠纷，协调他们之间的关系，这需要我们有耐心细致的工作作风。把病人组织起来，使他们过一种有益于身心健康的集体生活，更需要我们开动脑筋多想办法，用乐观的生活态度和热情的关怀去感染和鼓舞病人。正常的集体生活和人与人之间的交往对精神障碍有着不可低估的积极治疗作用，慢性精神病病人的社会性退缩及情感淡漠是和缺乏有效的社会刺激密切相联系的，近二三十年来不少研究已经证实了这一点。所谓社会性剥夺和隔离，更是我们必须努力加以避免和消除的。在这方面，护士应该而且可以起到最大的作用。

四、监护人

精神科护士的第四种身份是住院病人的"监护人"。一方面，护士有责任指导病人的行为，使他们不致给自己和别人带来危害；另一方面，护士还要循循善诱地把病人的精力和活动引向有益于他们自己的方向并尽可能对别人也有好处。对精神病病人的保护是多方面的，而保护病人的生命安全是最基本的。各精神病院都有病人发生伤亡的意外报道，我们必须随时提高警惕，树立安全第一的思想，加强观察。保护病人的合法利益也是护士的职责。任何人如果企图损害病人的利益，护士就要进行干预，加以阻止。

五、心理治疗者

精神科护士还有一种具有特殊性的第五种身份，这就是"心理治疗者"。现在，有些护士缺乏心理治疗方面的知识和经验，不会做心理治疗，他们误以为心理治疗是医生的事。其实，只要和病人接触，就有机会开展心理治疗。因此我们必须自觉和有效地去进行。个别护士用粗鲁的语言对待病人，那就跟心理治疗者的身份背道而驰了。心理治疗最基本的一个环节是接触病人的技术。对于不同的病人，我们需要用不同的接触方法，谈话要由浅入深，不能性急，也就是说，心理治疗应该有计划地逐步深入。心理治疗者与病人关系的好坏，是治疗成败的关键。就病人所共同关心的精神卫生问题，组织他们进行座谈讨论，是集体心理治疗的重要方式之一。要和病人建立良好的工作关系，注意交谈艺术，要善于启发引导，而不要过多地说教。工娱治疗也包括在广义心理治疗的范围之内。组织病人参加的工作性质和强度必须力求适合其健康状况和兴趣。组织病人进行文娱或体育活动时，不能任其自流，但也不应该过多干预。护士一方面要起指导作用，另一方面又要使病人感到他们能发挥自己的主动性。显然，要做好心理治疗是很不容易的。它需要我们付出艰苦的劳动，不断总结经验，提高工作技巧和方法。

六、咨询顾问

精神病病人和他们的家属往往有很多问题和各样的顾虑，经常请教护士，要求护士给予解答，告诉他们该怎么办，帮助他们出主意，因此护士成为病人和其家属的"咨询顾问"。这是护士的第六种身份。

精神科咨询涉及的范围很广，远不限于疾病本身的诊断、治疗和调养等问题。例如如何处理工作、学习、恋爱、婚姻、生育等几乎涉及生活所有方面的问题，在咨询工作中都会遇到。这也是专业性很强的工作，如某精神病是不是会遗传，怀孕时服抗精神病药物会不会影响到胎儿的发育等。有的病人渴望有孩子，如果有了孩子那对病人是一种莫大的安慰，显然有利于病人的精神健康。可是，分娩和哺养孩子的重任病人能否胜任？精神病没有完全好，对孩子的健康成长会有多大影响？这些是很复杂的问题。如果护士的知识和经验丰富，能够细心地了解情况，就能积极配合医生进行解释、指导，成为病人和他们家属的好"顾问"。病人出院后，护士进行家庭访问，还可以继续发挥"顾问"的作用。

此外，精神科护士也同样要担负教学任务和参加科学研究工作，所以还有"教师"和"科研工作参加者"这两种身份。

从以上简单的讨论可以看出，护士具有多种重要的身份，在整个医疗保健工作中起着多种重要的作用。

护士每天 24 小时都和病人有密切的接触，如果能意识到自己的多种身份，充分利用工作中接触病人的有利条件，就可以更好地发挥自己的作用。但是，护士能否完成好护士的 8 个身份的任务，关键还在于学习，如果学习不认真、不努力，就不能很好地完成任务，也就会失去这种或那种身份应起的作用，那就不是一个完全合格的护士。因此，护士和其他所有的工作人员一样，还有一种共同的基本身份，这就是"学生"的身份。我们每一个人都要活到老，学到老，学知识，学技术，尤其是学习做人的道理，才能使自己成为一个高尚的人，在自己的岗位上，为祖国的"四个现代化"大业贡献力量。

《痴呆与正常衰老》书评*

  此书主要讨论阿尔茨海默病（AD），偶尔也涉及其他类别的痴呆。广泛的研究已经确定，年龄是 AD 最强有力的风险因素，正常衰老伴随着多种多样的生理病理学和认知行为的改变。这些改变与痴呆的改变相同。这个事实有两种对立的解释：一种认为，迄今为止还没有辨认出与年龄增长直接相联系的独特的改变；另一种认为，正常衰老与痴呆构成一个连续统，两者只是程度不同而非性质各异。全书围绕后一假说展开讨论，并引用了大量的研究成果。

  如果正常衰老与痴呆构成连续统，就可以得出两条推论。第一，痴呆的诊断，尤其是它的轻微形式或早期，对于高龄老人一定非常困难。实际上，对于90 岁以上的老人，医生和外行人都倾向于"原谅"他们的记忆缺陷和认知损害，也就是不把他们看做痴呆病人。第二，一个人只要活得足够长久，他总有一天会成为痴呆。Katzman R. 和 Saitoh T.（1991）列出了下述年龄的人痴呆患病率的近似值：65 岁为 1％，70 岁为 2％，75 岁为 4％，80 岁为 8％，85岁为 16％，90 岁为 32％。当然，不能用外推法（extrapolation）算出 100 岁都有痴呆，因为百岁老人确有非痴呆者。

  痴呆是和正常衰老根本不同的一种疾病，或者说，痴呆是正常衰老的一部分，这并不只是一个学院式的问题。它对研究策略、治疗和预防以及公众的态度、政府的政策都大有关系。如果痴呆与正常衰老是一个连续统，那么，若不同时研究老年变化的特征，要弄清楚痴呆的性质和病因就注定要失败。再者，随着人口老化和痴呆日益普遍，治疗所有的老人实际上是行不通的。这样，研究预防措施就成了迫切的任务。

  年龄愈老，功能缺陷愈多见而严重（第 13～17 章），生理的、病理的和神经化学的测量数据也愈趋严重（第 11、18～20 章）。Kirkwood T. B. L. 指出，衰老过程是"正常的"，但"正常"这个概念本身就包含着"异常"的存在。

  年龄的增长还与变异的加剧相联系。这不仅涉及操作和认知测验变异范围的扩大（第 15 章），也涉及生理功能异质性的增加以及细胞形态变异范围的扩

本文原载于《中国心理卫生杂志》1995 年第 19 卷第 6 期 280—282 页

* 所评原书为 Huppert Felicia A，Brayne Carol，O'Connor Daniel W（eds）. Dementia and Normal Aging，first published 1994. Cambridge University Press

大（第 11 章）。变异范围随年龄扩大，使高龄老人正常与异常区分增加了难度（第 5 章），给临床医生的诊断更造成了难以克服的困难（第 6、8 章）。Henderson A. S. 等主编的《阿尔茨海默痴呆的病因学》一书引用了专家小组的报告，该报告认为，正常衰老与痴呆的分界线是人为划分的。迄今为止，还没有区别轻微痴呆和正常衰老的任何定性差异的证据，不论是认知检查（第 15～17 章），还是神经生物学测量（第 1～20 章）。如果发现有"戏剧性"的定量差异，那总是由于样本选择有问题，即痴呆都是中等和严重的病例，而对照组是从老年人中挑选出来的（第 16、18、20 章）。若考察痴呆者的行为改变，事情就更加复杂。痴呆者人格和行为的改变大多见于正常老人，只不过更加突出。某些情况似乎只见于痴呆，如与病前人格不一致的游走和攻击行为。Hope T. 认为，在现象学上不同于正常老人的行为并未提供否定连续性假说的证据。例如，某人漫游而走失，只发生在空间认知能力降低到一定水平之下的情况，这种行为可以突然发生，但却是病理解剖和认知功能连续变化的结果。某些神经科体征也可作如是观，如肌阵挛或癫痫发作（第 7 章）似乎只见于痴呆，但完全可以是病理形态上连续性改变的结果。

疾病模型要求对每一种疾病过程辨认出高效度、高信度的标志；在足够大的社区样本中，应该观察到重要变量的双众数（bimodality）分布，但迄今尚未得出这样的结果。尸体解剖在痴呆者和非痴呆者有显著不同的发现，乃是样本高度选择的结果。

有利于疾病模型的一个证据是，改变一旦超过一定的阈值，神经生物学改变便是很特殊的和局限性的（第 4 章）。然而，同样的特殊性和局限性也见于正常衰老过程（第 18～19 章）。

关键点在于，病理变化与功能缺损之间的联系是建立在概率基础之上，即并非每一位达到一定程度病变的人都有痴呆临床综合征，也并非每一位痴呆病人都有确定程度的病理形态学改变。

AD 可发生于中年人，此时，与老龄相联系的衰老过程还没有表现出来（第 4、18 章）。

对此，Mortimer James A.（第 10 章）提出了一个优美的模型，它用储备能力（reserve capacity）这一概念把连续统与疾病阈值联系了起来。疾病阈值意味着，少于一定量的脑组织，正常功能便不能维持。脑的储备能力在老年期随年龄增长而稳定地下降，到一定程度时，只需少许改变就足以使人陷于痴呆。痴呆起病年龄的差异，可用不同个人具有不同储备能力来解释。储备能力的差异可以在出生时就存在（由于家族遗传因素如唐氏综合征），也可以由后天各种环境因素（如脑外伤）而造成。因此，基于 Mortimer 的模型，中年发生 AD 也并不一定就构成支持疾病模型的证据。

就迄今已知的多数 AD 病例来说，很少支持疾病模型的证据。卒中发作是一种疾病事件，因此血管性痴呆似乎是疾病模型的最佳候选者。然而，Brayne（第 9 章）和 Freer（第 8 章）指出，临床卒中可见于连续统，它伴有早已存在的显微镜下的梗死性改变，这些改变常见于正常老人，它们跟认知功能削弱有联系（第 8 章）。作为皮克病特征的选择性叶性萎缩不大可能处于正常衰老连续统之中。但 Freer（第 8 章）指出，早年额叶有相当突出的沟的个体可以在四五十年后显出选择性叶性萎缩，以致误诊为皮克病，其实病人具有典型的 AD。Freer 的病例表明，储备能力的概念既可应用于脑的整体，也可应用于脑的某些区域。

在回顾历史时，Lishman（第 3 章）认为，我们过早地抓住了 AD 的疾病模型不放，这大概是对亨廷顿病、克罗伊茨费尔特-雅各布病进行了类比推理的缘故。

如果 AD 是一种疾病，我们就必须找出正常衰老不同于 AD 的特征，这迄今仍属未知，更谈不上对正常衰老加以解释。

此书的大量数据与连续统假说是一致的，而年龄、内在变量、环境因素等的复合作用决定功能损害成为明显的。如果功能损害达到一定阈值，痴呆的诊断对病人、家属和社区都是有意义的。Cooper B.（第 22 章）认为，这种诊断是不可避免和必要的，因为我们要考虑到提供社会服务和医疗照料的计划和实施。

有人认为，连续统假说描绘了关于衰老的一幅可悲的图景。事实是，我们一直过分专注于连续统的一个极端而忽视了其他。实际上，即使连续统假说得到了证实，也并不排除预防老年人和痴呆者认知衰退的可能性。

1907 年阿尔茨海默发表了他的第一个临床病理报告，病人女性，起病于 51 岁，死于 55 岁，作者认为那是一种特殊的脑的病理。

这种脑病理的特殊性以及它与临床表现的关系不久便引起了怀疑。Gepperstedt N.（1993）报告，AD 型改变即老年斑（SP）见于 84％的老年人，神经原纤维缠结（NFT）见于 97％的老年人，而粒泡型变性（GVD）见于 40％的老年人，类似的报告还很多。

Brayne Carol 和 Calloway P. 于 1988 年提出了 AD 病变位于老年变化连续统的一端的假说。

定量研究否定了"全或无"的观点。很多研究者的报告都发现，认知功能、日常交谈技巧、外现行为等的测验观察数据是一方面，死后尸体解剖发现的定量分析是另一方面，这两方面是高度显著相关的。在一个显微镜视野里，SP 计数为 15 或低于 15，便不出现临床症状。在 SP 处于阈值下时，NFT 罕见于大脑皮质，而只见于海马回与旁海马回。若 SP 和 NFT 都超过阈值，则临床痴呆几乎无例外地出现。所有研究均未发现 AD 有何特异性病变，也表明痴呆病变数与正常人病变数形成一个连续统。

Henderson A. S. 和 Sartorius N. （第 5 章）讨论了痴呆的诊断问题并分析了难点。

O'Connor （第 6 章）总结道，在可以诊断为痴呆的病例中，大约 40％为轻度痴呆。目前，轻度痴呆还只有研究意义，因病人无须照顾，也无有效治疗。

Hodges J. C. （第 7 章）认为，异常神经科体征，尤其是额叶释放征（frontal release signs）、锥外体征、顶叶感受性缺陷等，AD 病人显著多于正常老人，但差异只限于程度和频率。

Freer （第 8 章）认为，对于已确诊的 AD 病人，成影术可得出显著不同于正常老人的数据。但大脑成影术并不像量身高、体重那么简单容易。可以说，还没有任何一种成影术可以有把握地将 AD 区别于正常老人。据 Frideland R. P. 等 （1988），来自受检者、成影过程和观察者的"噪声（noise）"以及生物学上的异质性，也许是不可克服的。

Brayne （第 9 章）认为，迄今尚无生物学标志可以确证 AD 特殊病变的存在。鉴别只有两种可能，一是长期追踪观察，一是活体测量方法（in-vivo method of measuring brain abnormalities）取得成功且为老年人口所接受。

Mortimer （第 10 章）讨论了 AD 的风险因素：

1. 时序年龄：这是普遍公认的，也是被证实为最重要的，即年龄愈大，AD 患病率愈高。

2. 唐氏综合征：此种病人只要活到 40 岁，死后解剖均有典型的 AD 病变。

3. 家族史：家族中有 AD 病人，则此人患 AD 的风险大，这方面的报告结果是一致的。

4. 头部外伤：有证据支持，头部外伤是 AD 的一个风险因素，但也有报告不支持这一点。

5. 甲状腺病：1984 年，Heyman 等报告，妇女有甲状腺病使患 AD 的风险增高，但后来的报告未能证实这点。

6. 铝：1965 年，Klatzo 报告铝对动物有神经毒性，但此后 25 年的报告有矛盾的结果。极端暴露于职业性铝中毒的人群中，有发生 AD 者，但也有很多人不发病。

7. 吸烟：Graves 等（1991）的研究认为，吸烟可降低患 AD 的风险。

8. 教育：正规教育年限少者，AD 患病率较高。

Mortimer 的结论是，痴呆很可能是多因素作用的结果。同一类型的痴呆也有若干不同的原因，其中有一些大概还未辨认出来。平均起病年龄为 70～75 岁。如果起病较早，某些个别因素可能起了主要作用。目前研究的不足之处是，对于 80 岁以上的人，一般不用严格的诊断标准，往往有意无意地"赦免"了他们的痴呆。

Kirkwood T. B. L.（第 11 章）讨论了衰老的机制与痴呆的关系，某些物种例如海葵（sea anemone），可以说没有衰老，因为它们不同年龄的死亡率保持稳定不变。可见，衰老并非生活中消耗磨损所致的不可避免的过程。如果海葵可以通过更新和修复无限期地保持不衰老，人类为什么就不可能呢？这是一个极其富有诱惑力的问题。

一般公认，基因决定着衰老，正像基因决定着胚胎的发育和个体的成长一样，理由来自演化论：衰老防止种群过分拥挤，为新一代提供生存空间和发展条件。其实，这种理由并不充分。首先，野生动物死亡率很高，个体很少可能活到衰老期。其次，种群层面的自然选择超过个体层面的自然选择，这种条件很少发生，也就不大可能使衰老一代一代遗传下去。

如果衰老并非直接有利的，那么，它的演化就只能用自然选择的间接作用来解释。一种观点认为，选择作用于基因是按年龄特殊性起作用，这样便产生后来有害效应的累积。另一种观点认为，为保证一定期限的生存而投入的最佳资源的躯体（非生殖的）部分不够使个体无限期地生存下去。

过去，长生不老只不过是一种愿望或幻想。现在，对衰老的研究有着重大的理论和现实意义。可以说，对人类衰老过程缺乏认识阻碍了痴呆研究的深入。

最后，将全书各章内容概述如下：第 1 章是引论，第 2～4 章讨论痴呆概念的历史，第 5～8 章讨论痴呆的诊断，第 9～12 章讨论痴呆和正常衰老的行为和认知改变，第 18～21 章讨论痴呆和正常衰老的神经生物学，最后两章（第 22～23 章）就老人的保健和卫生政策进行了讨论。

医生们都认为痴呆是疾病，此书提供了不同于这种观点的新的视角，值得一读。

一般医疗中心理障碍的发现过程[*]

一、心理障碍的发现过程

精神障碍的调查可以从 5 个不同的水平加以考虑：①随机社区样本；②基层诊所就诊者的调查；③基层医生对精神上患病人数的估计；④向精神疾病机构转诊的人数；⑤收住精神科的人数。

我们设想，求助于精神卫生专科医生的人大多数以前都找过其他保健人员。因此，在社区和精神科病床之间存在一系列的过滤，社区里的人必须通过这些过滤才能住院。

1. 患病行为，或者说，一个人是否愿意求助于卫生工作人员。

2. 卫生人员发现心理障碍的能力。

3. 卫生人员是否愿意把精神障碍病人向专家转诊。

4. 精神卫生专科人员的收住院行为。

英国每个水平的年患病率情况大致如下：①随机社区取样为（260～315）/1000；②基层防治机构就诊者中为 230/1000；③基层医生对心理障碍人数的估计为 101/1000，收到精神科住院者为 5.17/1000。

可以看出，第一次过滤（患病行为）是我们文化中大多数人都能通过的，因为第二水平的年患病率只是略小于第一水平。

但第二次过滤（发现过程）使很多人都通不过：患病率从 230/1000 一下子减到 101/1000。

一次过滤不让通过的人愈多，这次过滤就愈重要，第二次过滤很重要，因此我今天主要讨论提高基层卫生人员发现精神障碍病人能力的各种办法。

二、影响心理障碍发现的各种因素

在英国，精神科医生认为精神不健康的病人中，有一半以上他们的保健医生并不认为精神有什么毛病，来找我们看病并有精神上的主诉的病人几乎最后

本文原载于《中国心理卫生杂志》1993 年第 7 卷第 1 期 35—37 页

[*] 本文为许又新译自 Goldberg D. 教授 1992 年 9 月在京讲座的讲稿，编辑部摘录，小标题系编者所加

都诊断有某种精神障碍。在曼彻斯特，这种病人的95％都被发现了。那些未被发现的病人在医生面前都不表现出心理问题，他们只诉说躯体症状，他们也许说，感到劳累、精疲力竭，这在中国文化中也许称之为神经衰弱。另一些诉说疼痛，但找不到躯体原因。另一组病人确有躯体病，他们因此而求治，但他们同时还有心理上的病。躯体病转移了医生的注意，使医生没有看到还有精神障碍。

我想，这3组病人在中国都是常见的。虽然我说过，这些病人有一半以上未被医生发现。但重要的是要懂得，有些医生很善于发现精神障碍，而有些医生确实差劲。

病人和他们的医生忽视情绪苦恼都各有其理由，许多病人害怕戴上被医生认为有情绪苦恼这顶不光彩的帽子，而另一些病人认为处理情绪问题并不是医生分内的事。另外一些病人确有疼痛，但他们只要求医生弄明确，疼痛的原因不是什么严重的病。另外一些病人主要想得到治疗疼痛与不适的药物，而不想讨论情绪问题。有些人觉察到了他们的情绪苦恼，但对于生活中造成情绪苦恼的问题却不肯负责，因此说起来奇怪，他们宁可忍受苦恼，似乎也不愿意与医生讨论个人问题。

我记得，英国在只不过40年前，一个病人向基层医生诉述心理问题还是很不寻常的。就这一点而言，我们的文化发生了很大的变化。但是在中国，病人恐怕一直跟40年前的英国人有同样的感受，也许最近才有所改变。如果这是真的，即看病时漏掉了情绪问题，那么病人在看病时有些什么可能的行为呢？他们会只提躯体症状，交谈时他们会尽量控制自己的情绪，说话保持音调平稳，不紧张，不让医生看出他有运动性不安。如果做到了这些，医生就会看不出他们的情绪苦恼。

医生避免发现情绪苦恼也有医生的理由。有些医生同意病人的观点，这不是医生的事；医生认为，只要能排除上腹痛是癌症、结石或溃疡等所致，他们的任务也就完成了。医生"视而不见"的另一个原因是，一旦问出病人有情绪苦恼，他们会不知所措。

从来没有人教过医生该怎么办。病人表现苦恼时，医生心里也难受。因此，不仅要帮助医生发现情绪问题，还要教会他们如何处理。

三、发现心理障碍能力的决定因素

我们以92位家庭医生为研究对象，密切观察了他们的2500次交谈。

那些具有卓越的交谈技巧、对病人事先有很好的了解、对心理问题持同情态度的医生，能够比较好地发现问题。

交谈一开始，医生就与病人有目光接触，仔细地澄清病人的诉说，而不是按表面价值接受病人所说的情况。从提问方式看，最重要的发现之一（这个发现已经影响了我们对医生和医学生的培训计划），是"引导性"提问的可取和"封闭性"提问的不可取。"封闭性"问题是可以用"是"或"否"回答的问题，例如，"你是不是比平时醒得早些？"

主要采用封闭性问题的医生能有效地控制交谈：病人只能对向他提出的命题表示同意或不同意，医生决定了什么样的交流是允许的。

"引导性"问题是不能简单地用"是"或"否"回答的问题，例如，"告诉我，你最近的睡眠情况怎么样？"

这里，病人在某种程度上是受控制的，因为他们只允许谈睡眠，但有关睡眠的情况他们愿意说什么就可以说什么。因此，这里是一个引导性心理学问题，医生较多地使用常规提问去探索病人有怎样的感受。他们问得比较多的是，病人在家里和家人在一起时的情况，他们倾向于对病人作同情的评述。

他们能比较好地对付交谈中的打扰，像电话铃响或护士走进诊室一类的事。

能发现精神障碍的医生，也就能对病人的"言语和非言语的线索"作出反应。

"线索"可以提示精神障碍者、病人所说所做的任何事。举例说，病人可以以发怒的、苦痛的或单调的语气说话，这是语气线索。

病人坐着时的表现可以是沮丧的，或者很紧张，或者有自发的手部动作，这些是姿势线索。

病人可能谈到，他们感到悲伤，或者焦虑，或者害怕，这些是语词线索。

1987年，我们得以证实，能比较好地发现精神障碍的医生，能让病人比较容易地把他们的障碍显露出来。

即使我们对病人实际的精神障碍的程度加以控制，这些病人在与比较好的医生交谈时，有3个方面不同于与比较差的医生的交谈：病人对提示情绪障碍的事谈得比较多；在说话语气上显示较多的痛苦；显示出较多的运动性不安。不论方式如何，较好的医生使病人比较容易地显示出他们的痛苦。

他们是如何做的呢？

医生在整个交谈中与病人的目光接触多，以一种注意倾听的姿势坐着。医生很少催促病人，也很少打断病人。他们较多采用引导性提问和封闭性心理学问题，不过早提供信息和打断病人。

下面我们再看，医生的行为怎样影响病人释放线索的行为。

医生行为与病人提供线索的数量之间有关系。允许病人起主导作用的交谈风格是有好处的，而医生用提问在交谈中起主导作用是不好的。其他行为也能影响线索释放，包括：询问引导性而不是封闭性问题，对病人抱投情或同情的态度。

总之，善于发现精神障碍的医生澄清病人诉述的意义，所提问题是引导性的而不是封闭性的，问题系接着病人刚才所说内容而提出，允许病人把他要说的话说完，具有同情的态度。这些行为使病人能提供有关情绪障碍的线索，而医生根据这些线索提出一些封闭性心理学问题。

与此相反，忽视情绪病态的医生在交谈中用许多封闭性提问控制交谈，打断病人正在说的话，所提问题出自医生对医学的理论性理解而不是就病人刚才说的话提问，病人还没有讲完就过早向病人提供信息。

四、培训医生学会处理心理障碍

我已提到过，医生不愿意发现精神障碍的理由之一是，他们不会处理这类问题。事实确实是这样。精神科医生怎样才能帮助不善于与病人沟通的家庭医生提高他们的能力？我们最近完成了一项研究，我们的研究组和家庭医生一起密切工作，很快就代替他们在社区里看病人，但这种做法在任何方面都没有改进家庭医生的技术操作。

另一种可能的办法是，当家庭医生看病人时，让医生看精神科筛选问卷的结果。除非家庭医生对筛选结果特别感兴趣，否则这也不能引起他们一致的进步，尽管某些医生从这里有所获益。

不过，我们确实知道有一种方法可以改进家庭医生的操作，这就是给他们安排训练课程。我们已经这样做了十多年，确实可以为他们做很多事情。

但是，这并不是坐在课堂里听讲的那种培训，这也许很有意义，但不能教给他们新技术。我请家庭医生把他们和病人交谈的真实录像带来，以小组方式一起来看这些录像。放录像过程中不时地停下来，因我们认为在那种看病情况下可以有不同的处理。医生可以练习一种新的技巧，这通常是另一小组成员建议的。

在全世界的发展中国家里，WHO做了很多工作设计培训手册，用以培训基层医生的精神卫生技术。这些培训课程无疑起了很大作用，它们把精神卫生服务带到了过去完全没有这种服务的地区和人群。

今年内，WHO要搞一个 ICD-10 的特殊版本，专门给基层使用。这跟过去通科医生有过的任何东西都大不相同，它对基层卫生起的作用甚至超过了已有的全部研究。

我们介绍了两个可能的因素，它们可以提高通科医生发现和处理精神障碍的能力，这很可能是有效的。第一个因素是，通科医生的培训教员继续和精神科医生一起工作，从而提高他们的受训者的交谈技术；第二个因素是出版ICD-10基层医生版。这两者可能都很重要，但也可能失败。

许多英国家庭医生并不相信精神科医生能教给他们什么交谈技术。这种观点也清楚地反映在许多英国精神科医生的观点之中，这些精神科医生也不认为他们有什么交谈技术可以教给别人。这两方面都错了。但是我清楚地知道，巨大的惰性还有待克服，因为任何一个医学专科牢固地树立了的实践都是不容易改变的。

ICD-10的基层医生版现在还没有问世，也可能被复杂的国际协商过程的用心良苦的努力所毁坏。但是，这也许是我一生之中在这个领域里所能见到的最令人激动的变化，我希望，我的中国同行们能从这两方面的进步中得到益处。

名词的翻译与国际交流

涉及性偏好障碍名词的翻译，不能不提到潘光旦译的《性心理学》（H. Ellis 著，三联书店，1987），因为在半个世纪里，它几乎是唯一的讨论性心理及其病态的中文权威译著。翻开此书目录一看，有下列名词："自动恋"、"影恋"、"溲溺恋"、"遗矢恋"、"物恋"、"窃恋"、"裸恋"、"虐恋（施虐恋与受虐恋）"等，一个"癖"字也没有，这很值得思考。《辞源》将"癖"释为"成习惯的嗜好"，《辞海》释为"积久成习的嗜好"，两者都引《晋书·杜预传》为源："预常称济有马癖，峤有钱癖。武帝闻之，谓预曰，卿有何癖？对曰，臣有左传癖。"至于"恋"字，《辞海》释为"爱慕不舍"，《辞源》释为"爱慕不舍，想念不忘"。可见，"癖"指的主要是行为和习惯，"恋"指的主要是内心活动即情感和态度。

我见过的性偏好障碍，几乎都是一开始出现异常的性行为就是明显病态的，并没有"积久成习"的逐渐发展过程。这些病例称之为"癖"是不恰当的。一般人看见尸体，反应不外悲痛、恐惧、嫌恶等不良情绪，甚至一想起它，这些情绪也还是强烈的。若某人见了尸体产生强烈的性兴奋而进行奸尸，那毫无疑问是病态的，即使是第一次。大概只有以装殓为职业以及医院停尸间和尸体解剖工作人员才有可能"积久成习"而成"癖"，但文献报告奸尸与这些职业无关。然而，病态地"一见钟情"的奸尸却是不争的事实。弗洛伊德的固着（fixation）也揭示了这类病理现象的特点。

再说"transsexualism"。如果要"积久成习"，那得反复接受性别改变手术：男变成女，再变成男，男又再变成女……世界上有这样的病例吗？根本没有抽过烟的人不可能有烟癖，根本没有喝过酒的人不可能有酒癖，那么，从来没有性别改变的经验的人怎么可能性别改变成癖呢？实际上，"transsexualism"是对自己的性别十分厌恶而且强烈渴求改变性别的一种病，而不是改变性别成癖。译为"性别改变症"不亦宜乎？有些名词上的分歧却涉及名与实是否相符，性偏好障碍一般不宜称之为癖，便是如此。如果某精神科大夫被"癖"字所误导，以为这类病都是逐渐发展的习惯，一旦通过仔细询问病史发

本文原载于《临床精神医学杂志》1995 年第 5 卷第 3 期 161—163 页

现哪怕仅仅一例性偏好障碍起病突然而绝非"积久成习",他的精神病学水平便会提高一步。

我们不得不承认,到目前为止,我国精神病学在相当大程度上还是件舶来品。20世纪五六十年代苏联精神病学统治着我国,改革开放以来,西方精神病学的影响十分明显而强烈,这里就有个翻译问题。我主张直译,理由有两个:一是可以避免意译使中文词义给理解造成扭曲,至少免得掺进中文所带的过多的水分(一点水分不带也许不可能);二是为了必要时译回去(back translation)不至于变样。举例说,如果我们把ICD-10的"dyssocial"译成"反社会性",译回去就成了"antisocial"。但是,ICD-10类别的正式命名却不是"antisocial",岂不走了样? 我本人很不喜欢"dyssocial"这个词,而对"antisocial"一词有偏好。但既然是翻译,就只能跟着原文走,这个道理浅显易明。因此我怀疑,说ICD-10中译本的"社交紊乱型人格障碍""只代表译校者的主张"的人是否阅读过原文? 还是想把ICD-10的名词都统一到CCMD-2-R这边来?

ICD-10中F84"pervasive developmental disorder"一词来自DSM-Ⅲ,ICD-9和DSM-Ⅱ都没有这个名词。CCMD-2(1989)第83页译为"全面性发育障碍",我以为值得斟酌。举两个关于痴呆的定义:

"Dementia is an acquired global impairment of intellect, memory and personality but without impairment of consciousness (Lishman, 1978)."

"Dementia is the global impairment of … (Report of the Royal College of Physicians by the College Committee on Geriatrics, 1981)."

上述两个定义都用了"global(全面的,全面性)"。如果把婴儿孤独症也译成"全面性发育障碍",就难免与痴呆混淆。CCMD-2-R译成"广泛性发育障碍"也不好,因为我们已有"广泛性焦虑(general anxiety)"。我们应该尽量将不同的原文名词译成不同的中文,以免国际交流时造成混乱和译回去时走样。基于这种考虑,ICD-10中文本译为"弥漫性发育障碍"。查《简明牛津词典》第5版,知"pervasive"源自动词"pervade",后者意为"spread through, permeate"等。《英汉新词典》(上海人民出版社,1976)将"pervasive"译为"弥漫的"。由此可见,3种不同性质的精神障碍用了3个不同的英文词,译成3个不同的中文词,似乎并无不可:"general anxiety disorder"译成"广泛性焦虑障碍","global impairment"译成"全面损害"(指痴呆),"pervasive developmental disorder"译成"弥漫性发育障碍"(指婴儿孤独症等情况)。

CCMD-2有一大组,叫"性心理障碍",这本来没什么问题,但不知何故到了 CCMD-2-R 却改成了"性变态"。《英汉心理学词汇》(湖南师范大学、北京师范大学和中科院心理研究所的心理学者合编, 1978) 将 "abnormal" 译为 "变态的，异常的"。《英汉精神病学词汇》(夏镇夷主编，人民卫生出版社, 1981) 将 "abnormality" 译成 "异常性，变态性"。把 "障碍 (disorder)" 改为 "变态 (abnormal 或 abnormality)" 意味着把临床精神病学的领域过分地扩大了，这是不妥当的。

CCMD-2-R 把 "恋物癖" 移到了 "性指向障碍" 这一组里，与同性恋同一组，不知有什么根据？敬请 CCMD-2-R 的编者赐教。同性恋的性行为指向同性，"恋物癖" 却指向异性，病人几乎都是男人，所恋之物通常是女人的内衣裤、乳罩之类。可见，"恋物癖" 者的性指向并没有变，只是从完整的人变成了异性特殊的用品、异性身体的一部分 (如头发、小脚) 或抚摸时引起女性身体质感之物等。ICD-10 把 "fetishism" 归在 "性偏好障碍" 一组里，是完全正确的。

一个世纪以来，性学中新词层出不穷，有的现在已经很少用了。ICD-10 名词系统中蕴含的成就不可低估，它的正式类别名在全世界得到了广泛的接受，而它的 "包含" 项也使愿意或习惯使用其他名词者可获得共同语言。例如 F65 "disorders of sexual preference (性偏好障碍)" 是正式命名，而 "包含" 项内列有 "paraphilias" (上述两本词汇都译成 "性欲例错"，ICD-10 中译本也沿用此名)。

大多数性偏好障碍的英文名都采用 "-ism" 为词尾，这译成 "症" 是医学界公认且由来已久的，绝非 "只代表译校者的主张"，敬请读者鉴察。

"妄想阵发 (bouffee delirante)" 是件法国进口货。既然如此，我们便不能抛开法国精神病学传统的分类和诊断。法国人诊断精神分裂症是严格的。首先，只有慢性病程且几乎总是导致缺陷或衰退者才可能是精神分裂症。其次，Bleuler 的 4A 症状必须明显，或者所谓阴性症状需长期存在或逐渐恶化才能确诊为精神分裂症。

据 C. B. Pull 和 G. Chaillet (The nosological views of French-speaking psychiatry. In: Psychiatric Diagnosis: A World Perspective, edited by J. E. Mezzich et al. Springer Verlag, 1994, 23—34)，法国诊断妄想阵发的标准是：

A. 妄想观念具有以下全部特征：

1. 突然出现，不到 48 小时；

2. 妄想主题多种多样，即所谓多形性妄想 (polymorphous delusions)；

3. 缺乏按单一主题的组织结构，或者存在多个有联系的妄想但无突出的主题。

B. 情绪扰乱而无时间、地点定向障碍，特征为表现有下述中之至少 3 项：

1. 突然从一种情绪反应变成另一种 (如从焦虑变成愤怒)；

2. 心境突然改变（如从欣快变成抑郁）；

3. 突然从一种精神运动形式变成另一种（如从激越变成卧床不动）；

4. 人格解体和（或）现实解体；

5. 幻觉或其他非同寻常的知觉体验。

C. 两个月内 A 和 B 完全消失，恢复病前的状态。

D. 除一次或多次妄想阵发外，既往无其他任何精神障碍史。

E. 不是由脑器质性疾病、酒、药等所致。

F. 不是由于躁狂或抑郁所致。

法国人把妄想阵发分为两型：一为真型（authentic type），除符合上述标准外，起病无任何心理社会诱因是本型特征；另一为反应型，除符合上述标准外，特征是起病前存在明显的精神诱因。

一比较便可以看出，CCMD-2 及其修订本的"妄想阵发"诊断标准和法国的诊断标准有不小的出入。看来，我们的所谓妄想阵发跟法国人的"bouffee delirante"并不是一回事。那么，我们又何必搬用法国人所特有的名词呢？

目前有两件事最好能尽快做起来：

1. 从 CCMD-2-R 的类别可以找到相应的 ICD-10 的编码（顺便一提，这个工作还不仔细，有错误，例如神经症后括弧内有 F49，但是 ICD-10 的 F49 还是空白并未启用）。反过来，从 ICD-10 的编码和类别要找相应的 CCMD-2-R 的编码和类别，有时却不好办。例如 F21 schizotypal disorder，F60.6 anxious (avoidant) personality disorder，F60.7 dependent personality disorder，F84.1 atypical autism 在 CCMD-2-R 应该归到哪个编码和类别？不明确规定就容易造成混乱，这对国际交流是不利的。

2. CCMD-2-R 每一编码标示一个类别，照例只有一个诊断名词（这是必要的），但汉译英却常常并非只有一个名词可用。在这方面，最好是学习 ICD-10 的办法，用"包含"一项把有一定历史重要性或迄今仍有不少人在使用的名词都列举出来。统一不可能一下子就完成。何况很多中国人具有阳奉阴违的习惯。再者，"receptor"在生理学界一直保留着两个译名：受纳器、感受器。确实，很难说这两者之中何者为优。在精神病学中，这种情况远比生理学名词更加复杂难办得多。名词要统一，但愿我们把眼光放开、放远一些，着眼于精神病学的国际交流和未来的发展（当然不能忽视我国国情，要兼顾历史和现状），不宜因名词好恶不同而争一时的短长。中国的事往往负责人一变，很多做法就随之而变，现在 60 岁以上的人要想到这一点。今天你说了算，等你退休了人家就不一定买你的账。

世界心理卫生鸟瞰

  1981 年 11 月 19 日，联合国大会一致通过了一项决议：《2000 年人人享有卫生保健》的全球战略。根据这个决议，世界卫生组织制订了她的 7 个总体工作规划（1984—1989），规定了"卫生科学和卫生技术"的 7 项内容，其中之一是"维护和促进心理卫生"。不仅如此，心理卫生在其余 6 项内容中也占着重要地位[1]。

  1985 年 8 月、9 月号《世界卫生（World Health)》杂志（世界卫生组织的机关刊物）被辟为"保护人的心理"专刊[2]。这种心理卫生专刊对于《世界卫生》杂志来说，9 年来已经是第 3 次了。世界卫生组织副总干事 T. A. Lambo 博士在他写的这个专刊的第一篇文章中阐述了心理卫生的重要性。确实，正如 Lambo 博士所指出的，良好的心理状态和社会功能不仅仅是健康的、不可缺少的组成部分，而且心理卫生也是一般卫生的强有力的促进因素。

  世界卫生组织专家小组撰写的关于心理卫生的专论指出，人类生活的本质就在于人有精神生活；做人，就是要有思想、有情感，并且通过努力而取得成就；因此提高人的健康水平，不能只限于保存人类机体的生物学要素，还必须提高人们精神生活的质量，而这就是心理卫生以及有关领域科学研究和实践的奋斗目标[3]。

  显然，心理卫生的重要性已经越来越受到全世界专家和各阶层人士的关注。然而，严峻的现实是：在世界范围内心理卫生问题十分严重。这些问题干扰和破坏着人类的幸福，对人类生活的各个方面都造成了不利影响，甚至是危害。本文的第一部分拟对心理卫生问题的严重情况加以简要的介绍，这也许有助于加深人们对心理卫生的了解和推动对有关对策的思考。

一、问题的严重性

  据世界卫生组织估计，全世界至少有 4000 人患严重的精神病或脑的疾病（如精神分裂症、痴呆、大脑疾病和损伤），至少有 25 000 万人患较轻的精神

本文原载于《中国心理卫生杂志》1987 年第 1 卷第 2 期 87—90 页

障碍（如神经症、轻微和中等程度的智力低下）[3]。然而，这只不过是巨大冰山露出水面的那一小部分。如果加上酒精依赖、药物依赖、躯体疾病继发的各种心理紊乱，心理社会因素造成的情绪紊乱，轻度和中度的社会适应困难，各种心理生理障碍等，受害人的数字是异常可怕的。可见，心理卫生问题的预防、治疗和特殊帮助的需要是多么广泛而迫切。

以美国为例，据美国医学研究所心理卫生和行为医学委员会的估计，有精神障碍的人约 3000 万，也就是说，精神障碍在美国人口中的总患病率接近 15%。据政府部门统计，美国在精神障碍上的花费每年达 200 亿美元，这还不包括继发躯体问题的花费；因此而造成美国经济上的损失每年估计达 1850 亿美元。举几个具体例子，人格障碍估计占美国人口的 5% 以上，占住院精神障碍患者的 20%。因自杀所致的死亡人数每年约 30 000 人，居各种死亡原因的第 10 位。令人忧虑的是：15～24 岁的自杀者从 1961 年的 5/10 万增至 1983 年的 13/10 万，增长了 1.6 倍。据专家们分析，自杀的前驱状态主要有：抑郁状态、酒精依赖、药物依赖、精神分裂症。美国约有 1%～2% 的青年妇女患神经性厌食以及有关障碍（如贪食症），这类障碍可导致严重躯体并发症，甚至死亡。儿童精神障碍也是一个严重问题。一名孤独症儿童住院 1 年要花 30 000 美元，平均一生要花 100 万美元，而美国有 20 万孤独症儿童。其他严重发育障碍更 5 倍于孤独症人数。癫痫及其伴发的精神障碍也是一个突出的问题[4]。

问题远不限于精神障碍。据美国疾病控制中心和联邦政府的统计学家们估计，在前 10 位的死亡原因中，生活风格（life style）起了大约 50% 的致死作用。

再以酒精问题为例[5]，第二次世界大战以来，全球酒精消费一直在增长。酒精饮料工业现在被少数跨国公司所操纵，它们越来越注意发展中国家市场需求的增长。顺便一提，由于美国禁烟日益成功，美国卷烟工业对中国几亿吸烟者甚为注意。这些都是必须认真对待的问题。据美国官方统计，1975 年酒精滥用花掉了 430 亿美元，而酒精依赖者比不饮酒者平均寿命短 10 年。过去，酒精问题主要存在于发达国家。现在情况不同了。西太平洋地区是 20 世纪 70 年代世界酒精消费增长最快的地区[5]，以巴布亚新几内亚为例，10 年间每人年消费纯酒精量从 0.7L 增长到了 9.6L（这相当于每人每天饮 60% 的白酒 1 两），由此可见一斑。青年饮酒者日益增多，尤其值得重视。

心理卫生专家说的"酒精有关问题（alcohol related problems）"包括以下 5 个方面：①损害身体健康；②损害精神健康；③危害家庭；④破坏人际关系；⑤降低工作能力。受到社会关注的酒精有关问题有：交通事故（美国每年因酒精造成 28 000 人因汽车车祸死亡）、犯罪、婚姻破裂、婴儿酒精综合征、暴力行为、影响生产、各种社会纠纷等。举例说，在斐济，1974—1976 年，3年中所有犯罪行为的一半以上是在酒精影响下实施的；在斐济的某地区（Savusavu），1981 年酒精造成的家庭破裂占家庭破裂总数的 10.8%。在汤加，警方认为，1982 年有 40% 的家庭暴力是在酒精影响下发生的。

据日本统计，酒精住院病人由 1968 年的 14 000 人增长到了 1982 年的 21 000 人；1982 年日本共有精神科病床 320 000 张，而酒精患者占去 6.9%。严重饮酒者（按世界卫生组织标准，每天饮 150ml 纯酒精以上）1965 年为 89万，1981 年增加到了 187 万。日本饮酒驾驶违章，1977 年为 365 000 人次，由于加重处罚，1979 年降到了 176 000 人次（下降 52%），但 1982 年又回升至278 000 人次（与 1979 年相比，上升 58%）。可见，单纯处罚效果有限。

据美国（1985 年）统计，美国有 1000 万成人和 300 万儿童少年为酒精滥用者，另外还有 3000 万～4000 万人因家庭成员之一滥用酒精而受害，甚至家庭成员之一被酒精滥用者杀死或伤害。这就是说，美国人每 5 人中，就有 1 人为滥用酒精的直接或间接受害者。

关于残疾人的心理卫生问题。世界卫生组织的专家们认为，世界正面临着残疾的大流行，其主要原因有：①残疾人寿命的延长超过了人口平均寿命的增长；②人口老化，残疾人随着老年人增加而增多；③非致死性疾病的有效治疗进展缓慢。可以说，人类文明已经进步到了足以使绝大多数残疾人免于自然淘汰，但又不足以治愈残疾的水平。可见，残疾的大流行是文明进步到一定阶段的必然现象。这种情况还将继续存在，短期内不可能有技术性的突破。

小家庭中如果有一位残疾人，家庭成员对他（她）很难照顾得周到。正因为如此，各级政府和各级社会组织协调一致的努力是妥善处理的关键。我们已经取得的科学技术成就完全有可能使盲人、聋哑人、瘫痪人、肢体残缺者和智力低下者过上有意义的生活，对社会有所贡献，并且他们的精神生活水平也能不断提高。遗憾的是，社会福利和卫生工作彼此分家，这在全世界还很普遍，即使发达国家也在所难免。因此把心理卫生工作整合到为残疾人服务的全部组织措施和技术措施里去，是当前一项迫切的任务。

二、主要精神障碍的研究进展

1. 情感性障碍

目前用抗抑郁剂和抗躁狂剂可以使 80% 的病人得到有效的控制。新的药物仍在不断合成和试用中。总的说来，近 20 年来由于药物治疗的发展，情感性障碍的治疗已根本改观。抑郁症的诊断标准和有效的流行病学筛选方法有了显著的进步。神经介质以及有关的生化研究是一个很活跃的领域。根据遗传家族史、临床相和病程等方面的特点对情感性障碍进行新的分类，将有利于病原和发病机制研究的深入开展。

2. 精神分裂症

近30年来，本病的预后已大为改善。这一方面是由于发展和临床应用了为数甚多的有效抗精神病药物，另一方面还得归功于更广泛的心理卫生工作，这包括对住院病人待遇的改善，大力开展社区防治，心理社会研究与对病人的处理两者之间相互促进，等等。遗憾的是，至少有20%的病人治疗无效，或者由于不良反应而使长期服药几乎不可能。迟发性运动障碍激起了广泛重视，但迄今仍为棘手的问题。对维持治疗的评价存在着分歧。事实是，长期服药能防止一部分人复发，但也有一部分病人尽管得到了连续的适当治疗仍不能防止复发。临床研究的焦点似乎是如何区分出所谓同质的亚组（homogeneous subgroups），因为多数专家认为精神分裂症并不是同质的或病因、病理相同的一种疾病。

3. 神经症

行为疗法不断取得令人鼓舞的效果，但配合更为广泛的心理卫生工作显然是必要的。抗焦虑剂（主要是苯二氮䓬类）不仅有效，也激起了广泛且日益富有成效的研究，如受体和内源性抗焦虑物质等。与神经症药物治疗密切相关的药物依赖已经受到重视。氯米帕明治疗强迫症取得的疗效引起了重视，治疗家最关心的是如何防止停药后复发；临床研究者注意的是强迫症与抑郁症之间的关系；精神药理学家想到的是：氯米帕明是否仅仅是一种抗抑郁剂，是否有可能存在抗强迫症药物。神经解剖生理学的研究也是活跃的。蓝斑（locus ceruleus）位于脑的深部，它在焦虑的病理中有可能起关键作用。当然，这方面的研究还有待于进一步深入。

4. 人格障碍

这类障碍的心理卫生重要性在研究工作中日益显著。反社会人格障碍与违法犯罪行为的关系正受到治安法律工作者和教育工作者的注意。临床家致力于弄清楚人格障碍类型或特征与特定精神科综合征之间的关系。过于笼统的神经症性格已由研究人员所具体细分，但分型意见仍很不一致。边缘人格与情感性障碍的关系，也许较之与精神分裂症的关系更为密切，这是与过去不同的新观点。

5. 儿童问题[6]

许多成人的心理卫生问题根子在童年，这是早就有人注意到了的。然而今天看来，过去的一些一般性推断是过于武断的。多数童年精神障碍的预后良好，而成人精神障碍往往并没有童年相应的前驱障碍。说得更准确些，童年精神障碍与成人精神障碍的连续性，与其说是一般的规律，毋宁说只限于某些特殊类型或类别。近来医学研究最多的有：婴儿发育障碍，多动与注意缺陷，精神病的治疗。心理社会研究发现，虐待和教养不良，不论是发生率很高而又相对地不受重视，还是它的严重性，都是惊人的。在这方面，教育学家、社会学家与心理卫生工作者的密切配合是可喜的现象。值得一提的是，在美国，760万躯体残疾儿童有74%得到了某种服务，而为数超过1000万的精神障碍（其中200万为严重精神障碍）儿童却只有50万人在保健系统里得到某种治疗或照料。在世界其他地区，这种对儿童心理卫生的相对忽视是大同小异的。儿科专家和心理卫生工作者越来越重视儿童慢性躯体疾病的心理影响（如对学习、人格和智力发展的影响）已经成为一种突出的趋势。

6. 老年问题

在这里，一般卫生事业的发展引起了矛盾的效果。一方面，平均寿命延长，老年人的身体健康水平提高了；另一方面，老年人的精神障碍（包括各种痴呆）的绝对数和发生率都在迅速上升。美国从1900年到1977年，65岁以上的人在人口中的百分比从4%上升到11%；估计人口老化今后将以更快的速度发展。65岁老人中痴呆患者占3%，而80岁以上的老人中达到20%以上。目前生物医学研究的重点是阿尔茨海默病。已经发现，含乙酰胆碱和去甲肾上腺素的神经元减少了。此病可能是遗传机制和（或）环境因素（如病毒、毒素）引起的生化改变所致，免疫的原因也有可能。不同社会经济阶层和不同文化背景的人对家属中老年痴呆患者的看法是不同的。心理学家和社会学家了解到这种情况，便有可能帮助家庭设计最佳照料方案。有的家庭在照料痴呆病人时过分牺牲了健康人的利益，使家庭功能受到严重损害，甚至使家属照料者产生严重的心理卫生问题，这是不恰当的。一般地说，老年人体力和精神功能都下降，面临着新的挑战（作为社会成员的价值下降，丧偶，被迫重新安置生活场所等），迫切需要社会提供心理卫生服务。所谓安乐死也日益成为广泛注意的问题。

三、精神卫生服务工作

就全世界范围而言，精神病院和综合医院精神科在服务工作中占着重要地位。由于经济发展水平差异大，世界各地情况很不相同。美国目前有32 000名精神科医生，还有很多非医生精神分析学家和心理治疗者。因此，私人开业在精神卫生工作中占有很大比重。从 1963 年起，美国政府开始在全国范围内兴建 2000 个精神卫生中心（每个中心服务的人口数为75 000～200 000）。这个工作虽然还没有完成，但社区服务毕竟已经普遍展开。另一个极端是非洲，在那里，除少数城市外，100 万人口还分配不到 1 名精神科医生，病床很少，经费也很短缺[7]。因此在发展中国家，培训专业人员和兴建精神卫生服务机构乃当务之急。

英国的情况在发达国家中具有代表性，据估计，每 10 人中有 1 人一生之中要占用 1 次精神科病床。从这里可以看出人群对精神科服务的大致需要[8-9]。

综合医院精神科住院病人数自 20 世纪 70 年代以来一直稳步上升，但迄今仍只占精神科病床的 30%。也就是说，70%的住院病人还是住在精神病院里。精神病院的 33% 有 500～999 张床，42% 有 1000 张床以上。可见，精神病院多是大规模的。并且，精神病院多数是古老的，将近 2/3 的英国精神病院是 1891 年以前建造的。这在一定程度上也反映了精神卫生经费的不足。

另外，住院期缩短，住院人数下降，住院病人中老年人百分比增长，是近来的几个突出的趋势。目前，英国住院精神病病人约有半数为 65 岁以上的老人。1959 年平均每天住院人数为135 000人，1980 年下降至90 000人。

住院病人数下降有两个主要原因：一是抗精神病药物的应用；二是社区服务的开展。在英格兰和威尔士，日间服务病人数在 10 年前（1976）已经超过 300 万（包括精神缺陷者），大部分地区都有日间精神卫生服务中心。与此相应，1980 年英国每天平均有10 000张精神科空床。改革整个精神卫生服务系统显然已经很迫切了。

预防复发仍然是一项重要的任务。据统计（1979），入院人数为169 310人，此中49 237人为第一次住院，而120 073人为再入院者（两者之比为 1∶2.4）。即使在英国，精神科医生的数量和质量也还是不能满足需要的。据统计（1976），每 100 名精神科住院病人才有 1.36 名主治医师水平以上的精神科医生。

从上述英国的情况可以看出，发展精神卫生服务，各国政府和社会组织还有很多工作要做，也是必须尽极大的努力才能做好的。

四、行为与健康[10]

某些类型的行为有害健康。医生和多种专业研究人员一致公认，下列 8 种行为是患病的危险因素：①吸烟；②饮酒过量；③不恰当地服药，包括未经医生处方服药和不按医嘱的方式和剂量服药；④体育活动不够，或者突然运动量过大；⑤热量过高和多盐的饮食，饮食没有节制；⑥不接受合理的医疗处理，"信巫不信医"；⑦对社会压力产生适应不良的反应；⑧破坏身体生物节奏和精神节奏的生活。

要去掉某种有害健康的行为，往往需要从社会和个人两方面进行努力。例如，某些地区和群体中存在着滥饮的风俗，流行着善饮受到赞赏的公众态度，这就需要移风易俗。又例如，美国工人有 25％是日夜倒班的，要使这部分工人过上符合生物节奏的职业生活，就得对生产和管理进行改造。即使是完全属于个人生活风格的行为，也需要 3 个方面的努力才能产生满意的效果：①卫生教育，使行为者认识到他的某种行为不利于健康；②设计切实可行且行之有效的方法，帮助行为者改变他的行为模式；③通过心理卫生咨询甚至深入的心理治疗改变行为者的态度，三者缺一不可。显然，综合性的措施，只有借助于广泛的社会力量才能行得通和产生预期的效果。

五、研究的前景

心理卫生研究涉及的范围异常广泛，而问题的症结往往触及生物科学和社会科学的某些重大理论。单一学科的研究尽管仍然保持着它的生命力和必要性，但新兴边缘领域的研究和多学科方法的研究却日益在显示其威力。

家庭研究无疑具有巨大的预防意义。心理学家、教育学家、社会学家和卫生专家在这方面的协作必将取得丰硕的成果。学习是如何发生的？教育学家自然对此特别关心。当儿童生活在家长有精神障碍的环境中时，什么是最有效的措施去帮助儿童得到最佳的心身发展？这是心理卫生专家要解决的任务。社会学家考虑更为广泛的问题：符合社会规范的人际关系形成的基本社会过程，以及这些过程如何随着家庭功能的改变而变化，各种社会组织（家庭是其中之一）把价值观传递给新一代的共同机制，社会支持对精神创伤的缓冲作用的社会机制，母亲参加工作、晚婚、晚育和离婚等对家庭功能的冲击，在家庭功能失调的情况下，家庭如何影响孩子的学习和人格的发展等。显然，把各学科专门研究的光束聚集在家庭这一焦点上，有关问题将获得较好的解决。

人的行为如何影响神经化学变化，神经化学变化又如何影响继之而来的行为，这是行为神经化学这一新的多学科方法研究的课题。

数学模型有助于形成和检验心理卫生的新假说，这是最新发展的一个前沿阵地，带有边缘学科性质的领域。

精神障碍的易感性是预防的一个根本问题。这里需要社会学对强有力的社会影响提供概念，也需要心理学对个人生活经验的研究提供方法学指导，而尚无精确定义的生物学素质则有待于生物医学作出解答。

治疗和预防尤其离不开多学科方法。一般地说，要解决任何一个卫生问题，需要以下 3 个方面的研究：①生物医学研究；②卫生服务的研究；③行为的研究。要弄清楚，什么样的卫生决策过程和机构以及什么样的卫生实施系统，对于生活在一定自然地理条件下和有着特定文化传统的人群是最经济而有效的。这既要求有更高水平的理论指导，也需要多学科的专家们逐个地去具体解决。过去，由于对人的行为缺乏知识和相应的有效措施，全世界造成了卫生工作中人力和财力无法估计的浪费和损失。

　　随着科学研究的加速进步，我们已经并将继续看到心理卫生事业的蓬勃发展，全世界人们的心身健康水平必将日益提高。

参考文献

[1] WHO. Seventh General Program of Work Covering the Period 1984—1989. Geneva：WHO，1982：7 - 9.

[2] WHO. August-September. Geneva：WHO，1985.

[3] WHO. Social Dimensions of Mental Health. Geneva：WHO，1981：5.

[4] Board on mental health and behavioral medicine，institute of medicine：research on mental illness and addictive disorders，progress and prospect. Am J Psychiat (Supp)，1985.

[5] WHO/WPRO. Report of Regional Workshop on Alcohol-related Problems. Manila：WHO/WPRO，1984：2 - 5.

[6] WHO. Child Mental Health and Psychosocial Development. Geneva：WHO，1977：10 - 30.

[7] Baasher T A，et al (eds) . Epidemiology and Mental Health Services，Principles and Applications in Developing Countries. Copenhagen：Munkasgaard，1982：17.

[8] Mind. Mental Health Statistics. London：Mind，1980.

[9] Ramon S. Psychiatry in Britain，Meaning and Policy. London：Croom Helm，1985.

[10] WHO/ WPRO. Report of the West Pacific Advisory Committee on Medical Research Sub-committee on Behavioral Science and Mental Health，First Meeting. Manila：WHO/WPRO，1984：2 - 52.

[11] Mangen S P. Sociology and Mental Health. London：Churchill Livingstone，1982.

从大熊猫谈到精神病学的几个问题

据 Nancy Andreasen 报告[1]，弗洛伊德的精神动力学模式和生物学模式在美国精神病学里的均势从 20 世纪 80 年代起开始转变，并且日益强烈地摆向生物学一极。当代学术思潮如此，而大熊猫正成为世界最耀眼的动物明星，本文以大熊猫作为引子，谈谈精神病学也就不失为时尚了。

一、联想之一：精神科的描述范式

据《简明不列颠百科全书》[2]，大熊猫（*Ailuropoda melanoleuca*）是 1869 年耶稣会传教士首先发现的。大熊猫的唯一栖息地为我国西南山区（以四川山区为中心），当地居民一定早有发现，却必得把"首先发现者"的美名归之于一位洋人，岂非怪事。当然。所谓发现，这是学界的说法。例如黄土高原是我们自远祖以来的家园，可谓司空见惯，但这一地层的首先研究者却是德国人 V. Richthofen[3]。他详细描述了黄土高原的地质特点，并对黄土高原形成的原因和经过进行了科学的推断。这就难怪科学史上的美名只能归之于洋人了。

原来，每一门学科对它的研究对象首先要求进行该学科范式的描述。否则，即使你对它有仔细的观察，若描述不符合科学范式，那在科学史上是没有地位的。

精神病学当然也不例外。像我们这样一个大国，近半个世纪以来临床科研文献本应该丰富多彩，但以精神分裂症为例，事先有周密计划，符合现代精神病学范式，从头到尾连续追踪 5 年或更长时间，病例好几百例，加以统计分析的优秀的报告几乎是空白。我们零散的临床报告在国际精神病学界也没有什么地位。这是为什么呢？

所谓符合学科的描述范式，最重要的就是病例记录。这不仅是精神科医生的基本功，也是一切临床研究的基本资料和出发点。好的病例记录至少应符合两点：①就横断面研究（现状检查）而言，记录符合现代精神病理学已达到的水平，没有重要遗漏。具体地说，不用专业术语而用日常用语对病人作全面、

本文原载于《中国心理卫生杂志》2012 年第 26 卷第 7 期 481—482 页

细致而恰如其分的直叙描述，让人一看便一目了然，知道病人有些什么症状，不存在什么症状，或者处于一种什么病理状态。②历史的描述，从起病到初诊或入院，这一段叫"病史（anamnesis）"，初诊或出院后定时长期随访，每一次都做相应记录，这叫做"随访（追踪）史（katamnesis）"，记录要求相同。

遗憾的是，即使在我国一流的精神科，这样好的病史记录也并不多见。归根到底，这是由于很多精神科医生缺乏扎实的基本功培训，业务领导对年轻医生的精神科检查和病例记录缺乏督导。目前医院业务类似商场管理和运营而较少学术实践的成分，所谓研究都是附加的，与日常医疗脱节，尤其缺乏长远的眼光。

二、联想之二：精神障碍的分类与诊断

据《简明不列颠百科全书》，对于大熊猫在动物分类学上的地位，有人把它划为浣熊科的亲缘动物，有人则认为它是熊科的一个异常分支。这毫不奇怪。远的不说，自 Linnaeus 于 18 世纪创立双名法（binomial nomenclature）和动植物分类系统以来，生物分类一直是个持续不断的"战场"。上至生物分界，目前有五界分类系统和四界分类系统的分歧；下至个别物种，如大熊猫有归属于不同科的两种观点。

生物分类旨在建立一个"分类阶元（taxa）"的梯级系统。动植物的梯级主要有界、门、纲、目、科、属、种。值得注意的是，ICD-10[4]是模仿生物分类法的，这可以追溯到 18 世纪 W. Cullen 的《疾病分类学纲要》[5]。

在生物分类学（taxonomy）里，分歧主要表现为两种不同的观点：一种为种系（或演化）分类法，它认为分类要反映种系的演化关系，通俗地说，就是血缘的亲疏；另一为表征分类法，持此法的学者认为种系分类是个达不到的目标或理想，因为无数古生物并没有留下化石线索，以致现在按理想目标的分类包含很多推测，其中不少很可能是错误的，而表征分类法是按生物的实际性状进行分类的。事实上，现代大多数甚至全部的生物是根据解剖学的性状来分类的。

人类心理活动和精神障碍的复杂性恐怕远远超过了其他生物。因此，我们有理由认为，精神障碍的分类目前只是初步的，预计在 21 世纪内还会有大的变动。

与生物分类相似，精神障碍分类也同时并存两种不同的观点方法：一种是以病因、病理为主要根据进行分类，这跟生物按种系发生为原则的分类相似；另一种以精神症状或临床相以及病程、结局为依据，因为很多精神障碍的病

因、病理仍不清楚且理论分歧很大（如弗洛伊德的精神分析和 K. Jaspers 的现象学就几乎是两码事）。实际上，如睡眠障碍、进食障碍、性心理障碍、冲动控制障碍等完全是症状性的类别，跟表征分类相似。

诊断标准和分类系统密切相关。如果我们承认，现行分类系统将随着科学的进步而不断改变，那么，我们就不能把诊断标准看得太死。标准化原是现代工业制造发展的产物。举例说，把所有螺丝钉分为若干类别，每一种又分别制定若干不同的型号、规格，这对提高机器生产率和促进国际贸易起过多大的作用，实在难以估量。然而，人不是机器。DSM-Ⅳ[6]最为人诟病的是诊断标准过于死板，它提高了信度却难免以效度作为牺牲。再者，这种碎片化和快餐化的诊断使新一代精神科医生很容易只见症状而不见病人，即助长了非人性化倾向。但愿即将正式公布的新版（DSM-Ⅴ）有所改进。

三、联想之三：精神障碍的演化根源

《中国新闻周刊》2012 年第 4 期对大熊猫有专题报道。1 月中旬媒体报出一组大熊猫吃牛羚尸体的照片。据专家说，此前四川还发生过大熊猫伤害村民家羊的事。研究人员解释："与现在不同，在数百万年前，熊猫的菜单中罕见植物。祖先始熊猫的牙齿化石显示，当时的熊猫臼齿小而平滑，还不能有效磨碎植物纤维，属'广食性'动物。由于地球气候变化，迫使熊猫转换了菜单。"

今天，毕竟还是有极少数熊猫活了下来，这是适应的成功，但它仍濒临灭绝的危险。把人工圈养的大熊猫放归自然，不久前还是失败了。

这使人想起人类精神病可能存在演化上的根源。演化从来都是有得有失的。大熊猫吃竹子，似乎有点儿怪，这叫做特化（specialization），它使动物得以适应某一特殊的环境、气候和生态，但它适应的广度随着特化而缩减，一旦地球再一次发生剧变，该物种就会灭绝。应该看到，人类是一种特化的物种。

T. J. Crow[7]提出一假说：简单地说，精神分裂症是人类获得语言所付出的代价，说得详细一些，在从最近的物种演化到智人（homo sapiens）的过程中，发生了基因突变，结果是大脑两半球功能单侧化（lateralization），对信息高水平加工处理，以及语言出现。与此同时，也出现了扭曲的认知如妄想、幻觉之类。这个假说，抛开细节不谈，从理论上很难反驳，因为演化对智人来说乃是一把双刃剑，这太明显了——人类有天才，也有弱智。一句话，人类智慧和社会化的高度发展必然伴有少数人的弱智和精神病。再加上文明的保护，使他们免于自然淘汰。这似乎有些悲观，但我们不得不面对现实。

参考文献

［1］Andreasen N C. Brave New Brain. Oxford：Oxford University Press，2001：338.

［2］中美联合编审委员会 . 简明不列颠百科全书 . 第 8 卷 . 北京：中国大百科全书出版社，1985：691－692.

［3］Monlahousr F J. A Dictionary of Geography. 2nd ed. Bristol：Edward Arnold，1970：213.

［4］WHO. ICD-10. Genera：WHO，1992.

［5］许又新 . 神经症 . 2 版 . 北京：北京大学医学出版社，2008：2－4.

［6］American Psychiatric Association. DSM-Ⅳ. Washington DC：Am Psychiatry Press，1994.

［7］Gattaz W F，Busatto G. Advances in Schizophrenia Research. New York：Springer，2009.

心理卫生底线

【编者按】 就许又新教授本文提出的心理卫生"不回避，不依赖，不自欺"的最低标准，本刊退修时提出商榷意见，即是否可以认为这些提法基本上是发端于西方的价值观体系，即独立、个人自由、坦率、诚实，而非东方所推崇的共担、集体责任、委婉、谦卑等？而且很难说这两者到底谁对维护心理卫生的基本水平更重要一些，也不一定这几条就是适应"现代化"社会的必需条件？许教授答复，他的想法主要是来源于临床实践。据他的临床经验，我国自严格实行计划生育政策后三十余年里出生的人，独生子女居多。父母过分保护、包办代替、望子成龙（望女成凤）的心理普遍而强烈，对独生子女尤甚。近年来，他在临床中遇到的青壮年神经症和人格障碍患者，回避、依赖等不健康心理普遍而严重，其发病大多数都与父母教养不当有关。

我们为此文配发编者按，一方面是有感于许又新教授已是耄耋之年，仍然勤于思考，不辍笔耕。作为医者，其心也拳拳；作为师长，其情也切切。另一方面，在医学中，特别是在精神病学中，定义病态是相对容易的，定义正常往往要费些周章。空腹血糖的上限、舒张压的低限还比较容易达成一致。但是心理卫生的"底线"到底在哪里，甚至有没有这一底线？仍然仁者见仁，智者见智。正因为此，我们以"争鸣"的方式刊登本文，许又新教授也特意表示愿意听取不同意见。本刊欢迎读者参与"争鸣"，毕竟，学术进步是建立在学术民主基础上的。

一、从道德底线谈起

改革开放以来，尤其在近二十年里，书籍和媒体频繁地出现一个词语——道德底线。

查《辞海》[1]，有许多由道德两字打头的四字词语，但没有"道德底线"这个词。查《现代汉语词典》[2]，有两个"底线"词条，但释义均与道德无关。最后，查这本词典正文后面的"附：新词新义"（第 1695 页），有"道德底线"。可见，道德底线是一个新出现的词语，究竟何人何时首先使用，待考。

本文原载于《中国心理卫生杂志》2012 年第 26 卷第 12 期 881—884 页

笔者认为，这个词语和概念造得好，它从个人道德方面总结了"文化大革命"惨痛的经验教训。

"安得广厦千万间，大庇天下寒士俱欢颜，风雨不动安如山。呜呼！何时眼前突兀见此屋，吾庐独破受冻死亦足！"[3]这是一种高尚的境界。我们不能幻想大多数社会成员都有这样高尚的道德，但是只有绝大多数人都坚守道德底线，才会出现真正美好的社会。最近有人将道德底线概括如次："至少不妨碍别人的生存，不侵犯别人的利益，不破坏社会的环境[4]。"这样的总结言简意赅。笔者在此加一点儿注释："社会的环境"有硬件和软件两个方面：物质设施和财产属于硬件，社会规范则属于软件。道德底线是"做人"的最低标准，也是人性的最后一道防线。这条底线缺失或遭践踏，那人们就会无所不为、无所不取，什么伤天害理的事都敢做了。"文化大革命"的社会惨剧正是无数人道德底线崩溃酿制的苦果。政治对个人的评价真有些像"三十年河东，三十年河西"，亲身经历过这种变化的人往往有恍如隔世之感，道德底线却历几千年而基本不变，现在大力宣扬孔子的儒家思想就是明证。

个人道德必须要有底线，此理甚明。个人心理卫生是否也要有底线呢？这是一个值得研究和讨论的问题，特在此文中提出。

二、心理卫生底线很重要

心理卫生运动从开始到现在已经大约一百年了。Beers 1908 年发表《一颗找回自我的心（A Mind that Found Itself）》[5]可以视为这个运动的滥觞。从此，关于什么是心理健康，许多学者发表了无数卓越的见解。Jahoda[6]的文献评述《Current Concepts of Positive Mental Health》一书对此作了相当全面的概括和评论，迄今仍无必要作重大的补充和修改。笔者曾作过中文摘译，讲课时分述为"心理健康的 6 种标准"[7]："对自己的态度"，"成长、发展与自我实现"，"整合"，"自律"，"现实的认知"，"对环境的掌握"。这也可以看做是从 6 个方面或不同的维度来评定心理健康。问题在于，这样描述的所谓积极的心理健康是一种近乎理想的人格，人类中恐怕只有少数人能够达到这样高的标准或水平。因此，为了预防精神障碍，为了提高大众的心理卫生水平，也为了指导心理咨询的实践，更加迫切需要和切实可行的，不是理想的心理健康标准，而是心理卫生底线。我们有不少道德楷模，还有数不清的各种道德规范、箴言、格言等，但同时我们仍然需要道德底线。这是同一个道理。

为了启动学术讨论和较易达成共识，心理卫生底线（以下简称底线）标准的拟订应该有所限定：①底线主要针对个人而非社会，当然也不跟法律和道德冲突；②底线暂限于 18 岁至 64 岁的成年人；③坚守底线暂限于日常生活、工作和社交，限于相对稳定的外部环境，遇到突发的巨大天灾和恶劣的社会处境（如大动乱、恐怖袭击、战争等），暂时另当别论；④底线的防治作用目前主要适用于所谓第三类病[8]，因为器质性和精神病性（psychotic）精神障碍的病因学迄今还很不清楚，而心理社会因素在第三类病的防治中可以起重大作用却是全世界所公认的。

三、心理卫生底线的初步设想

下面基于笔者的知识和经验提出底线的 3 条简单的标准（彼此有些重叠，在所难免），算是抛砖引玉吧。

1. 不回避

不回避指的是，面对现实、接受现实和应对现实。说得稍微详细一些就是，及时地、尽可能妥善地处理甚至解决各种现实问题。也只有这样才能不断提高适应现实的能力，提高个人心理卫生的水平。

回避有积极和消极之分，必须区分。"打得赢就打，打不赢就走。"这条游击战原则所说的"走"是积极的回避，因为"走"只是敌强我弱时的手段，目的是寻找时机和创造条件去消灭敌人。有些青年人想恋爱结婚，却不与异性交往，甚至避之唯恐不及，那就是消极回避了。顺便一提，回避社交照例是由于父母忽视了社交的教育和训练。本文说的不回避指不要消极回避。显然，消极回避使正当需要得不到满足，从而导致苦恼或痛苦，也会损害社会功能。

回避有许多不同的表现形式，当事人可有各式各样似是而非的理由，这里就不细说了。安娜·弗洛伊德[9]认为回避（avoidance）是防御机制的初级阶段，也就是一种不成熟（因而不健康）的防御，它可表现为否认（denial），并且限制和阻碍自我的成长。生活中不可能没有困难和风险。失败是成功前必经的阶段。这些道理简明易懂。因此，回避意味着知行脱节，也意味着只顾眼前而牺牲长远。

2. 不依赖

不依赖就是独立自主精神——自己（个人、私人）的事必须自己处理，不推给别人，尤其是涉及感情和价值的取舍和选择要由自己做决定，并且对自己决定的后果负责，不怨天，不尤人。

正是由于有人害怕困难和不愿承担风险，这才依赖别人。各种生活细节，升学择校，选择专业，离家或出国深造，求职和找对象，等等，都由父母代做决定和代为操办。显然，父母过分保护和包办代替是子女依赖心理的根源，这就涉及两代人的心理卫生问题。换言之，依赖不健康，过分保护和包办代替的父母心理也是不健康的。

一个成年人，除非重残或重病在身等特殊情况，首先必须养活自己。"啃老族"是一个不健康的群体，主要是依赖心理作祟。依赖可以是物质生活上的，也可以是精神上的。精神依赖的一种表现是，过分重视别人的评价，过分爱面子。过分争强好胜而又特别输不起也是依赖的一种表现。神经症病人抱怨别人伤害了他的自尊心，其实是对自尊一词真正含义的误解。神经症病人心中的自尊实际上是"他尊心"，即渴望得到他人的尊重和好评，得不到，精神就不能自持，要倒下去似的。自尊是对人性的尊重，因为我们每一个人都是人，都具有人性的尊严。我们可以喜欢熊猫，却谈不上尊重熊猫，尊重跟保护、爱护不同。因此，自尊和尊重别人是直接相联系着的，两者之间良性互动且互为因果。

非一人所能完成的事必须与他人合作。合作的前提是共同确定或大家同意的原则、目标和方法，并且共同努力、互相配合。合作精神是心理卫生的一条底线，过分孤僻显然不健康。这跟依赖性质不同。

还有一件事要跟依赖划清界限。阿基米德曾说，只要在地球以外给他一个支点，他就可以撬动地球。这是一个美妙的科学幻想，我们不妨借用一下。我们每一个心理健康的人都需要在本人以外有一个精神上的支点，这个支点可以是另一个人、家庭或团体、终生的事业（不仅仅是为了谋生）或某种"副业"（职业以外的兴趣爱好）。当然，有理想或信仰更好，但那不属于底线而是更上一层楼。当我们把主要的情感资源投注在支点上时，我们便能使自己提高、升华。在日常生活中，这说的就是爱。每个健康人除了自己以外必须爱至少一个人。这里所说的爱不是"被爱的渴求"[10]，更不是为了回报。至少爱一个人也是一条底线——除自己以外谁也不爱的人无疑是不健康的。

爱有很多积极的"副产品"：真心实意爱别人就不会自卑；理解别人内心的体验有助于自知之明；真诚地信任别人便不会出现无根据的猜疑；能坚持关怀、体贴别人就可以清除内疚和后悔；能不求回报地做出奉献的人不会有"好心得不到好报"的委屈心理；等等。

3. 不自欺

按《现代汉语词典》[2]，"欺"字有两个含义：一为欺骗；二为欺负，如仗势欺人、欺人太甚。本文不自欺也包含这两个方面，就是既不要欺骗自己，也不要欺负自己。

不欺骗自己就是信守对自己的承诺，不要决而不行或行而不果或半途而废。急于求成和好高骛远跟自我欺骗密切相关。以锻炼身体为例，制订好了可行的计划以后，就要按部就班、切实执行。三天打鱼，两天晒网，不但达不到增强体质的目的，还容易损伤自信心，以后做别的事也难以坚持。持之以恒的良好行为习惯是走向心理健康的一条康庄大道。

所谓自己欺负自己，主要指 Horney 所说的"应该之暴虐"（tyranny of shoulds）[11]。这种人实际上把所有的"应该"都当做"我能"、"我必须"，这就无异于用"应该"强制自己做不喜欢甚至做不到的事，也就是欺负自己、虐待自己。例如，"应该考上名牌大学"，"应该有份体面的工作"，"应该在各方面拔尖"，等等。经常用过高的标准强求自己，过分争强好胜，"跟自己过不去"，以致自我挫败、自卑，把自己欺负得好苦。关键在于禁忌、戒律太多，个人权利意识薄弱。只要不妨碍别人，我们每个人都有追求快乐的权利，这就是个人权利意识。"应该"多而强烈，照例是父母少奖励、多苛求所致。我们应该明白，凡是超过发育水平的要求对孩子都是苛求。例如，3～4 岁的孩子坐在高凳子上，两脚不能着地就会经常摆动，如果父母因此呵斥："两条腿老不安分，真烦人！"这就是苛求，因为幼童的神经系统功能还没有发育到足以抑制过多运动的水平。又例如，中学生在陌生的社交场合表现害羞，不敢当众发言，这是"成长中的烦恼"，相当普遍。父母不应指责而要创造条件鼓励他们逐步锻炼、适应，相信他们会成功。"应该之暴虐"的另一根源是望子成龙和爱挑孩子的"毛病"。父母的期望内在化就成为孩子内心的"应该"，而"毛病"就成了"不应该"。"龙"意味着出类拔萃。孩子长大成"龙"的毕竟是少数，大多数成人都是普普通通的人。当然，既已成人，我们就必须从父母不良教养的阴影里走出来（这就是成长）。按抱怨父母者的逻辑，我们的父母也同样有理由抱怨他们的父母教养不良，这样一代一代往上推，都对自己不负责任，就只好怪我们祖先的不是了，那岂非笑话。

以上关于心理卫生底线 3 个方面的描述只是粗线条的，不一定正确，更谈不上全面。但事情总得有个开头，除非你认为所谓底线根本没有意义。果真如此，笔者也愿意听取反对和批评的意见。

心理卫生底线字面上是新的提法，但其蕴含的理念却并非全新。精神科流行病学调查确定"病例"和"非病例"的分界线就隐含着底线的意思，只是"无病"本身不具有促进心理健康水平的积极意义。

界定心理卫生底线可以有不同的方案。随便举两个例子作为讨论的参考。马斯洛的"基本需要理论"[10]说得很清楚：基本需要得不到满足就会出现精神障碍，而充分满足了以后不但可以免于精神障碍，还会走向发挥潜能的自我实现。这不就是底线这个意思么？另一个例子是，格拉赛尔 Glasser 关于心理健康的观点[12]。他认为，在不妨碍别人满足其正当需要的条件下满足自己的需要叫做负责任（responsibility）。这就是心理健康的一个重要标志。反之，在不妨碍别人满足其正当需要的条件下自己便无法满足需要而只能处于欲望压抑状态，这就属于神经症性的精神障碍；如果为了满足自己的需要就要妨碍别人满足需要甚至伤害别人的生存，那就是反社会性（antisocial）了。

可见，心理卫生底线对开展群众性宣传教育很重要，同时也涉及许多理论和实践问题，值得研究和讨论，但愿能引起大家重视。

参考文献

[1] 辞海编辑委员会. 辞海. 上海：上海辞书出版社，1999：645－647.

[2] 中国社会科学院语言研究所词典编辑室. 现代汉语词典. 北京：商务印书馆，2002：271，992.

[3] 杜甫. 茅屋为秋风所破歌//唐诗鉴赏辞典. 上海：上海辞书出版社，1983：528.

[4] 易中天. 底线是最重要的. 报刊文摘，2012－5－28（第3版）.

[5] Beers C 著. A Mind that Found Itself. 陈学诗，等译. 一颗找回自我的心. 北京：中国社会科学院出版社，2000.

[6] Jahode M J. Current Concepts of Positive Mental Health. New York：Basic Books，1958.

[7] 许又新. 心理健康的六种标准. 健康报，2001－3－19（第2版），2001－4－9（第2版），2001－4－16（第2版），2001－4－23（第2版），2001－5－7（第2版），2001－5－14（第2版）.

[8] 许又新. 第三类病. 中国心理卫生杂志，2008，22（10）：717－718.

[9] Freud A. The Ego and the Mechanisms of Defence. London：Hogarth，1986：67－105.

[10] Goble F G 著. 吕明，陈红雯译. 第三思潮：马斯洛心理学. 上海：上海译文出版社，1987：39－57.

[11] Horney K 著. Neurosis and Human Growth：The Struggle toward Self-realization. 李明滨，译. 自我的挣扎. 北京：中国民间文艺出版社，1986：209－233.

[12] Glasser W. Reality Therapy. New York：Harper and Row，1965：5－41.

成瘾行为不只限于英特网
——购买彩票成瘾问题

【编者按】 对"网络成瘾",现在学术界更倾向于采用"病理性使用(pathological use)"而非"成瘾(addiction)"。而国内成瘾、成瘾医学还均是正式的学术名词,学术出版物也经常见到"成瘾"这个名词,而且对于行为成瘾的研究更是有待深入。改为"病理性使用",并不能突出这方面的特点。本文正是为唤起业界对行为成瘾的重视,因此仍沿用"成瘾"一词,为同时便于检索在关键词中增加"病理性使用"。

《报刊文摘》2010 年 11 月 19 日第 4 版刊登了一篇文摘,标题是《救救"问题彩民"》(此文原载于 11 月 12 日的《法制日报》)。这表明有识之士已经在重视彩票所诱发的精神卫生问题。

从所描述的个案看,"问题彩民"具有类似毒瘾的成瘾症状。此文还指出,中国有 2 亿彩民,按国外保守估计,彩民中有 2% 是"问题彩民",那么,中国至少有 400 万"问题彩民"。同时,一位"问题彩民"一般要影响 3 ~4 人,所以"我国一共有 1600 万人直接或间接地受到问题博彩的困扰或(有害)影响"。

据张军彦等[1-2]的调查了解,2007 年我国彩票年总销量已超过 1000 亿元,估计中国购彩票者人数为 1 亿人左右。

不论彩民是 1 亿还是 2 亿,也不论"问题彩民"究竟有几百万,总之,这是一个不可忽视的社会问题,也是一个严重的精神卫生问题。

毫无疑问,购买彩票具有赌博因素。购买彩票成瘾(可简称彩瘾,lottery addiction,仿网瘾一词),在现行分类系统里,可以归入病理性赌博一类,或者归入习惯和冲动(控制)障碍这一大类里。为了流行病学调查和临床诊断,笔者认为,可以参照 DSM-IV[3]中病理性赌博的诊断标准。它描述了病理性赌博的 10 个特征,符合至少 5 个便可诊断,比 ICD-10(1992)的诊断指南更加具体而详细,诊断的一致性高。

初步在网上查找精神病学及其有关专业杂志里病理性赌博的中文文章,可

本文原载于《中国心理卫生杂志》2011 年第 25 卷第 4 期 319—320 页

得 20 篇左右，而有关彩票的文章只有 2 篇（很可能有遗漏，但这类文章为数很少是肯定的）。面对上亿的彩民和数以百万计的"问题彩民"，我们的精神卫生工作显得多么落后。

这里，首先是对赌博的认识问题。笔者对此问题的严重性就一直缺乏足够的认识。

赌博是一件非常古老的事。《简明不列颠百科全书》[4]"赌博（gambling）"条目云："史前期考古挖掘中就发现了大约 4 万年前人们在'碰运气'游戏中使用的距骨。""公元前 3000 年，在伊拉克和印度出现 6 面的骰子。"可以这样看，凡是扎根文化很深（很古老）又很广泛（世界各地都有）的问题，都是非常难解决的问题。对病理性赌博，精神卫生工作者应该有这个基本的认识。病理性赌博正式见于精神病学书，不过 100 年左右，这就是现代精神病学奠基者之一 E. Kraepelin 的《精神病学教科书》，而在精神障碍分类系统里规定明确的诊断标准则只是 30 年前的事，即美国的 DSM-Ⅲ（1980）。总之，我们对病理性赌博的病因学所知还很少，至于预防和治疗则刚刚起步，效果远远不能令人满意。

赌博是一种竞赛性游戏，它有以下 3 个特征（也许可以称之为赌博三要素）：①赌具（如骰子、纸牌等）或赌事（gambling event，例如：赛马本是一种体育竞技活动，但赌徒却借此"事"进行赌博；近来，赌球一事闹得丑闻不断，也可见一斑）；②赌注，金钱或其他财物；③输赢取决于机会，通俗地说，完全"碰运气"。正是这 3 个特征使赌博区别于其他游戏。

让我们再来看看彩票。彩票区别于其他赌博的特点有：①购买彩票是一种合法行为，不像其他多种赌博为政府所明令禁止。②购买彩票是一种特别高风险的行为。例如，一张面值 2 元的彩票头奖 500 万元，可知中头奖的概率远小于 250 万分之一，因为经营彩票的官方或半官方机构只赚不赔且获利甚丰。否则，福利彩票的福利基金从何而来？当然，彩票也是有特别高回报的，付出 2 元有可能获得 500 万，这对购买彩票者有多么大的诱惑力！③购买彩票的动机可以有两面性。例如，有些人每月领到工资后便用少部分钱购买福利彩票，钱打了水漂可以自慰：这是慈善捐款；另一方面，获奖的侥幸心理（即赌博心理）也是有的。④购买彩票很方便，又是门槛（即赌注的下限）很低的赌博。不像很多赌场，不是大款进不去。换言之，购买彩票既可以小打小闹，也可以豪赌不已。此文开头的引文提到，曾有人相继花费 4300 万元购买彩票，其中最大的一次投入 1410 万元。⑤发行彩票和开奖日期之间有一段相当长的时间差，不像多种赌博那样十几分钟甚至几分钟便决定输赢。上述①②③④等特点可以解释为何购买彩票的人（彩民）这么多。据张军彦等研究，彩民成瘾倾向与受教育程度低和月收入低等有关，也可以得到解释。

已有研究[5]表明，能快速得益的赌博较之得益较慢的赌博更易成瘾。这不难解释，操作性条件反应中犒赏来得快较易形成习惯。按上述⑤，购买彩票比其他赌博较难成瘾。然而，由于彩民这个基数庞大，彩瘾人数仍然十分可观。总的来说，基于上述诸特点，彩瘾可能比其他病理性赌博更难以预防，也更难以治疗。

大多数彩民的购买彩票的心理和行为与有彩瘾者的心理和购买彩票行为大不相同。前引 DSM-IV 的诊断标准可以说明。在所谓社交性赌博（限于亲友、同事之间，限于特定的时期如节假日和特定的社交场合，赌注事先限定且为大家所接受）与病理性赌博之间存在中间、过渡形式。更具体地说，有不少人开始是社交性赌博，后来便发展到了病理性赌博。一般（绝大多数）彩民和彩瘾者之间也有中间过渡形式，这就需要专家咨询并实行早期干预。如果家属和朋友、同事有这方面的知识，对防治工作是大有好处的。

已有有识之士指出，目前彩票玩法设计不合理，每张彩票 5 元，头奖 500 万元，赌性太强。记得新中国成立初期，银行曾实行过"有奖储蓄"，既迎合了很多人的投机心理，又鼓励了储蓄，对银行和储蓄者双方都有益无害。彩票设计也应该按这种思路来考虑，以降低赌性。

令人遗憾的是，我国去年施行的首部彩票法规——《彩票管理条例》对彩票行业的社会责任仍然没有作出明确的规定[6]。

可见，精神病学会和中国心理卫生协会在这件事上是应该有所作为，也可以大有作为的。召集专家研究讨论，从精神卫生的角度如何完善有关彩票的法律，向有关当局建议就是当务之急。组织专家进行流行病学调查也刻不容缓，因为我国彩民中究竟有多少人患有彩瘾，迄今并无流行病学研究和报告。至于符合我国国情的彩瘾诊断标准和治疗方案之制订也应着手并且大力推广。彩票行业近来发展很快，对社会福利做出了贡献固然必须肯定，但防止和减少其弊害却是今后尤其是"十二五"期间应该做好的事。精神卫生工作者对此是责无旁贷的。

致谢：胜利医师为此文查找文献。

参考文献

[1] 张军彦，高文斌. 中国彩票购买者的成瘾倾向. 中国心理卫生杂志，2009，23（5）：

361－365.

［2］张军彦，高文斌. 中国购买彩票者成瘾倾向的相关因素研究. 中国临床心理学杂志，2009，17（4）：471－475.

［3］American Psychiatric Association. Diagnostic and Statistical Manual of Mental Disorders. 4th ed. Washington DC：American Psychiatric Press，1994：168.

［4］不列颠百科全书公司著. 中国大百科全书出版社编译. 简明不列颠百科全书. 北京：中国大百科全书出版社，1985：699.

［5］Legg E G，崔新佳. 病理性赌博的病因学及治疗. 国外医学·社会医学分册，1993，10（1）：30－33.

［6］杜晓，韩丹东，郑小琼. 中国"问题彩民"超 400 万，发行机构宣传诱导赌瘾. 法制日报，2010－11－12.

触类旁通——从求偶行为谈毕业后学习

动物行为学（ethology，也译作动物习性学）最重要的成果之一是对动物求偶行为（courtship）的研究。

动物求偶行为可以定义为：特异化了的行为模式，它们构成动物交配的正常预备行为。"特异"系就物种而言，即每一物种有它特异的行为模式，而所谓行为模式则意味着同种动物的求偶行为就像一个模子里倒出来的，惊人地相似。在庭院里放养过鸡群的人都熟悉鸡的求偶行为：雄鸡在雌鸡旁边走着特殊的步态，翅膀伸张几乎着地，拍打地面，此时雌鸡便蹲下不动，等候雄鸡跳上她的脊背，用喙叼住她的鸡冠，交配便进行起来。

动物要顺利地进行交配，两性双方的生殖系统（尤其是外生殖器官）功能必须同步化（synchronize）。季节和内分泌在同步化中起了重要作用，但通常还不够，还要用求偶行为使同步化更加精确，使双方配合得丝毫不差[1]。

求偶行为散见于许多种动物，但在节肢动物和脊椎动物中普遍存在，并且是高度特异化的。

人类是脊椎动物演化最晚出现的物种。不难理解，人类继承了动物祖先源远流长的行为遗产。从某种意义上说，人类是所有动物中最擅长于"求偶行为"的。人类把动物求偶行为发展到了丰富多彩、精微美妙的极致。这个，我们称之为文化。然而，遗憾的是，有些人却似乎未受过文化的熏陶，甚至连动物祖先的遗产也给弄丢了。

不久前在门诊遇到了一个男性患者，就是这样一位令人痛惜的我的同胞。深有感慨，遂作此文。

这位男士今年32岁。大概从他20岁开始，就喜欢上网，专找女性聊天，开始聊"感情"，聊到一定火候就聊"性"，如此若干次上网，双方便约定时间、地点相会，见面便"上床"，不亦乐乎。

这位男士似乎很是罗曼蒂克。然而，现实的婚恋却十分糟糕。2003年，患者经亲戚介绍，与妻子认识不久便结婚了。可结婚以后，患者面对面的"求偶行为"却完全"缺位"——根本没有。可以想象，这对夫妻的感情和性生活很难使双方满意。患者便继续在网上找女人，通过网上聊"感情"、聊"性"，然后约会见面"上床"。这位男士在现实生活中一个朋友也没有，更从来没有跟女孩子交谈过。这就难怪他只好上网了。大约半年前，妻子似乎发现患者有婚外性生活，但没有真凭实据，患者当然矢口否认。2010 年"五一"节放假期间，患者又故伎重演，这回被妻子抓了个"现行"。患者只好坦白交代。据患者说，妻子"哭了一天"，然后提出离婚。

门诊时，患者提及他的婚姻和妻子要离婚，便双眼发红、哽咽、双手捂脸，泣不成声地说他"死也不愿意离婚"。那么，今后怎么办呢？患者回答说，以后坚决改。医生问，如何改？今后准备如何改善夫妻关系？患者一点儿具体办法也没有，只是重复说，我坚决改，我一定努力。

这次门诊是患者妻子陪伴来的。和患者晤谈后，医生便接见了他的妻子。这位女士衣着整洁，人长得也秀气，言行是典型知识分子式的——文明礼貌。她是位会计师。当然，患者也不差——大学本科毕业，现任电子工程师。可谓门当户对。

医生企图挽回这桩婚事，但失败了。患者妻子坚决要离婚，陪患者来门诊只是为了确定他有无"精神病"，如果没有，就请他下午在离婚协议书上签字了。

从表面上看，这位患者只是上网步入了歧途。其实，这里面有深远而复杂的根源。这对夫妻都不爱说话，在家庭生活中两人很少对话，恰似一对闷葫芦。医生当然不会就此对患者的妻子问责。

应该确认，人类求偶行为的一个最重要的组成部分是语言，即双方对话，交流彼此的思想感情、欲望和意向、兴趣和爱好等。此沟通之谓也。

这位男士从小就非常"内向"，很少主动说话，别人问他，回答也很简单。必须看到的是，这位患者并非根本不会用言语表达自己的思想、感情和欲望。不！他在网上和陌生女子聊天，可以很快就聊"感情"，进而聊"性"，终于相约而完成令双方满意的性交。患者的"缺陷"是，在现实社交场合下，在与人面对面的场合下，"说不出什么"，"不知道该说什么"。显然，这是压抑（suppression）造成的。在网络这个虚拟世界里，患者感到没有任何社会制约，想说什么就说什么，用患者的话说，"跟躺在床上幻想差不多"。而现实社会中活生生的人对患者却构成压抑。这压抑的心理缘由虽多种多样，但对于这位患者来说，首先是陈腐的性观念——他认为，面对女人，即使是妻子，性这件事是只能"做"而不能"说"的。有了这种观念，他面对躺在床上的妻子就只有"直奔主题"，什么也不说。可以想象，妻子的心理和生殖器功能都完全没有准备，阴茎的插入会使她感到难受甚至痛苦。当然，患者心理的缘由还有许多，如自卑、爱面子、怕犯错误等。所谓自卑，就是怕人家看不起，所谓爱面子，就是怕丢脸，总之，一个字——怕。怕得说不出话，也就干脆不说话。

过去的富贵人家，男人有妻有妾，还是喜欢找妓女，有所谓"家花不如野花香"之说，此中有何道理？首先，妓院的装修陈设和气氛，对男人性欲有极大的刺激作用和引诱性。再者，训练有素的妓女特别擅长于"求偶行为"，就像孔雀开屏一样，她们打扮得花枝招展，香气扑鼻，加上嘴上都抹了蜜，行为带有夸张的表演性。高级妓女，如明末清初的秦淮八艳，琴棋书画、诗词歌赋，样样在行，她们对男士多么富有吸引力！对比之下，我国的家庭也太"乏味"了，夫妻之间也太"作古正经"了。《朱柏庐治家格言》里有如下四句："三姑六婆实淫盗之媒，婢美妾娇非闺房之福。奴仆勿用俊美，妻妾切忌艳妆。"这里，第一句还颇有道理，其余三句则实在不敢恭维。难道老婆整天绷着一副脸，全家女人都一色"干部服"，才是"闺房之福"？这种包含着宋朝理学毒汁的"格言"流毒至今，以致许多妇女居家从不打扮，甚至蓬头散发，旧衣烂衫，似乎只有这样才算"良家妇女"。司马迁有言："女为悦己者容"，不为丈夫美容，难道只为领导、同事打扮？这就难怪容易发生"第三者插足"，而责怪男人有"花心"之说不绝于耳。这究竟是谁之过？值得男女一起深思。

撰写此文时有 3 个方面的联想。

第一，我们看过青少年社交障碍后常对他们的父母说，社交能力甚至比书本知识更重要。即使满脑袋书本知识，如果最起码的社交能力都不行，就会无法立足于社会，甚至连面试这一关都过不去，也就找不到工作。现在，我们还要加上一句：不会社交就不会恋爱，结局可能更惨。交往能力当然要靠父母培养，并且必须从小抓起，首先是亲子之间的沟通。现在独生子女社交能力差的情况相当常见。

第二，有些精神科医生的知识面比较窄。例如，动物习性学，他们一问三不知。其实，扩展知识面并不难，下了班闲时翻翻各种"闲书"，便可以补医学院教科书之不足。人是社会性存在，所以我们对社会科学和人文学科方面的知识应该有一些。人是一种动物，所以我们对动物行为和习性方面也要有一些知识，不能只限于 5 - 羟色胺（5-HT）之类。在笔者看来，阅读"闲书"，不但可以扩展知识面，本身也很有意思，何乐而不为？

第三，我接受医学教育是从新中国成立前开始的，那时还完全是"美帝国主义"那一套，但也受益匪浅。医学院毕业时是新中国成立初期，医院里对刚毕业的医生的培养也还是美式那一套，只不过把用英文写病历改成用中文而已。当时五年级叫做"clerk"（意思是文书、记录员），主要任务是写"大病历（complete case history）"，一个患者就是好几页，简直无所不包。六年级叫"intern"，现在叫实习医生，就只写"病例摘要（extract）"，通常一页左右就行了。当然，还要亲自做各种常规化验，也够忙的。第一年住院医生（firstyear resident），虽不用写病历或摘要，但要求更高，要求全面掌握患者的整体而用半页的篇幅写成一个"resumé"（英国医院里叫 clinical formulation），无须细节，也不拘形式，但必须把患者写"活"，并且不留"漏洞"或"破绽"。如本文所介绍的患者，如果只写"婚外恋"以致"情感破裂"，就会给读者留下不少疑问：夫妻从不吵嘴，怎么就"情感破裂"？患者一再强调他"确实爱"妻子，"死也不愿离婚"，为何又老是找别的女人发生性关系？这对夫妻感情和性生活究竟什么地方出了问题？笔者感到，现在很多的精神科病历都只限于被动记录知情者报告的事实，而缺乏主动询问所得，对患者也缺乏投情的理解（empathic understanding），不能把患者的个人经历、人格特质和精神现状互相合成一个可理解的整体，一句话，不会写"resumé"或"clinical formulation"。医院对住院医生和实习医生也没有这方面的训练和要求。

过去培养医生的方法主要是师傅带徒弟、师兄带师弟（或师姐带师妹），层层督导的方式。看来，恐怕只有这样，一定的医德、医风才能得到传承，临床规范式的操作才能持续下去。当然，这并不排斥随着医学进步所必需的改变。

参考文献

[1] Manning A. An Introduction to Animal Behaviour. 2nd ed. Edward Arnold，1973.

也谈"为所乐为"

【编者按】 "为所当为"作为森田疗法的行动指南在业内已广为知晓,"为所乐为"本身不是什么新鲜的话题,但在心理治疗领域如何帮助患者做到,如何使之对疾病的康复起到积极作用,从理论到实践都需要进一步探讨。

例如,有的神经症患者并不是什么爱好也没有,即便在疾病的发生过程中和患病期间,有些爱好也能相对保持,但"乐为"的积极体验,如何能与疾病相关的痛苦体验整合在一个人身上,从而走向或保持一个完整的、既有现实痛苦又有积极一面的相对健康的人,而不是被神经症性痛苦纠缠陷入病态不能自拔的人?痛苦的甚至是创伤性的体验,如何向正常记忆转化而不成为自我加强的病态的源泉(情结)?这其中"乐为"的积极体验能起到什么作用?

为此,我们邀请了相关领域的专家作了评论,与原作者的论述一同刊出,希望引发相关的学术讨论。欢迎业内人士积极献言,我们将组织富有启发意义的来信、来稿,做好后续编辑刊出工作,为大家提供一个学术讨论与争鸣的平台。

《从"为所当为"到"为所乐为"》一文中说:"'为所乐为'是一个全新的命题。"恐怕未必。

就拿学习来说吧。鲁迅先生 1927 年 7 月 16 日在广州知用中学演讲,题为"读书杂谈",其中有这样一段话:"至少,就有两种:一是职业的读书,一是嗜好的读书。所谓职业的读书,譬如学生因为升学,教员因为要讲功课,不翻翻书,就有些危险的就是。我想在座的诸君之中一定有些这样的经验,有的不喜欢算学,有的不喜欢博物,然而不得不学,否则不能毕业,不能升学,和将来的生计便有妨碍了。我自己也这样,因为做教员,有时即非看不喜欢看的书不可,要不这样,怕不久便会于饭碗有妨。其实这样的读书,和木匠的磨斧头、裁缝的理针线并没有什么分别,并不见得高尚,有时还很痛苦,很可怜。你爱做的事,偏不给你做,你不爱做的,倒非做不可。这是由于职业和嗜好不能合一而来的。倘能够大家去做爱做的事,而仍然各有饭吃,那是多么幸福。但现在的社会上还做不到,所以读书的人们的最大部分,大概是勉勉强强的,带着苦痛的为职业的读书。"（见《而已集》，人民文学出版社，1973年，第29页）。以上说的读书，一种是"为所当为"，一种是"为所乐为"，不是说得很清楚吗？

其实，这是一个很古老的问题。《论语·学而》一开始就是："子曰，学而时习之，不亦乐乎？"后面又说，"知之者不如好之者，好之者不如乐之者"（《论语·雍也》）。孔夫子清楚地告诉我们，读书，要培养学习兴趣爱好，要做到乐而为之才好。然而，这是很不容易做到的。鲁迅说得明白："还做不到"，这既有"社会"的原因，也有个人"嗜好"的原因。

晋人嵇康专门爱跟孔子唱反调，写过一篇《难自然好学论》，说人并不是好学的，假如一个人可以不做事而又有饭吃，就会随便闲游不喜欢读书了，所以人之好学，是由于习惯和不得已。嵇康的话，一直到现在仍然可以找到事实根据。《报刊文摘》2007年9月17日第1版有一段，标题是《调查显示，仅两成大学生喜欢自己所学专业》。这是在上海松江大学城开展的一项调查得出的结论：有两成学生很不喜欢自己的专业，表示喜欢自己专业的也只占两成左右。我们在临床工作中经常遇到，动员病人投入正常活动包括文娱活动，病人就会说："我现在很难受，就想一个人待着，不去工作，不去上班。"话说得简单通俗，但确实是心理治疗和咨询工作中常见的一种阻力。病人说："道理我都懂，就是做不到！"显然，光说道理是不解决问题的，不论你的道理多么具有"理论优势"！

据我所知，森田正马的治疗是让病人住院，先让病人躺在床上，除吃喝拉撒以外，不许下床，也不许阅读和交谈，就让病人一个人躺在床上，一连躺一个星期，弄得病人焦虑得要命。然后让病人下床活动，此时病人即使做些简单的体力劳动也感到比躺在床上好受得多。这个办法真绝！它用亲身体验告诉病人："为所当为"比什么也不干要好得多。如果做非住院的改良森田疗法，不知用什么办法来替代森田先生的这一绝招？我不相信森田不知道，"为所乐为"比"为所当为"更好，为什么不提？值得三思。

文章虽然提到，森田疗法的核心是"顺其自然，为所当为"。但文章对前4个字"顺其自然"似乎有所忽视。据我个人的经验，来找我心理治疗或咨询的人对"顺其自然"的态度就是"做不到"，甚至反其道而行之。一般人不注意的事他偏要注意，且为之不安、着急、担心。不知主张"为所乐为"，对应付这种情况有什么帮助？

"顺其自然"在西方心理治疗中叫做"接受（acceptance）"。不健康的人接受好事，不接受坏事，一提坏事，就"我接受不了"！心理健康的人不论好事、坏事都能接受。所谓接受有两方面，一是不因坏事而情绪过分不好或不稳，二是该怎么做还照样怎么做，通俗地说，天塌下来还得"过日子"！

对于健康人，原则是："取法乎上，得乎其中；取法乎中，得乎其下。"这意思是说，目标和标准宜高不宜低。"力争上游"、"学习雷锋"等，都是这个意思。对于不健康的人，这条原则往往不适用，硬要求那么做，有时适得其反。许多学生被学习弄得痛苦不堪，以致学不下去。父母望子成龙，学校追求升学率，是个重要原因。学生不会从小就自己给自己加压力，其所以感到压力大，是把别人对他们的高要求变成了自己对自己的要求。

"为所乐为"是一种高要求。有些孩子连个人卫生都懒得做，家务则从来不做，真是过着衣来伸手、饭来张口的生活，甚至连洗澡、换衣和吃饭都要父母反复催促。如果要说有什么"为所乐为"，那就是看电视、玩游戏机。要求这种人把"为所当为"转变成"为所乐为"，不是要求太高了吗？本来只能考80分，老师和家长偏要求他们考 90～100 分，孩子不得不按这种标准去做，结果是"自我挫败（self-defeat）"。反复的自我挫败，最后只好找医生。这时让他们"为所乐为"，如何能实现呢？

也谈演化与抑郁

【编者按】 《从进化角度探索抑郁》投稿到编辑部后，审稿专家不仅进行了评阅，而且旁征博引，从新的视角阐发了这个问题，非常富有启发性。因此编辑部与作者和审稿人协商，将审稿意见及作者的回应一同刊出，以飨读者。今后我们也将抓住机会组织这样的学术讨论，欢迎读者来信、来稿，就本刊发表的文章发表建设性的评论，使心理卫生领域的学术空气更活跃。

一、演化论（theory of evolution）的本义

"Evolution" 词根为 "evolute"，源自拉丁 "e-" 与 "volvere"，后者义为 "roll"。"Evolute" 义为 "展开"、"铺开"；其反义词 "involute" 义为 "卷起"、"收拢"。演化论的基本思想是：生命或物种是变化着的，从单一演化为多样，从简单演化为复杂，它本身并不含有越来越先进、优秀、好等价值评判。诚如尼采所说 "人是评价者"。评价或一定的价值观并非演化论本身所固有，把人类放在演化树之顶端，视人为万物之灵，具有人类中心主义（anthropocentrism）的味道。至于最适者生存（survival the fittest）就一定等于说人类是最适者，恐怕不是演化论的本义。有人译作演化论而不译作进化，就以此故。人类生存才不过几百万年，单细胞生物已生存一二十亿年，谁是最适者，仅就生存的时间而言，恐怕还很难说吧。一句话，演化论是一种生物学学说，一谈到物种的优劣、好坏，就超出了生物学的范围。一定要说演化论本身有什么价值观，通俗地说那就是 "好死不如赖活着"！抑郁症使自杀率显著上升，不符合 "活命哲学"，不大可能是一种适应。

二、时间尺子

用演化论看生物界，必须用大的时间尺子，一般以百万年为单位。如果用大的时间尺子，在三叠纪到侏罗纪那个时段里曾经称雄世界的巨型爬行动物，当时的确是 "最适者"，"而今安在哉"？只剩下了化石！时间尺子一放大，自然条件变异的范围就随之扩大。那些冻不死的、烫不死的（80℃的温泉里发现

本文原载于《中国心理卫生杂志》2008 年第 22 卷第 10 期 784—785 页

有生命存在）、干不死的、饿不死的、缺氧"憋"不死的种种微生物先生们，比起相对脆弱的人命来，不是更适应的生存者吗？可以说，短时间的适应者不一定是长时间的适应者。这里说的时间长短要以千万年计。用演化论来"探索"精神现象，如抑郁，从根本上实在不好说，因为人类生存才不过很少几百万年！细菌有抑郁吗？它不活得挺好的?！

三、生命现象的层次观

从多样化和复杂化的演化过程来看，量变势必发生质变，也就是说出现不同的层次。正因此，把复杂层次的生命现象跟较简单的生命现象等量齐观，叫做"还原论"，是不正确、不可取的。因此，科学研究不要混淆不同的层次。仅举一例：恒温动物由变温动物（通俗地说叫冷血动物）演化而来，但前者具有后者所没有的全新的体温或热调节机制，大而言之，生存服从于不同的规律，这是不能"还原"的。

《从进化角度探索抑郁》中说，"人类在进化过程中获得了一系列防御性保护反应（如战斗、逃跑、臣服、抑郁等）……"这里有两点可疑：①把战斗、逃跑归之于"人类进化过程中获得"的，是不正确的，因为这些行为是多种动物早就有了的；②"臣服"与"战斗、逃跑"也不属于一个层次的行为，"臣服"只见于有领域行为（territorial behavior）的动物。像蚂蚁那样的"蚁战"以致"伏尸满阶"，是有领域行为的动物所见不到的。有领域行为的动物个体在领域边界上相遇容易发生战斗，但一两个回合便决定了胜负，胜负双方各以特殊仪式行为显示胜利或臣服，然后就都退到自己的领域里去了，这多"文明"呀！将"抑郁"与"战斗、逃跑"等量齐观，层次相差更远，实在可疑。

四、精神现象与一般生命现象

精神与物质是哲学上的两个不同范畴（范畴者，外延扩大到了极限的概念之谓也），因此有唯物论与唯心论之争，这种争论古已有之，现在有，将来还会有。因此，科学讨论不要混淆两个不同的范畴，以免"越界"，一旦"越界"，就不是科学讨论而变成了哲学问题了。精神现象可不可以跟生物现象联系起来讨论、研究呢？当然可以，而且应该。实验性精神药理学拿动物做实验时，是在研究例如抑郁的生物学基础这样的东西，而不是研究抑郁这种不良或低落的情感体验本身。说小白鼠"抑郁"，跟"鲦鱼出游从容，是鱼之乐也"一样，不是科学命题。抑郁症有某些生物学变化（不同于无抑郁症者），如果我们在某种动物身上找到某种近似或类同的生物学变化，试着用药物去改变它，一旦成功，这药就可能〔请注意，只是可能，因为这是基于类比推理（analogy），其结论是或然的而不是必然的〕对抑郁症有效，再经过毒理学研究，然后试用于临床。这样的研究耗费是巨大的，也许几百种化合物才筛选出一种有抗抑郁作用的药，也许一种也没有。

不管怎么样，抑郁症与抑郁症的生物学基础分属于两个不同的范畴，不能混为一谈。文章（《从进化角度探索抑郁》）有几处地方至少在措词上是欠准确的，使读者有混淆不同范畴之感。

五、个体与种群、物种

文章说："在恶劣环境下，什么都不做是最好的选择。"这话是片面的。如果改成："在恶劣环境下，什么都不做是最好的选择之一"就好了。所谓恶劣环境，要看它的性质、空间范围、严重程度以及持续时间的长短等。如果空间范围不大、不太严重（还不到使人无法行动的地步）而持续时间相当长，那么，"什么都不做"只能导致大家一起死亡。如果大家奋力往外跑，很可能有一部分个体会逃出恶劣环境而生存下去，这比大家等死显然是较好的选择。为什么会有这样明显的片面性呢？读者推断，该文的作者很可能先有一个大前提：凡抑郁都是演化的产物因而都是适应性的，然而，这个大前提是有待证明的，很可能是错误的。

对个体生存有利的行为不一定对种群（population）或物种（species）的生存有利，反之亦然。举个简单的例子：疾病导致生殖功能未成熟前夭亡，对个体当然不利。但夭亡很可能使不利于物种的基因减少或消失，对物种有利是显然的。再举一例：有些动物群体有等级制（hierachical system），例如禽类的"喙啄等级"（peck order）。遇到食物匮乏时，高等级动物可享有食物而低等级动物难免饿死。这对某些个体不利却有利于保持种群。一群猴子里有个"猴王"，也起着类似的作用；猴王体质强健，它享有若干特权，都很明显。该文的作者似乎没有明确地考虑到在演化过程中有利于种群、物种却对部分个体不利的生存机制。当然，一谈到人类就涉及伦理。不论什么病人，基于人道主义原则，我们都得想方设法去医治。一般而言，社会保护生物学上不适于生存的个体，与演化背道而驰。这个问题太大了，这里不谈。但《从进化角度探索抑郁》的作者却必须考虑这一点。

一般而言，谈论精神现象和精神障碍，必须看到生物学的演化和社会文化这样两件不同的事，既要区分它们，也要联系起来考虑。一个人，活到三四十岁对物种演化已经足够了。说白了，他（或她）的传宗接代的任务已经可以完成了。百岁老人的后几十年对演化可说不起作用，但对社会进步和文化发展却可以"功莫大焉"！

精神障碍对社会有双重作用，既有负面效应也有正面效应，此处不详细说。

文明意味着改变自然环境（只要看一看我们居住的房屋、地里的庄稼和穿的衣服，就不难想到，这改变多么大），而不像动物那样只是改变（当然是很缓慢的）自己的身体去适应自然界。总之，人的生活和动物生存差异太大了！用演化论探索人的精神问题不失为一种视角，但如果弃社会、文化于不顾，结论就很难使人信服和接受了。

六、抑郁与抑郁症

大多数人都有过或会有情绪消沉（抑郁），而抑郁症，不论诊断多么滥，患者也只是人群中的少数；这两者是不同的，虽然它们之间存在着不同程度的过渡，形成一个现象连续谱。正像黑与白之间存在着不同程度的灰色一样，但这不能构成抹杀抑郁与抑郁症不同的理由，正如我们不能黑白不分一样。也许可以说，普通的抑郁充其量只是对一个或几个目标的绝望，但还可以改弦更张。抑郁症却意味着对人生的绝望，对一切目标的绝望，这就不能说有什么适应意义了。事实上，抑郁症等导致了很高的自杀率。

这篇综述的标题虽然是"抑郁"，谈到遗传时重点却放在抑郁症，这可以理解。达尔文的演化论原来包含 3 个要点：①变异，②遗传，③生存竞争、自然选择。20 世纪的演化论修改版是，只有那些可以遗传的变异才在演化中起作用。所以前两个要点可以合并为一点。可见，不谈遗传或基因，演化论就被抽空了。俗话说："有得必有失。"英谚云："no pains，no gains."这些话颇有深意。演化过程也是有得有失的。如果说抑郁症是演化中的一种"失"，那么，相应的"得"是什么呢？文章似乎只强调了"抑郁"是适应性的，如在"总结"和一开始就说："抑郁"是"一种自然发展起来的适应行为"。"抑郁可能为 3 亿年来脊椎动物的争斗行为起了缓冲作用"，这等于说，小白鼠跟人一样有抑郁。前已提及，这跟"鲦鱼出游从容，是鱼之乐也"一样，不是科学命题。"总结"中还说："易感个体倾向于具有敏感、易产生负性情感体验又执著那样的性格特征。"这话至少不适用于所谓的内源性抑郁。把一切抑郁（包括各种不同的病理形式）都视为取决于性格和心理社会因素，是非精神科专业人员普遍的看法，但并不正确。文章最后也不得不提到"基因缺陷"，既然是缺陷，怎么能说是适应性的呢？

《精神分裂症研究进展 2009》书评[*]

精神分裂症研究进展系列始于 1986 年，以往举行过 5 次研讨会，每次都有文集出版。本书是第 6 次研讨会（2009）的论文集，由 W. F. Gattaz 和 G. Busatto 编辑出版。像过去一样，它涉及精神分裂症领域很广泛的问题，且主要是新近研究的成果。

本书共分 6 个部分：第一部分，流行病学与风险因子（4 篇文章）；第二部分，病理生理学（4 篇文章）；第三部分，遗传学（4 篇文章）；第四部分，精神病理学、认知、结局（5 篇文章）；第五部分，精神分裂症和其他精神病性障碍：边界和相似之处（4 篇文章）；第六部分，治疗（5 篇文章）。现摘要简述如下：

在 1965 年到 2001 年发表的流行病学研究中，从 33 个国家萃取 170 个发病率数据，发病率的中值为 15.2/10 万，分布全域中心 80% 的变异为（8～43）/10 万，相差 5 倍之多。作者认为，精神分裂症发病率有实质性的变异，过去公认不同地区、不同文化下发病率一致的观点已经站不住脚。发病率的变异并不限于移民、种族和地域，而是在多个重要社会环境维度上都有显著性，其中最重要的 3 个风险因素是：家族史、城市居民、少数民族。因此，有人提出生态-流行病学（eco-epidemiology）。

精神分裂症的治疗效果不佳，迄今仍使患者、家庭和社会深受其害。根据文献复习，所谓 Kraepelin 遗产，精神分裂症的痊愈率只有 2.6%～16%。近几十年来积极干预虽使结局有所改善，但仍不能令人满意。最近（2009 年）一个有代表性的研究，样本为 379 例病人，追踪 5 年的 3 类结局是：最坏结局（慢性严重症状，社会功能残疾）118 人，占 31%；最好结局（几乎没有症状，也没有社会功能损害）86 人，占 23%；居两极端之间的 175 人，占 46%，他们有不同程度的症状和社会功能损害。

也许有人怀疑 5 年为时太短，不能说明长期最终结局。其实，许多研究表

本文原载于中国医学科学院/北京协和医学院图书馆内部刊物《国外医学科学新书评价》2009 年第 2 期

[*] 所评图书为：Kaplan & Sadock's Comprehensive Textbook of Psychiatry. 9th ed. Philadelphia：Lippincott Williams & Wilkins，2009

明，头 5 年的情况对最后结局有很高的预示性，而 20 年追踪有它不可避免的限制和缺陷：①从 DSM-Ⅱ（1968）到 DSM-Ⅲ（1980）只有 12 年，诊断标准却变化很大，可见，追踪时间太长不可克服的一个难题是诊断标准的变化。②追踪时间太长，必有相当一部分病人死于其他疾病（包括意外事故、自杀等）或已无法联系（失访），且追踪所做横断面评估很难反映疾病的发展趋势和病程全貌，如遇上"恶化"或"缓解"很可能只是暂时情况，而 5 年之中病人的全貌却比较易于描述；再者，时间太长，家庭变故大，社会歧视（stigmatization）的影响也大，若长期住院则陷入对病人不利。③现在精神分裂症的临床特点跟几十年前相比已显著不同，这是由于医学治疗进步和社会康复改观，家庭社会结构和功能发生了重大变化等因素所致。

精神分裂症和其他精神病性障碍的关系一直为研究者所重视，如早就有分裂情感性精神病以及精神病性连续统等概念的提出。

本书有一项研究，在某人口为 10 9000 人的地方，开始发现总精神病（total psychosis，简写为 TP）新病例 372 人，即发病率为 3.4‰。值得注意的是，其中精神分裂症只有 71 例，即占 TP 的 19%。这个百分率似与国内情况相去甚远：从基层卫生机构到专科医院，门诊的精神病病人大部分都被诊断为精神分裂症。还有一点值得注意，初诊为精神分裂形式精神病（schizophreniform psychosis）（笔者按，指症状完全符合精神分裂症的诊断标准，但病期或社会功能等其他标准不符合），6 个月后都可以诊断为精神分裂症，可见特征性症状在诊断上的重要性。与此有联系的是，最初诊断为妄想障碍（笔者按，指不具有精神分裂症特征的妄想、幻觉综合征）的病例，6 个月后只有一半左右符合精神分裂症的诊断。总体来看，较长时间的临床观察，精神分裂症占 TP 的 30% 或稍多一些。这对国内诊断精神分裂症太宽或比较随便，有警示作用。

即使在西方，精神病的未治疗期（duration of untreated psychosis，简写为 DUP）也有长达 1 年之久的，国内情况当然更堪忧虑。早期干预涉及 3 个方面：①前驱期（prodromal stage）；②DUP；③精神病第一次发作及其恢复期，这可以是短暂的一次性精神病，也可以是慢性精神病的初露头角。

前驱期的辨认和对此后发展的估计涉及更多的专业技术问题。有所谓"超高风险"（ultra-high risk，简写为 UHR，McCorry et al.，2003），说研究者倾向于认为这些人几乎迟早要患精神分裂症。但遗憾的是，追踪发现很多是假阳性，他们前驱期并无任何精神病性症状，他们长期精神苦恼（心情抑郁、焦虑、烦恼等），长期有行为改变，如社会退缩、人际关系困难、学习或职业的成绩下降等。对于 UHR，最高预测是 40% 转变为精神病，但不全是精神分裂症。因此，有两个数据我们必须记住：TP 在全世界人口中的患病率为 3%～5% (Kirkbride, et al., 2006)，而精神分裂症的终生患病率只有 1%。

关于精神病理学，精神分裂症的认知障碍近十年来日益受到重视，研究很多。笔者认为这是一种学术趋势，正如 20 世纪前半世纪很多人用精神分析观点方法研究它一样，此处不予评述。

半个世纪以来，药物治疗蓬勃发展，可以说从无到有，从单一药物发展到了医生和病人都有很大的药物选择空间。目前，第一代抗精神病药（简写为 FGA）上市的已有 50 种，第二代抗精神病药（简写为 SGA）上市的已有 11 种。除氯氮平的疗效和不良反应大家观点相当一致外，其他的 SGA 在疗效和不良反应优劣上的评价，或者存在分歧，或者与 FGA 相比优劣如何，见解颇不一致。

精神分裂症的原因和发病机制仍不清楚。本书在分子遗传学、神经发育和退行等方面都有进一步研究，从大脑的部位说有额叶也有海马回的研究，但总的来说，目前并无重大突破，离弄清楚病因学还有相当距离。

有意思的是 T. J. Crow 的假说，精神分裂症是人类获得语言付出的代价。详细一些说，在最近的物种演化到智人（homo sapiens）的过程中，发生了基因突变，结果发生了大脑两半球功能的单侧化（lateralization），对信息的高水平的加工处理，以及语言的出现，与此同时，也出现了歪曲的认知如妄想、幻觉之类。这个假说，如果抛开细节不谈，理论上是很难反驳的，因为演化对于任何一个物种总是一把双刃剑：既有有利的一面，也有不利的一面。打个浅显的比方，人类有天才，也就有弱智。Crow 的提法并不新鲜。早在 1967 年，R. E. Kutner 就把精神分裂症的出现跟演化联系在了一起，他认为精神分裂症是人类内在固有的一种疾病，它跟语言的发展密不可分地纠结在一起。

《综合精神病学教科书》（第9版）书评*

  本书是美国精神病学协会出版的大型参考书，编者在序言里说，此书是"没有围墙的大学"，它旨在给关心精神障碍病人的各种不同专业人士提供教育，诚非虚言。序言里还提到出版以来被誉为精神病学的小型百科全书，这也很有道理而不是捧场的话头。其实，此书优于大型百科全书之处十分明显。多卷本的百科全书，一般要10至20年才全面修订一次，此书自1967年初版迄今42年，这已是第9版，即平均每5年修订一次。因此本书的内容充实而新颖，涉及精神病学几乎所有有关方面和学科的前沿研究和成果。

  全书共59章，作者571人，篇幅较大且可以单独成书的各章有：第1章，神经科学；第7章，诊断与精神病学：精神病病人的检查；第12章，精神分裂症和其他精神病性障碍；第13章，心境障碍；第14章，焦虑障碍；第24章，心身医学；第30章，心理治疗；第31章，生物学治疗；第32～52章共21章，所论都属于儿童精神病学；第54章，老年精神病学；第55章，公共精神病学。在这些章节里，修改和新增加的内容相当多。

  此书的美国特色十分鲜明，约略言之，有以下几个方面：

  1. 诚如 N. C. Andreason 在《The Broken Brain：The Biological in Psychiatry》（1983）一书中所说："美国在20世纪80年代，（心理学和生物学的）两种观点之间的天平已经开始摆动，重点转移了，强烈地摆到了生物学模式这一边。"此书仍继续着这种理论倾向。

  2. 对认知心理学的过分强调。第3章标题为"各种心理科学的贡献"，但实际上谈的大部分都是认知。随便再举两个例子。第12章第1节开头的第二句话说，精神分裂症"以认知障碍为特征（characterized by disordered cognition）"，且这一整句给精神分裂症下定义的话里只字不提情感和意志。这恰当吗？另一个例子是，作者给认知下定义说："认知包括注意、记忆、语言、定向、动作（praxis）、执行功能、判断，以及问题之解决（第1152页）。"把知与行混为一谈，未免过分。笔者认为，把一切都归之于认知是认知心理学的一

本文原载于中国医学科学院/北京协和医学院图书馆内部刊物《国外医学新书评价》2010年第3期

* 所评图书为：Advances in Schizophrenia Research 2009. New York：Springer，2010

种错误倾向，它阻碍了对情感和意志的研究，对精神病学是有害的。

3. 重实用和标准化的美国风格很鲜明。这在全书临床部分始终贯穿着DSM 分类和诊断标准这一点上尤为突出。这里有值得我们思考的地方。自1980 年 DSM-Ⅲ出版以来，世界精神病学界对它的批评一直不断，同时，全世界又广泛地在采用它的分类和诊断标准，尤其在抗精神病药物疗效和不良反应的研究领域里。世界卫生组织编写的 ICD-10 的精神与行为障碍部分，很容易看出，明显地受了 DSM 的影响。超级大国在精神病学领域里也垄断了真理吗？这里引美国人自己的言论表示质疑。Karl Menninger（1963）写道："随便说吧，如果病人有 5 个症状，我们就一个一个症状去找，便在某个疾病找到了它以这 5 个症状为特征。好，诊断出来了，就在这里！（Then，voila! The diagnosis!）" Menninger 认为，把疾病按症状条目列成表，是跟理解病人如何体验他的疾病状态完全背道而驰的；把疾病类别僵化，等于抹杀同情地接近病人的做法，而后者是精神病学的特征性标志。当然，对于中国精神科医生来说，我们还是得记住，中国现在的精神病学跟美国比起来差距很大，也不是短时期可以赶得上的。因此，不论你的专业兴趣和研究重点在精神病学的哪个方面和领域，阅读这部分的有关章节，总还是会有收获的。